谢天心 著

# 《伤寒论》药与方的研究

华龄出版社
HUALING PRESS

图书在版编目（CIP）数据

《伤寒论》药与方的研究 / 谢天心著. -- 北京：

华龄出版社, 2021.6

ISBN 978-7-5169-1997-2

Ⅰ.①伤… Ⅱ.①谢… Ⅲ.①《伤寒论》—方书—研

究 Ⅳ.①R222.26

中国版本图书馆CIP数据核字(2021)第088325号

| | | | | |
|---|---|---|---|---|
| 策划编辑 | 叶　萍 | | 责任印制 | 李末圻 |
| 责任编辑 | 梅　剑 | | 装帧设计 | 明翊书业 |

| | | | | |
|---|---|---|---|---|
| 书　名 | 《伤寒论》药与方的研究 | | 作　者 | 谢天心 |
| 出　版 发　行 | 华龄出版社 HUALING PRESS | | | |
| 社　址 | 北京市东城区安定门外大街甲57号 | | 邮　编 | 100011 |
| 发　行 | （010）58122255 | | 传　真 | （010）84049572 |
| 承　印 | 三河市国新印装有限公司 | | | |
| 版　次 | 2022 年 8 月第 1 版 | | 印　次 | 2022 年 8 月第 1 次印刷 |
| 规　格 | 710mm×1000mm | | 开　本 | 1/16 |
| 印　张 | 14.5 | | 字　数 | 200千字 |
| 书　号 | ISBN 978-7-5169-1997-2 | | | |
| 定　价 | 70.00元 | | | |

# 前　言

张仲景的《伤寒论》，是中医的经典著作之一，也是中医记载方药治病的现存最早的理论与实践相结合的临床医学专著。他把我们祖先在和疾病作斗争中所积累下来的有关理论和经验，通过自己的临床实践和观察，加以一番缜密的整理，然后把它系统地总结下来。他把各种流行性热病，在它不同阶段所显现出来的各种证候，依其不同类型的证候群，分别归纳起来，分隶于六经（按：仲景《伤寒论》中六经之名，乃本于《素问·热论篇》，此或古代医家习用的术语）之下，逐一分经论治，随证立方，有理有法，纲举目张，真可谓壁垒森严，丝毫不苟，奠定了一套完整的"辨证论治"的中医学术体系。所以，他的这部《伤寒论》对于整个中医学来说，确有承先启后、不可磨灭的功绩。正因他对中医学有了极大的发明和创造，所以后世医家都尊称张仲景为"医中之圣"，称《伤寒论》为"众方之祖"。即此一点，亦可见此书之价值了！故凡学习中医的，没有一个不孜孜矻矻地致力于《伤寒论》一书，并且搞通《伤寒论》后，就能掌握中医"辨证论治"的一些基本治疗规律，一旦出而应世，就不至临病榻而有茫无头绪之感。

笔者自学习中医以来，数十年中先后阅读各家所注的《伤寒论》，但每次都如走马观花般地随便浏览过去，从未深入研究。1957年秋，我所在的医院开展西医学习中医的课程，叫我讲《伤寒论》，我想：如果自己尚不了了，又何能使人了了呢？这促使我不得不再来一次重温旧课。因此，我就把《伤寒论》从头至尾细心地、反复地进行了一次比较全面的阅读。在这次温课中，我采取边读边摘的方法，并随时参考各家的注述，将全书中所用的87味药物，以及由这些药物所组成的112方（原有113方，其中禹余粮丸一方缺），逐一地摘录出来加以分析和研究，然后一味一味地分开来叙述，每味药物下，先述其性味、效能和主治，概以《本经》（《神农本草经》之简称，下同）为经（因仲景用药悉依《本经》为主，再加他自己的发明），选录诸家本草数则为纬，益以笔者的临床体会和按语，并罗列《伤寒论》中应用各药的方剂，一一分隶于各药之下，方后一律作简要的分析（间亦采附各家方论），虽不免失之过冗，但为了说明各药方的性能和主治要点，也是必要的。我想这样做，对于一般初学中医的人或多或少会有一些帮助。

由于水平有限，疏漏之处在所难免，祈望专家学者示教。

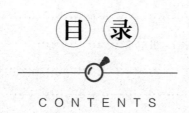

# 目 录

## CONTENTS

前　言 ……………………………………………………………… 01

一、《伤寒论》87味药与112张方详述 ……………………… 001
　（一）桂枝 ………………………………………………… 001
　（二）麻黄 ………………………………………………… 016
　（三）葛根 ………………………………………………… 026
　（四）柴胡 ………………………………………………… 029
　（五）升麻 ………………………………………………… 038
　（六）细辛 ………………………………………………… 040
　（七）葱白 ………………………………………………… 041
　（八）香豉 ………………………………………………… 045
　（九）桔梗（白散附） …………………………………… 046
　（十）芍药 ………………………………………………… 049
　（十一）石膏 ……………………………………………… 053
　（十二）栝楼根（一名天花粉） ………………………… 057
　（十三）天门冬 …………………………………………… 058
　（十四）麦门冬 …………………………………………… 059
　（十五）地黄 ……………………………………………… 062

（十六）萎蕤（一名玉竹）………………………………… 064

（十七）连轺（连翘根）…………………………………… 066

（十八）栀子 ………………………………………………… 067

（十九）木通（古名：通草）……………………………… 071

（二十）黄芩 ………………………………………………… 073

（二十一）黄连 ……………………………………………… 076

（二十二）黄柏 ……………………………………………… 080

（二十三）知母 ……………………………………………… 081

（二十四）大黄 ……………………………………………… 082

（二十五）芒硝 ……………………………………………… 087

（二十六）麻子仁 …………………………………………… 088

（二十七）秦皮 ……………………………………………… 090

（二十八）茵陈蒿 …………………………………………… 091

（二十九）白头翁 …………………………………………… 093

（三十）梓白皮 ……………………………………………… 095

（三十一）竹叶 ……………………………………………… 095

（三十二）文蛤 ……………………………………………… 097

（三十三）栝楼实 …………………………………………… 098

（三十四）瓜蒂 ……………………………………………… 100

（三十五）人尿 ……………………………………………… 103

（三十六）猪胆汁 …………………………………………… 104

（三十七）猪肤 ……………………………………………… 106

（三十八）蜀漆 ……………………………………………… 107

（三十九）甘草 ……………………………………………… 108

（四十）人参 ………………………………………………… 115

（四十一）大枣 ……………………………………………… 119

（四十二）胶饴（饴糖）…………………………………… 122

（四十三）蜂蜜 ……………………………………………… 123

（四十四）粳米 ……………………………………………… 124

（四十五）杏仁 ……………………………………… 125

（四十六）贝母 ……………………………………… 126

（四十七）五味子 …………………………………… 128

（四十八）枳实 ……………………………………… 130

（四十九）厚朴 ……………………………………… 132

（五十）薤白 ………………………………………… 134

（五十一）白术 ……………………………………… 135

（五十二）赤小豆 …………………………………… 137

（五十三）茯苓 ……………………………………… 139

（五十四）猪苓 ……………………………………… 144

（五十五）泽泻 ……………………………………… 146

（五十六）滑石 ……………………………………… 147

（五十七）甘遂 ……………………………………… 148

（五十八）大戟 ……………………………………… 151

（五十九）芫花 ……………………………………… 152

（六十）荛花 ………………………………………… 153

（六十一）商陆 ……………………………………… 154

（六十二）葶苈 ……………………………………… 155

（六十三）半夏 ……………………………………… 157

（六十四）生姜 ……………………………………… 160

（六十五）干姜 ……………………………………… 163

（六十六）附子 ……………………………………… 168

（六十七）吴茱萸 …………………………………… 177

（六十八）蜀椒 ……………………………………… 179

（六十九）巴豆 ……………………………………… 180

（七十）海藻 ………………………………………… 182

（七十一）牡蛎 ……………………………………… 183

（七十二）龙骨 ……………………………………… 184

（七十三）赤石脂 …………………………………… 186

（七十四）禹余粮 ……………………………………………… 188

（七十五）水蛭 ……………………………………………… 189

（七十六）虻虫 ……………………………………………… 191

（七十七）桃仁 ……………………………………………… 192

（七十八）当归 ……………………………………………… 194

（七十九）阿胶 ……………………………………………… 197

（八十）旋覆花 ……………………………………………… 198

（八十一）代赭石 …………………………………………… 200

（八十二）铅丹 ……………………………………………… 201

（八十三）乌梅 ……………………………………………… 201

（八十四）苦酒 ……………………………………………… 203

（八十五）清酒 ……………………………………………… 205

（八十六）鸡子（黄、白）………………………………… 206

（八十七）裈裆 ……………………………………………… 207

二、《伤寒论》112张方罗列 ………………………………… 209

跋 …………………………………………………………… 219

# 一、《伤寒论》87 味药与 112 张方详述

## （一）桂枝

《本经》：味辛，温，无毒。主上气咳逆，结气喉痹，吐吸，利关节，补中益气。久服通神，轻身不老。

《本草述钩元》：桂枝性轻扬，能上行头目，通手臂肢节，调营血，和肌表，除伤风头痛，去皮肤风湿，散下焦蓄血。直行为奔豚之先导，横行为手臂之引经。世医不知桂枝实表之义，几以此味为能补卫而实腠理；若然，何以不用参、芪耶？夫四时之气，冬月寒风，卫为所并，不能为营气之固而与之和，故汗出，惟桂枝辛甘能散肌表风寒，又通血脉，故合芍药由卫之固以达营，使其相和，而肌表汗止。又能去蓄血……是寒气冰凝，血不行而蓄也，故散以桂枝辛热之气，仲景桃仁承气汤中用之。

《本经疏证》：盖其用之之道有六：曰和营，曰通阳，曰利水，曰下气，曰行瘀，曰补中。其功之最大，施之最广，无如桂枝汤，则和营其首功也。

《中华药学源流考》：《伤寒》《金匮》用桂枝，考其用意，皆属发散肝、脾而行营血，通达经络而开皮毛；至于调经开闭，疏木止痛，通关逐痹，活络舒筋，尤有专功。《长沙药解》云："大抵杂证百出，非缘肺、胃之逆，则因肝、脾之陷，桂枝既宜于逆，又宜于陷，左之右之，无不宜之。"凡润肝养血之药，一得桂枝，化阴滞为阳和，非群药所能及。惟温热宜辛凉，则此物

应忌耳。

天心按：桂枝系辛温发表解肌药，兼有和营血、降冲逆、祛风湿及消瘀血的效能。《伤寒论》中用桂枝的共有四十四方，陈存仁《中国药学大辞典》说："张仲景之发明，用桂枝主治冲逆，旁治奔豚、头痛、发热恶风、汗出身痛等证。"所说不谓无见。但细考《伤寒论》中用桂枝诸方，除了桂枝甘草汤、苓桂术甘汤、苓桂甘枣汤、茯苓甘草汤、桂枝加桂汤等用此治水饮上冲，心下动悸，欲作奔豚证；桂枝附子汤、甘草附子汤等用此治风湿相搏；五苓散用此治水逆小便不利，以助膀胱气化；桃仁承气汤用此以共逐瘀血；炙甘草汤用此以化阴药的凝滞之性；当归四逆汤用此以宣通血行；乌梅丸用此以为辅佐，以治症状复杂的厥阴病等数方外，其余绝大多数都是用作解散风寒。故桂枝的主治，主要还在于解肌发表和调和营卫，这是非常清楚的。再如湿邪为患，舌苔白厚而腻，用苍术、藿香、佩兰等芳香化浊之品疗效不显的，加桂枝、干姜各钱许，即有显效，此笔者历用而不爽者。据近人研究，本品含有挥发油，主要成分为桂皮醛、乙酸桂皮脂、苯丙酸乙酯，能制约腺分泌，扩张皮肤血管，有发汗解热、强心健胃驱风的作用。桂枝乙醇浸出液在体外可抑制炭疽杆菌、金色葡萄球菌、霍乱弧菌、沙门氏菌属，并对流感病毒也有抗菌作用。《伤寒论》中用桂枝的计四十一方，另加减法中用桂枝的计三方，共四十四方，分述于下。

（1）桂枝汤：治风寒在表，脉浮弱，自汗出，头痛发热，恶风恶寒，鼻鸣干呕等症，及杂症自汗、盗汗、虚疟、虚损。若脉浮紧，汗不出者，禁用。

桂枝三两（去皮）　芍药三两　甘草二两（炙）　生姜三两（切）　大枣十二枚（擘）

上五味，咬咀三味，以水七升，微火煮取三升，去滓，适寒温，服一升。服已，须臾啜热稀粥一升余，以助药力。温覆令一时许，遍身漐漐，微似有汗者益佳，不可令如水流漓，病必不除。若一服汗出病差，停后服，不必尽剂。若不汗，更服依前法。又不汗，后服小促其间，半日许，令三服尽。若病重者，一日一夜服，周时观之。服一剂尽，病证犹在者，更作服。若汗不出，乃服至二三剂。禁生冷、黏滑、肉面、五辛、酒酪、臭恶等物。

《金匮玉函经》"擘"作"劈","小促"前有"当"字,"周"作"晬",无"禁生冷"等十五字。

成无己本无"三昧"两字,"离"作"漓","小促"后有"役"字,"不出"后有"者"字。

张璐:此方专主卫风邪之证。以其卫伤不能外固而自汗,所以用桂枝之辛发其邪,即用芍药之酸助其阴,然一散一收,又须甘草以和其胃。况发汗必须辛甘以行阳,故以生姜佐桂枝,大枣佐甘草也。但方中芍药不言赤、白,《圣惠》与节庵俱用赤,孙尚与叔微俱用白,然赤、白补泻不同。仲景云:"病发热汗出,此为荣弱卫强。"荣虽不受邪,终非适平也。故卫强则荣弱,是知必用白芍药也;荣既弱而不能固,岂可以赤芍药泻之乎?虽然,不可以一律论也。如太阳误下而传太阴,因而腹满时痛,则当倍白芍以补荣血之虚。若夫大实者,必加大黄,又宜赤芍以泻实也。至于湿热素盛之人与夫酒客辈,感寒之初身寒恶热者,用桂枝汤即当加黄芩以胜热,则不宜白芍以助阴,贵在临证活法也。

柯韵伯:此为仲景群方之冠,乃滋阴和阳、调和营卫、解肌发汗之总方也。凡头痛发热,恶风恶寒,其脉浮而弱,汗自出者,不拘何经,不论中风、伤寒、杂病,均可用此,惟以脉弱自汗为主耳。愚常以此方治自汗、盗汗、虚疟,随手而愈,因知仲景方可通治百病,与后人分门证类,可同年而语耶?

天心按:本方应用范围颇广,主要是治太阴中风,用作解肌发表,调和营卫。《伤寒论》中由本方化裁而成的甚多,其适应证,张、柯二氏所说已较详,兹不加赘。这里所要加以说明的,则有下面两点:(一)关于药量问题。因古今权量不同,各家考据亦不一致,今依章太炎先生所考,大约汉代一两,合今约四钱之谱。又据唐代苏恭所说,古秤皆重复,自后汉以来,以一斤为二斤、一两为二两,古方惟张仲景已涉今秤。据此,则《伤寒论》方的分量,又宜折半计算了。以此推算,则《伤寒论》中一两,大约合今二钱,桂枝汤为桂枝、芍药、生姜各三两,甘草二两,大枣十二枚,分三服,则每服的药量,实为桂枝、芍药、生姜各二钱,甘草一钱半,大枣四枚而已。其他各方的分量,均依此推算。至于煎药用水数量,那就视其情况,容易掌握了。（二）关于方后说明问题。观仲景方后的说明，对煎药、服药、调护、禁忌等方法，可说面面周到。尤其重要的，如"若一服，汗出病差，停后服，不必尽剂；若不汗，更服如前法……服一剂尽，病证犹在者，更作服；若汗不出，乃服至二、三剂"等语云云。盖仲景于此实示人以"辨证论治"的重要性，如有是病，则当用是药，虽有时服后未见显效，但审其药证果相符合，则不应半途更张，仍宜继续再进，自可取效。故于此开篇明义第一方下，不惜谆谆言之。揆其用意，实恐后世医家，见服后不甚见效，即另换一方；如服后仍不效，又更换一方；如是，则无异盲人瞎马，岂不偾事？所以喻嘉言《寓意草》中特别提出"先议病，后议药"，也不外此理。我们如能懂得这些道理，就可知道如何努力的方向了。又桂枝后有"去皮"二字，此可不必拘泥，用桂枝如除去外皮，就将失去辛温解表的效能。如认为去皮系指去其外层薄皮而言，则桂枝本身的皮已很薄，其最外的薄皮，更微不足道，虽不去亦无若何流弊，故以不去皮为宜，以免药效因去皮而遭到损失。若用肉丝桂，则以去其外层的薄皮为宜。

附治案：李某，男，35岁，患伤风，发热恶寒，头痛，口不渴，苔薄白，微有汗出，脉浮弱，治宜解肌，宜桂枝汤。方用：桂枝二钱，白芍酒炒二钱，灸甘草一钱五分，生姜三片，大枣四枚。连服二剂而愈。

（2）桂枝加葛根汤：治太阳病，项背强几几[①]，反汗出恶风者。

葛根四两　麻黄三两（去节）　芍药二两　生姜三两（切）　甘草二两（灸）　大枣十二枚（擘）　桂枝二两（去皮）

上七味，以水一斗，先煮麻黄、葛根减二升，去上沫，内诸药，煮取三升，去滓，温服一升，复取微似汗，不须啜粥，余如桂枝法将思及禁忌。

林亿：仲景本论太阳中风自汗用桂枝，伤寒无汗用麻黄，今证云"汗出恶风"，而方中有麻黄，恐非本意也。第三卷葛根汤证云"无汗恶风"，正

---

① 这两个以"几"指代的字，实际上应是像"几"字而最后一笔不向上勾只写平笔所成的字。这是个古字，在当今一般的电脑中都打不出来。据先父以前说，此字的读音像"乳"，是个象形字，好像乳鸟伸长脖子接受母鸟口中之食时项背的模样，两个连起来用的意思，用以形容项背强硬的情况。后面的数处"几几"都应按照此注去理解。——本书手写稿整理成电子版时谢天心的次子谢良帜注

与此方同，是合用麻黄也。此云'桂枝加葛根汤'，恐是桂枝汤中但加葛根耳。

天心按：林亿等所说是。因太阳病汗出者，原禁用麻黄，且《金匮玉函经》及成无己本本方均无麻黄。又芍药可发汗篇作三两，《金匮玉函经》和《仲景全书》桂枝均作三两，并是。本方系治桂枝汤证兼有项背强几几者，盖项背强几几乃葛根之所主，故加葛根于桂枝汤中以治之。此与呕者加半夏，腹痛加芍药，喘者加厚朴、杏子同一意义，实即随证加减法。李东垣谓："葛根之气轻浮，能鼓胃气上行，生津液。"正因葛根能解肌发表，又能输津液于项背，所以能治项背强几几之症。笔者曾用本方治桂枝汤证兼有项背强几几者数人，均一二服即愈。并用治单见项背强硬，不能转侧，并无寒热头痛等症者数人，亦都有效。

附治案：朱某，女，28 岁，时值深秋，一日，睡起后急觉头项强硬，转侧困难，稍一转动，即感疼痛，余无他若，细检其头项，未见疮瘰，红肤，乃风中头项所致，拟用桂枝加葛根汤治之。处方：桂枝二钱，酒炒白芍二钱，炙甘草一钱五分，生姜三片，大枣四枚。一剂服后，症状即见减轻，再服二剂而愈。

（3）桂枝加附子汤：治太阳发汗，遂漏不止，其人恶风，小便难，四肢微急，难以屈伸者。

桂枝三两（去皮）　芍药三两　甘草三两（炙）　生姜三两（切）　大枣十二枚（擘）　附子一枚（炮，破八片）

上六味，以水七升，微火煮取三升，去滓，适寒温，服一升，若一服汗上止，停后服。

《金匮玉函经》甘草作二两，"六味"后有"㕮咀三物"四字。成无己本不载本方，仅在后第十卷说："于桂枝汤方内加附子一枚，破八片，余依前法。"

曹颖甫：夫汗出恶风，原属桂枝本证，惟表阳不固，不得不于本方中加熟附子一枚以固表阳，但令表阳能复。卫气之属于皮毛者，自能卫外而为固，于是漏汗止，而诸恙自愈矣。

天心按：本方系因发汗太过，遂至漏汗不止，致有恶风、小便难、四肢微急、难以屈伸等一系列亡阳征兆出现，故于桂枝汤中加附子以回阳止汗。且本方与述证，其药证相对之妙，可称丝丝入叩，实可开后学随证立方遣药之准则。方中桂枝、芍药、附子治漏汗，桂枝、附子、生姜治恶风，附子、桂枝治小便难，芍药、附子、甘草、大枣治四肢微急、难以屈伸。此等处，学者最宜深谙熟玩。笔者常用本方加减，以治风湿痹痛，为效甚佳。

（4）桂枝去芍药汤：治太阳病，下之后，脉促胸满者。

桂枝三两（去皮） 甘草二两（炙） 生姜三两（切） 大枣十二枚（擘）

上四味，以水七升，微火煮取三升，去滓，适寒温，温服一升。

陈恭溥：桂枝去芍药汤，保胸阳、宣卫阳之方也，凡下利虚其胃阳，而致胸满者用之。夫下之则虚其中胃矣，中胃虚不能制下焦浊阴之气，以致浊阴干上，而胸为之满，太阳之气格于外，而不能入，故脉见促。生姜、大枣以制浊阴之气，则胸满愈；去芍药者，为其阴药，恐益阴而桂枝无力也。

天心按：本方证虽因误下，而表证仍在，自当用桂枝汤更发其汗。因其胸满，不宜用芍药，盖恐芍药阴凝之性助满，故去之，此亦随证加减法。

（5）桂枝去芍药加附子汤：治桂枝去芍药汤证兼微恶寒者。

桂枝三两（去皮） 甘草二两（炙） 生姜三两（切） 大枣十二枚（擘） 附子一枚（炮，去皮，破八片）

上五味，以水七升，微火煮取三升，去滓，温服一升。若一服恶寒止，停后服。

天心按：本方治太阳病误下后，表证未除，而有脉促胸满兼微恶寒者。此微恶寒证实由误下而伤其阳所致，故其证已较桂枝去芍药汤证为重，因加附子以温阳。于此，也不难看出仲景随证加减的大法。

（6）桂枝麻黄各半汤：治太阳病，得之七、八日，如疟状，发热恶寒，热多寒少，其人不呕，清便欲自可，一日二三度发，脉微缓者，为欲愈也。脉微而恶寒者，此阴阳俱虚，不可更发汗、更吐、更下也。面色反有热色者，未欲解也，以其不能得小汗出，身必痒者，宜本方。按余无言说："热多寒少，必为寒多热少之误。"其说可从。

桂枝一两十六铢（去皮） 芍药、生姜（切）、甘草（炙）、麻黄（去节）各一两 大枣四枚（擘） 杏仁二十四枚（汤浸、去皮尖及两仁者）

上七味，以水五升，先煮麻黄一二沸，去上沫，内诸药，煮取一升八合，去滓，温服六合。本云桂枝汤三合，麻黄汤三合，并为六合，顿服。将息如上法。

《千金翼方》杏仁后无"汤浸"二字，《金匮玉函经》"七味"后有"㕮咀"二字，"云"字作"方"字，"顿服"后有"今裁为一方"五字。

林亿：桂枝汤方，桂枝、芍药、生姜各三两，甘草二两，大枣十二枚。麻黄汤方，麻黄三两，桂枝二两，甘草一两，杏仁七十个。今以算法约之，二汤各取三分之一，即得桂枝一两十六铢，芍药、麻黄、生姜、甘草各一两，大枣四枚，杏仁二十三个零三分之一枚，收之得二十四个，合方。详此方，乃三分之一，非各半也。宜云合半汤。

天心按：本方药量较轻，乃治病在太阳经久未解，而病势亦不甚剧，既有桂枝汤证，又有麻黄汤证，而二汤证又相差不远，故取二方相合的三分之一药量以少发其汗。凡病延日久，正气稍虚，表邪未解，欲汗不得，而见面赤身痒等表郁之象者，均宜用本方以治之。

（7）桂枝二麻黄一汤：治服桂枝汤后，大汗出，脉洪大者，与桂枝汤如前法。若形似疟，一日再发者，汗出必解，宜本方。

桂枝一两十七铢　芍药一两六铢　麻黄十六铢（去节）　生姜一两六铢（切）　杏仁十六个（去皮尖）　甘草一两二铢（炙）　大枣五枚（擘）

上七味，以水五升，先煮麻黄一二沸，去上沫，内诸药，煮取二升，去滓，温服一升，日再服。本云：桂枝汤二分，麻黄汤一分，合为二升，分再服。今合为一方，将息如前法。

《千金翼方》杏仁"去皮尖"后有"两仁者"三字，《金匮玉函经》"本云"作"本方"，成无己本无"本云"等二十九字。

按：本方系治桂枝汤证与麻黄汤证兼见，桂枝汤证多而麻黄汤证少者。张璐说："详此方药品，与各半不殊，惟铢分稍异，而证治攸分，可见仲景于差多差少之间，分毫不苟也。"《内经》说："从少从多，观其事也。"仲景自谓撰用《素问》，信不诬也。学者于此等外，宜加意体味。

（8）桂枝二越婢一汤：治桂枝、麻黄汤证兼见，并有热象者。

桂枝（去皮）　芍药　麻黄　甘草（炙）各十八铢　大枣四枚（擘）　生

姜一两二铢（切）　石膏二十四铢（碎，绵裹）

上七味，以水五升，煮麻黄一二沸，去上沫，内诸药，煮取二升，去滓，温服一升。本云：当裁为越婢汤桂枝汤，合之饮一升。今合为一方，桂枝汤二分，越婢汤一分。

林亿：桂枝汤方，桂枝、芍药、生姜各三两，甘草二两，大枣十二枚。越婢汤方，麻黄二两，生姜三两，甘草二两，石膏半斤，大枣十五枚。今以算法约之，桂枝汤取四分之一，即得桂枝、芍药、生姜各十八铢，甘草十二铢，大枣三枚。越婢汤取八分之一，即得麻黄十八铢，生姜九铢，甘草六铢，石膏二十四铢，大枣一枚八分之七，弃之。二汤所取相合，即共得桂枝、芍药、甘草、麻黄各十八铢，生姜一两二铢，石膏二十四铢，大枣四枚，合方。旧云：桂枝三，今取四分之一，即当云桂枝二也。越婢汤方，见仲景杂方中。《外台秘要》一云起脾汤也。

天心按：本方证说："太阳病，发热恶寒，热多寒少。脉微弱者，此无阳也，不可发汗，宜桂枝二越婢一汤。"既说"脉微弱者，此无阳也，不可发汗"，又说"宜桂枝二越婢一汤"。药证显然不相符合；但各注家都各自圆其说，殊属非是。章虚谷说："此条经文，宜作两截看，'宜桂枝二越婢一汤'句，是接'热多寒少'句来，今为煞句，是汉文兜转法也。若'脉微弱者，此无阳也'，何得再行发汗？仲景所以禁示人曰'不可发汗'，宜作煞句读，经文了了，毫无纷论矣。"颇具卓见。但细味本条文字，其语气尚多未尽，如桂枝麻黄各半汤证条"热多寒少"句下，尚有："其人不呕，清便欲自可……脉微缓者，为欲愈也。脉微而恶寒者，此阴阳俱虚，不可更发汗、更吐、更下也。面色反有热色者，未欲解也，以其不能得小汗出，身必痒，宜本方。"云云。其语气与本条绝相类似，故以彼例此，则本条显有缺文无疑。日人山田正珍说："此条'热多寒少'句下，当有'一日二三度发，脉浮紧者，可更发汗也，若'之十多字"，可称确有见地。但原文究竟如何，则不可考。

（9）桂枝去桂加茯苓白术汤：治服桂枝汤，或下之，仍头项强痛，翕翕发热，无汗，心下微满，小便不利者。

芍药三两　甘草二两（炙）　生姜三两（切）　大枣十二枚（擘）　白术、茯苓各三两上六味，以水八升，煮取三升，去滓，温服一升，小便利则愈。本云桂枝汤，今去桂加茯苓、白术。

《金匮玉函经》"六味"后有"㕮咀"二字，"八升"作"七升"，"本云"作"本方"。成无己本不载本方，仅于第十六卷云："于桂枝汤内去桂枝，加茯苓、白术各三两，今仿前法煎服，小便利则愈。"

徐灵胎：凡方中有加减法，皆佐使之药，若去其君药，则另立方名。今去桂而仍以桂枝为名，所不可解。

《医宗金鉴》：去桂枝当是去芍药，此方去桂，将何以治头项强痛，发热无汗之表乎？论中有脉促、胸满、汗出、恶寒之症，用桂枝去芍药加附子汤主之。去芍药者，为胸满也。此条证虽稍异，而其满则同，为去芍药可知矣。

天心按：二说并是。因本方原治既有桂枝汤的表证，又有小饮内积的里证，故于桂枝汤中加茯苓、白术以健脾利水而祛其留饮。去芍药者，以芍药不利于水饮，去此则可使逐水的力量更专。

（10）桂枝加厚朴杏子汤：治太阳病，下之微喘者，表未解也。

桂枝三两（去皮）　芍药三两　甘草二两（炙）　生姜三两（切）　厚朴三两（炙，去皮）　杏仁五十枚（去皮尖）　大枣十二枚（擘）

上七味，以水七升，微火煮取三升，去滓，适寒温，服一升。若一服汗出病差，停后服。

天心按：本方治误下后而桂枝证仍在，兼有微喘者。亦治桂枝证兼见微喘者。因其喘，故加厚朴以消痰下气，杏仁以降其咳逆之气。张璐说："太阳病，微喘脉促，宜用此汤。若阳明病误下，微喘胸膈不快者，又属小陷胸证矣。"可见同一误下致喘证，都有表里的不同，故治法亦异，最宜详辨。

（11）桂枝加芍药生姜各一两人参三两新加汤：治发汗后，身疼痛，脉沉迟，桂枝证仍在者。

桂枝三两（去皮）　芍药四两　甘草二两（炙）　人参三两　大枣十二枚（擘）　生姜四两（切）

上六味，以水一斗二升，煮取三升，温服一升。本云：桂枝汤，今加芍药、生姜、人参。

《金匮玉函经》"六味"后有"㕮咀"二字，"本云"作"本方"。《千金要方》"生姜"后无"切"字。成无己本不载本方，惟于第十卷说："于第三卷桂枝汤内，更加芍药、生姜各一两，人参三两，余依桂枝汤服法。"又《金匮玉函经》《千金要方》《脉经》等无"各一两，三两新加"七字。

陈蔚：方用桂枝汤，取其专入营分，加人参以滋补血脉生始之源，加生姜以通血脉循行之滞，加芍药之苦平，欲敛姜、桂之辛，不走肌腠而作汗，潜于经脉以定痛也。

天心按：本方因伤寒发汗过峻，病未解而津液受份者之一种救逆法。因发汗太过，其变证有二：一为亡津；一为亡阳。本方仅能治过汗亡津，而不能治过汗亡阳。若见有亡阳的征兆，则宜桂枝加附子汤，本方又非所宜了。

（12）桂枝加芍药汤：治太阳病，医反下之，腹满时痛者。

桂枝三两（去皮） 芍药六两 甘草二两（炙） 生姜三两（切） 大枣十二枚（擘）

上五味，以水七升，煮取三升，去滓，温分三服。本云：桂枝汤，今加芍药。

《金匮玉函经》汤名桂枝后有"倍"字，《千金要方》"温分"作"分温"。

王晋三：桂枝加芍药汤，用阴和阳法也。其妙即以太阳之方，求治太阴之病。腹满时痛，阴道虚也。将芍药一味，倍加三两，佐以甘草，酸甘相辅，恰合太阴之主药；且加芍药，又能监桂枝深入阴分，升举其阳，辟太阳陷入太阴之邪。复有姜、枣之调和，则太阳之阳邪，不留滞于太阴矣。

天心按：本方药味、分量与小建中汤同，不过于小建中汤中除去胶饴一味而已。彼说"腹中急痛"，此说"腹满时痛"，因腹满故去胶饴，恐胶饴过甘，反能助满也。

（13）桂枝加大黄汤：治太阳病，医反下之，腹中大实痛者。

桂枝三两（去皮） 大黄二两 芍药六两 生姜三两（切） 甘草二两（炙） 大枣十二枚（擘）

上六味，以水七升，煮取三升，去滓，温服一升，日三服。

《金匮玉函经》大黄"二两"作"三两"，成无己本作"一两"。

刘宏璧：太阴无可下之法也，设在经则各经无可下之理，在藏则太阴尤无受下之处，桂枝加大黄汤安能无疑乎？不知脾与胃相表里也，太阳误下，太阴受邪，适胃有宿食，则脾因胃之实而实（按：此实为胃实，非脾因胃实之实），亦即因太阳之邪而痛矣。

天心按：本方原治桂枝证误下后，而桂枝证尚在，而一部分表邪因误下而内陷，与肠中食毒互结不解，故兼见腹中大实痛，所以于桂枝加芍药汤中更加大黄以排除之，实属表里双解之法。此条证由误下而来，而仲景反更加大黄以下之，岂非一误再误？殊不知仲景立方，悉以随证施治为原则，既有可下之证，即用下药以治之，此即仲景运用古人从长期实践中所得的宝贵经验，也就是辨证论治的方法。

（14）小建中汤：治伤寒表未解，或心悸而烦，或腹中急痛，阳脉涩而阴脉弦者。

桂枝三两（去皮）　芍药六两　甘草二两（炙）　生姜三两（切）　大枣十二枚（擘）　胶饴一升

上六味，以水七升，煮取三升，去滓，内饴，更上微火消解，温服一升，日三服。呕家不可用建中汤，以甜故也。

《金匮玉函经》、成无己本甘草均作"三两"。又《金匮玉函经》《千金要方》《外台秘要》"用"字都作"服"字，无"建中汤"三字。

天心按：本方即桂枝加芍药汤加胶饴一味，名小建中汤者，乃小小建立中气之意。因中虚而见腹中急痛，故倍芍药。君胶饴者，取稼穑作甘，培补中州，并取甘以缓急也。因表尚未和，故仍用桂枝之法而兼调其营卫。不啜粥助汗者，盖重在治中虚之里，而不重在治伤寒之表。所以本方实为阴阳两虚者，用以养正祛邪之妙法，故凡虚劳阳虚不足者，每多用之。徐灵胎说："此治阴寒阳虚脉迟之虚劳，正与阴虚火旺之病相反，庸医误用，害人甚多。"故用本方时，亦不可不辨。《金匮要略》于本方加黄芪，名黄芪建中汤，治虚劳里急诸不足。《千金要方》于本方加当归，名内补当归建中汤，治产后虚赢不足，都从本方发展而来。

（15）桂枝人参汤：治太阳病，外证未除，而数下之，遂协热而利，利下不止，心下痞硬，表里不解，脉微弱者。

桂枝四两（别切）　甘草四两（炙）　白术三两　人参三两　干姜三两

上五味，以水九升，先煮四味，取五升，纳桂枝，煮取三升，日再服，夜一服。

曹颖甫：后纳桂枝者，以里寒重于外证，恐过煎气薄，失其发汗功用也。所以日夜三服者，则以数下之后，阳气内陷，非一服所能开泄也。

柯韵伯：外热不除，是表不解；下利不止，是里不解。病因不同：一以微弱之脉而心下痞硬（按：指本方证言），是脉不足而证有余；一以脉促而喘，反汗自出（按：指葛根黄芩黄连汤证言），是脉有余而证不足，表里虚实，当从脉而辨证矣。弱脉见于数下之后，则痞硬为虚，故用理中之辛甘温补，止利消痞硬，又加桂枝以解表，先煮四味后纳桂枝，和中之力饶，而解肌之气锐，是于两解中寓权宜法也。桂枝证脉本缓，误下后而反促阳气重，可知邪束于表，阳扰于内，故喘而汗出，利遂不止者，是暴注下迫，属于热也，故君气清质轻之葛根，以解肌而止利。佐苦寒清肃之芩、连，以止汗而除喘。又加甘草以和中，先煮葛根后纳诸药，解肌之力缓，而清中之气锐，又与补中逐邪者殊法矣。又曰：上条脉证是阳虚（按：指本方证言），虽协热于外，而里则虚寒；下条脉证是阳盛（按：指葛根黄芩黄连汤证言），虽下利不止，而表里俱实。同一协热利，同是表里不解，而寒热、虚实、攻补不同，前方理中加桂枝，而冠桂枝于人参之上；后方泻心加葛根，而冠葛根于芩、连之首，不名理中泻心者，总为表未解故耳。补中亦能解表，凉中亦能散表，补中亦能散痞，凉中亦能止利。仲景制两解方，神化如此。

天心按：本方系治太阳病因误下后表热未除，亦未内陷，但肠胃经数下后，致令虚寒下利不止，故用理中汤以治虚寒下利，脉微弱的太阴证，加桂枝以解表热的太阳病，也是表里兼治的方法。柯氏将本方证和葛根黄芩黄连汤证作了详细的分析和对比，对学者确多启发和帮助。

又按：本方证中"协热"二字，《金匮玉函经》《脉经》均作"挟热"。日人山田正珍说："挟热者，乃内寒挟内热之谓……先辈不知，皆以协字本义解之，协乃互相和同之谓，寒热冰炭，岂有和同之理乎？"且煮服法中"煮取三升"后当有"去滓，温服一升"六字。

（16）桂枝去芍药加蜀漆牡蛎龙骨救逆汤：治伤寒脉浮，医以火迫劫之，亡阳必惊狂，卧起不安者。

桂枝三两（去皮）　甘草二两（炙）　生姜三两（切）　大枣十二枚

（擘） 牡蛎五两（熬） 蜀漆三两（洗，去腥） 龙骨四两

上七味，以水一斗二升，先煮蜀漆，减二升，内诸药，煮取三升，去滓，温服一升。本云：桂枝汤，今去芍药加蜀漆、牡蛎、龙骨。

《金匮玉函经》"七味"后有"咬咀"二字，水"一斗二升"作"八升"，"本云"作"本方"。方后说："一法，以水一斗二升，煮取五升。"《千金翼方》同。《仲景全书》蜀漆"洗，去腥"作"洗，去脚"。成无己本"上七味"作"上为末"，无"本云"等十六字。

张令韶：桂枝色赤入心，取之以保心气；佐以龙、牡者，取水族之物以制火邪，取重镇之物以治浮越也。芍药苦平，非亡阳所宜，故去之。蜀漆通泄阳热，故先煮之。神气生于水谷之精，故用甘草、大枣、生姜以助中焦之气也。病在阳，复以火劫，此为逆也，故曰救逆。

《医宗金鉴》：桂枝汤去芍药者，恐其阴性迟滞，兼制桂枝，不能迅走其外，反失救急之旨。况既加龙、牡之固脱，亦不须芍药之酸收也。蜀漆气寒味苦，寒能胜热，苦能降逆，火邪错逆，在所必需也。

天心按：本方原为桂枝证误被火攻，致有惊狂，卧起不安等亡阳征兆而设。但此亡阳与四逆汤证的亡阳不同，因本方证所亡阳的仅系肌表的冲阳，故加龙、牡等于桂枝汤中以镇定之即得，不必再加附子。去芍药者，则因有卧起不安一证，山田正珍说："卧起不安，乃胸满之外候。"芍药既不宜于胸满，又兼阴柔迟滞，不宜于救逆，故去之。若无卧起不安及胸满等证，则芍药亦可不必除去，此则在临床时酌情而去取之。

（17）桂枝甘草龙骨牡蛎汤：治太阳病，火逆下之，因烧针而烦躁者。

桂枝一两（去皮） 甘草二两（炙） 牡蛎二两（熬） 龙骨二两

上四味，以水五升，煮取二升半，去滓，温服八合，日三服。

《金匮玉函经》甘草、牡蛎、龙骨均作"三两"。成无己本"四味"作"为末"，无"半"字。

吴仪洛：病者既火逆矣，又从而下之，因烧针余毒，使人烦躁不安者，外邪未尽，而真阳欲亡，但用桂枝以解外，龙、牡以安内，甘草以温补元气，而佐散表寒也。

章虚谷：太阳伤寒，邪闭营卫，阳气已郁，用药发汗，则外解而阳伸，

妄用温针，不能解表，反使火气入营，内扰于心，则必惊甚而狂也。

天心按：本方证的主证烦躁和柴胡加龙骨牡蛎汤证中的惊烦，及桂枝加蜀漆牡蛎龙骨救逆汤中的惊狂，卧起不安，同一病理机转，故均用桂枝、甘草、龙骨、牡蛎四味以治之。因本方证最轻，故用药亦最轻，前谓仲景用药一丝不苟，于此益信。

附治案：章某，男，32岁，长期不寐，心烦不安，时而惊悸，动即汗出，已半年余，历治无效。舌苔薄白，饮食如常，脉缓弱，乃用桂枝加龙骨牡蛎汤治之。处方：桂枝三钱，酒芍三钱，炙甘草二钱五，化龙骨四钱，生牡蛎一两，连服六剂而愈。

（18）桂枝甘草汤：治发汗过多，其人叉手自冒心，心下悸，欲得按者。

桂枝四两（去皮）　甘草三两（炙）

上二味，以水三升，煮取一升，去滓，顿服。

柯韵伯：此用桂枝为君，独任甘草为佐，以补心之阳，则汗出多者，不至于亡阳矣。甘温相得，气和而悸自平。

王旭高：发汗不误，误在过多。汗为心之液，多则心气虚，故悸而欲按，此乃阳虚之轻者。此方采取桂枝之半，便另有精义。桂枝复甘草，是辛从甘化，为阳中有阴，故治胸中阳气欲失。且桂枝轻扬走表，佐以甘草，留恋中宫，载还阳气，以寓一表一里，故得外止汗而内除烦。

天心按：本方证实因发汗太过，以致冲气上逆不止，因而心下动悸，心阳受损，故独任桂枝以平其冲逆，兼振其心阳。佐甘草以补其中，则该证自愈。

（19）桂枝加桂汤：治太阳病，因烧针令其汗，针处被寒，核起而赤，必发奔豚，气从少腹上冲者；亦通治奔豚病之偏于寒者。

桂枝五两（去皮）　芍药三两　生姜三两（切）　甘草二两（炙）　大枣十二枚（擘）

上五味，以水七升，煮取三升，去滓，温服一升。本云：桂枝汤，今加桂枝满五两，所以加桂者，以能泄奔豚气也。

《金匮玉函经》无"满五两"等十五字，成无己本不载本方。

章虚谷：相传方中或加桂枝，或加肉桂。若于肾邪，宜加肉桂；如解太阳之邪，宜加桂枝也。

天心按：本方因烧针发汗，致发奔豚，其气从少腹上冲心者，故于桂枝汤中加桂以降其上逆之气。吉益民说"桂枝主治冲逆"，实系经验之谈。本方治奔豚之属于寒者，确属有效。据笔者经验，用治奔豚，以桂枝汤中加肉桂效力为大，如加桂枝则效果较差，用者慎之。

附治案：朱某，女，26岁，患奔豚证，自觉有一股气起自少腹，向上冲起，直至咽喉而止，心里很觉难受。约过十多分钟，其气便从咽喉下行，回至少腹而消失于无形，每隔数日发作一次，曾多服理气之剂无效，后来我处就诊，遂用桂枝加桂汤以治之。处方：桂枝三钱、酒芍三钱、炙甘草二钱、肉桂三钱、生姜三片、大枣四枚，连服三剂而愈。

（20）桂枝附子汤：治伤寒八九日，风湿相搏，身体疼烦，不能转侧，不渴不呕，脉浮虚而涩者。

桂枝四两（去皮）　附子三枚（烧，去皮，破）　生姜三两（切）　甘草二两（炙）　大枣十二枚（擘）

上五味，以水六升，煮取二升，去滓，分温三服。

成无己本附子"破"字后有"八片"二字。

钱天来：风邪非桂枝不能汗解，寒邪非附子不足以温经，非生姜亦不能宣散，甘草、大枣缓桂、附之性，助桂枝而行津液也。

天心按：本方与桂枝去芍药加附子汤药味完全相同，所不同者，惟药量上有所差异耳。彼治桂枝汤证因误下以致阳虚而微恶寒，故加附子以回其阳。此则重用桂、附以治风湿相搏，身体疼烦，不能转侧，可见药虽同而药量不同，则主治亦异。学者能于此等处细心揣摩，则可得制方的要义。

（21）麻黄汤（见18页）

（22）大青龙汤（见19页）

（23）麻黄升麻汤（见24页）

（24）小青龙汤（见20页）

（25）葛根汤（见27页）

（26）葛根加半夏汤（见28页）

（27）柴胡加龙骨牡蛎汤（见36页）

（28）柴胡桂枝汤（见34页）

（29）柴胡桂枝干姜汤（见35页）

（30）桃核承气汤（见193页）

（31）五苓散（见141页）

（32）茯苓甘草汤（见141页）

（33）茯苓桂枝白术甘草汤（见142页）

（34）茯苓桂枝甘草大枣汤（见140页）

（35）炙甘草汤（见112页）

（36）甘草附子汤（见111页）

（37）黄连汤（见78页）

（38）半夏散及汤（见159页）

（39）乌梅丸（见202页）

（40）当归四逆汤（见195页）

（41）当归四逆加吴茱萸生姜汤（见196页）

（42）四逆散（加减法，见37页）

（43）理中丸（加减法，见165页）

（44）去桂加白术汤（加减法，见175页）

# （二）麻黄

《本经》：味苦，温，无毒。主中风、伤寒头痛、温疟。发表出汗，去邪热气，止咳逆上气，除寒热，破癥坚积聚。

《本草通玄》：麻黄轻可去实，为发表第一药，惟当冬令在表真有寒邪者，始为相宜。虽发热恶寒，苟不头疼、身痛、拘急、脉不浮紧者，不可用也。虽有可汗之症，亦当察病之重轻，人之虚实，不得多服。盖汗乃心之液，若不可汗而误汗，或可汗而过汗，则心血为之动摇，或亡阳，或血溢而成坏症，可不竞竞致谨哉。

《本草正义》：麻黄质轻而空疏，气味俱薄，虽曰性温，然淡薄殊甚，故轻浮上升，专走气分。凡风寒温热之邪，自外而来，初在气分者，无不治之。虽古今皆以为发表之药，仲景则列于太阳篇中，然表即皮毛之部，而皮毛即合于肺。总之，外表之邪，皆自外入，伤于皮毛，故曰表病……肺又专主气之出纳，故外感之第一步，皆气分先受其病，无论伤寒、温热之邪，肺家首当其冲，表病即气病，气病即肺病，寒邪则鼻塞、声重、凛寒发热；温邪则鼻燥、气浊、肌肤灼热。寒邪则咳声不扬，温邪则咳痰不滑，又皆犯肺之明证。是以治外感之病，第一要着，即在轻泄肺邪，疏达气分，无不立解。麻黄轻清上浮，专疏肺郁，宣泄气机，是为治感第一要药。虽曰解表，实为开肺；虽曰散寒，实为泄邪。风寒固得之而外散，即温热亦无不赖之以宣通……而俗人犹以为专主表寒之猛剂者，误矣！……抑麻黄之泄肺，亦不独疏散外来之邪也，苟为肺气郁窒，治节无权，即当借其轻扬以开痹着，如仲景甘草麻黄汤之治里水黄肿，《千金》麻黄醇酒汤之治表热黄疸。后人以麻黄以治水肿气喘，小便不利诸法，虽曰皆取解表，然以开在内之闭寒，非以逐在外之感邪也……麻黄发汗，必热服温覆，乃始得汗，不加温覆，并不作汗，此则治验以来，凿凿可据者。且亦惟寒邪在表，乃宜少少取汗，以解表邪之寒热。若用以泄肺开暗，且无取乎得汗，而奏效甚捷。

天心按：麻黄古人由经验所得，知为发汗药。正因其有发汗的功能，所以能兼治喘咳、水气等证。盖伤寒表闭发热而喘咳及水气为患，痰证壅盛者，得麻黄的发汗，则玄府开而汗出，体温可因之而排除，水气也可因之而排除，故喘咳、水气等证，均可用麻黄来治疗。李士材谓麻黄为肺经专药，故张山雷宗其说。其实麻黄能治喘咳等诸证，非由麻黄能专入肺经，乃由麻黄能发汗而排除其导致喘咳原因的结果。麻黄的发汗与否，全视其热服温覆与否而决定，张氏所说，确非虚语。观《伤寒论》中用麻黄诸方，皆取其发汗作用，故皆说温服、温覆以取汗，可为明证。其所用的伍药，则以主治的目的不同而各异，凡用作发散寒邪的，则伍以桂枝、细辛等，如麻黄汤、大小青龙汤、葛根汤、麻黄附子细辛汤等是其例；用为止咳定喘的，则伍以杏仁，如麻黄汤、小青龙汤、麻杏甘石汤等是其例；用为发越阳郁的，则配以石膏，如大青龙汤、麻杏甘石汤、桂枝二越婢一汤等是其例；其用为排除水气的，则伍以连轺、赤小豆，如麻黄连轺赤小豆汤。丁仲祐氏曾引日人三浦氏之说，谓麻黄冷服，有利尿之效，而始终不见发汗。吉益氏认为仲景用麻黄，主治喘咳、水气，旁治恶风恶寒、无汗、身痛、骨节痛、一身黄肿，其说可从。总之，麻黄的主要作用在于发汗和利尿。现代药理研究，麻黄有收缩周围血管、升高血压及舒张支气管平滑肌的作用。因含有麻黄油，能兴奋汗腺分泌，故有发汗作用，其中伪麻黄碱有明显的利尿作用，也能缓解支气管平滑肌的痉挛。麻黄挥发油对流感嗜血杆菌、甲型链球菌、大肠杆菌、白念珠菌等有不同程度的抑制作用。《伤寒论》中用麻黄的共有十三方，分述于下。

（1）麻黄汤：治太阳风寒在表，头项强痛，发热身疼，胸痛，骨节痛，恶风寒，无汗，胸满而喘，其脉浮紧或浮数者，用此发汗；虽有是证，若脉浮而弱，汗自出，或尺中脉微而迟者，俱不可用。风寒湿成痹，肺经壅塞，昏乱不语，冷风哮喘等症最宜。

麻黄三两（去节） 桂枝二两（去皮） 甘草一两（炙） 杏仁七十个（去皮尖）

上四味，以水九升，煮麻黄，减二升，去白沫，内诸药，煮取二升，去滓，温服八合，覆取微似汗。不须啜粥，余如桂枝法将息。

汪昂：麻黄中空，辛温气薄，肺家专药，而走太阳，能开腠散寒。桂枝辛温，能引营分之邪达之肌表。杏仁苦甘，散寒而降气。甘草甘平，发散而和中。经曰：寒淫于内，治以甘热，佐以苦辛。是也。

方有执：麻黄汤者，君以麻黄也。麻黄辛温而苦，其用在迅升，力能发汗以散寒。桂枝性温味辛而甘，其能在解表；然桂枝汤中忌麻黄，麻黄汤中用桂枝，何也？曰：麻黄者，突阵之猛将也。桂枝者，运筹帷幄之参军也。证属有余，故主必麻黄，必胜之算也；监以桂枝，节制之师也。杏仁之苦温，佐麻黄逐邪而降逆。甘草之甘平，佐桂枝和内而拒外。饮入于胃，行气于元府，输精于皮毛，斯毛脉含精，溱溱汗出，在表之邪，必尽去而不留，痛止喘平，寒热顿解，不须啜粥，藉汗于谷也。必须煮掠去上沫者，恐令人烦，以其轻浮之气，过于引气上逆也。其不用姜、枣者，以生姜之性，横散解肌，碍麻黄之迅升。大枣之性，泥滞于膈，碍杏仁之速降，以欲急与速达，稍缓则不迅，横散则不升矣。然此为纯阳之剂，过于发汗，如单刀直入之将，用之若当，一战成功；若不当，则不战而召祸，故可一而不可再，如汗后不解，当以桂枝代之。此方为仲景开表逐邪发汗第一峻药也。庸工不知其制在温覆取汗，若不温覆取汗，则不峻也。世谓麻黄专能发表，不治他病，孰知此汤合桂枝汤，名麻桂各半汤，用以和太阳留连未尽之寒热；去杏仁加石膏合桂枝汤，名桂枝二越婢一汤，用以解太阳热多寒少之寒热。若阳盛于内而无汗者，又有麻黄杏仁甘草石膏汤，以散太阴肺之邪；若阴盛于内而无汗者，又有麻黄附子细辛甘草汤，以温散少阴肾家之寒。《金匮要略》以此方去桂，《千金方》以此方桂易桂，皆名还魂汤，用以治邪在太阴，卒中暴厥，口噤气绝，下咽奏效，而皆不温覆取汗。因是而知麻黄汤之峻与不峻，在温覆与不温覆也。此仲景用方之心法，岂常人之所得而窥耶！

徐灵胎：麻黄治无汗，杏仁治喘，桂枝、甘草治太阳诸证，无一味不紧切，所以谓之经方。

天心按：本方系治太阳伤寒，发热恶寒，头项强痛，身体疼痛，无汗而喘，脉浮紧者的主方；又治冷哮及风、寒、湿三气着而成痹等证，均有显效。若脉浮弱，自汗出者，宜禁用，误用祸不旋踵！笔者曾用本方治太阳伤寒证及受寒哮喘患者多人，均一服汗出而愈，其药效的迅速，迥非其他方剂所能比，这就证明仲景方的可贵。

附治案：张某，男，42 岁，隆冬患伤寒，发热无汗，头痛，骨节痛，舌苔薄白，脉浮紧，乃麻黄汤证，用麻黄汤以治之。处方：生麻黄一钱，桂枝一钱五分，光杏仁三钱，炙甘草一钱。煎成后，乘热服下，温覆以取汗，约十余分钟，汗即渐出而愈。

（2）大青龙汤：治太阳中风，脉浮紧，发热恶寒，身疼痛，不汗出而烦躁者。

麻黄六两（去节） 桂枝二两（去皮） 甘草二两（炙） 杏仁四十枚（去皮） 生姜三两（切） 大枣十枚（擘） 石膏如鸡子大（碎）

上七味，以水九升，先煮麻黄，减二升，去上沫，内诸药，煮取三升，去滓，温服一升，覆取微似汗，汗出多者，温粉粉之。一服汗者，勿更服。若复服，汗多亡阳，遂（一作逆）虚，恶风烦躁，不得眠也。

《千金要方》石膏"碎"字后有"绵裹"二字。《外台秘要》"上七味"后有"切"字。《金匮玉函经》"取微似汗"作"复令汗"。《外台秘要》作"复取微汗",成无己本无"若复服"三字。《千金要方》"遂"字作"逆"字,无"烦"字。

王晋三:麻黄、桂枝、越婢互复成方,辛热之剂复以石膏,变为辛凉,正如龙为阳体而变其用为阴雨也。方义专主泄卫,故不用芍药;欲其直达下焦,故倍用铢两,从卫分根本上泄邪,庶表里郁热之气,顷刻致和。《内经》治远用奇方大剂,故称大青龙。

天心按:本方系治麻黄汤证之兼有烦躁者。因有内热烦躁,故加石膏以解内热,所以本方乃散寒清热,两解太阳、阳明表里之方,凡发热恶寒,无汗烦躁,脉浮紧或浮数者,为用本方的标准。又本后说:"汗出多者,温粉粉之。"但《伤寒论》中无温粉方,吴昆《医方考》中载有温粉方,为:龙骨、牡蛎、糯米等份,共为末。凡服发汗药,汗出过多者,以此粉扑之。日人丹波元简曾谓用之有效。恽铁樵说:"丹氏所言扑粉法,非龙、牡、糯米不为功,且不必病至亡阳而始用。后世学者,无人理会,非至大汗亡阳,不复念及此物;但必至亡阳,然后用此,则成效亦有限矣。"其说可从。

(3)小青龙汤:治伤寒表不解,心下有水气,干呕发热而咳,或渴,或利,或噎,或小便不利,少腹满,或喘者。

麻黄(去节)、芍药、细辛、干姜、甘草(炙)、桂枝(去皮)各三两 五味子半升 半夏半升(洗)

上八味,以水一斗,先煮麻黄,减二升,去上沫,内诸药,煮取三升,去滓,温服一升。若渴,去半夏加栝楼根三两;若微利,去麻黄加荛花如一鸡子,熬令赤色;若噎者,去麻黄加附子一枚,炮;若小便不利,少腹满者,去麻黄加茯苓四两;若喘,去麻黄加杏仁半升,去皮尖。且荛花不治利,麻黄主喘,今此语反之,疑非仲景意。

《金匮玉函经》无"且"字,"主喘"作"定喘",无"此语"二字,"反之"后有"者"字,《外台秘要》同。《千金要方》"荛花"作"芫花"。《总病论》"噎"字作"咽"字。成无己本无"且荛花不治利"等十四字。

《医宗金鉴》:太阳停饮有二:一中风,表虚汗,五苓散证也;一伤寒,表实无汗,小青龙汤证也。表实无汗,故合麻、桂二方以解表。去大枣者,以其性泥也；去杏仁者，以其无喘也，有喘则加之；去生姜者，以有干姜也，若呕者，仍用佐干姜；细辛极温极散，使寒与水俱从汗而解；佐半夏以逐饮，以清不尽之饮；佐五味收肺气，以敛耗伤之气。若渴者，去半夏加花粉，避燥以生津也；若微利而噎，小便不利，少腹满，俱去麻黄，远表以就里也；加附子以去噎散寒，则噎可止；加茯苓以利水，则微利、少腹满可除矣。此方与越婢汤同治水饮溢于表而肤胀水肿，宜发汗解外者，无不随手而消。越婢治有热者，故方中君以石膏，以散阳水也。小青龙治有寒者，故方中佐以姜、桂，以消阴水也。

天心按：本方为风寒挟痰饮而有喘嗽者的主方，治急性呼吸道病，其效最速。故凡急性支气管炎（慢性者随证加减用之，亦有卓效）、支气管肺炎、胸膜炎、支气管喘息等属于寒化者，本方都有效。笔者常用本方随证加减，治疗上述诸症，为数极多，大都能获得预期的效果。

又按：仲景书中凡言心下者，多指胃中言，独本方揭证中"心下有水气"的心下，则指水气在肺而不在胃，故其主要症状为喘咳。如胃中有蓄水，有时也会出现喘咳之症，但必伴有胃中饱满、不欲饮食等症可资鉴别。治此种喘咳，则宜选用苓桂术甘汤、真武汤之类，小青龙又非所治矣。本方症中"表不解"三字，《千金要方》作"表未解"，良是。汪昂说："仲景书中，凡有里证兼表证者，则以表未解三字该之。"确有见地。

附医案：谢某，男，64 岁，旧有喘咳病，每年寒季，常多发作，发则咳嗽气逆倚息不得卧，已四五年。1963 年冬，偶感风寒以致引发旧病，咳嗽气急，形寒无汗，呼吸迫促，不得平卧，彻夜危坐，痛苦难以言状，乃邀我诊。当用小青龙汤治之。处方：淡干姜二钱、桂枝尖二钱、生麻黄一钱、酒白芍二钱、炙甘草一钱半、北细辛一钱、姜半夏三钱、五味子一钱，连服三剂而愈。

（4）麻黄杏仁甘草石膏汤：治伤寒发汗或下后，汗出而喘，无大热者；亦治无汗而喘，咳逆烦渴，恶热，脉浮者。

麻黄四两（去节）　杏仁五十个（去皮、尖）　甘草二两（炙）　石膏半斤（碎，绵裹）

上四味，以水七升，煮麻黄减二升，去上沫，内诸药，煮取二升，去滓，温服一升。本云，黄耳杯。

《金匮玉函经》杏仁"个"作"枚"，甘草"二两"作"一两"，无"本云"等五字。一百六十二条和《千金要方》"杯"字均作"杯"字。又《金匮玉函经》、《千金翼方》、成无己本"以水七升"后俱有"先"字。《千金翼方》名本方为"四物甘草汤"。汪苓友说："黄耳杯，想系置水器也。"

尤在泾：以麻黄、杏仁之辛而入肺者，利肺气，散邪气。甘草之甘平，石膏之甘辛而寒者，益肺气，除热气，而桂枝不可更行矣。盖肺中之邪，非麻黄、杏仁不能发；而寒郁之热，非石膏不能除。甘草不特救肺气之困，抑以缓石膏之悍也。

谢观：此肺家热证之方也。以杏仁利肺气以定喘，麻黄解肌表以散热，兼以石膏清之，甘草和之。故无汗而表闭者，可因麻黄而得汗；内热而自汗者，可因石膏以止汗。伤寒化热之后，其邪尚未离肺者，可以此方清解之；风温伏邪诸证，其邪蕴闷于肺者，可以此方疏散之，实治上焦之良剂。但病不在肺，以及在肺而无热证之现象者，不宜用。故施用当以脉浮为标准，而以恶寒、不渴为禁忌也。

天心按：本方确为肺家热证之主方，用治急性支气管炎、支气管肺炎、支气管喘息、百日咳、白喉等证见烦渴喘咳者，随证加减用之，皆有良效。此则笔者临床数十余年历用不爽者，谢氏说："实治上焦之良剂。"不诬也。

附医案：朱孩，男，4岁，发热咳嗽，气急，鼻翼扇动，喉中有痰声，烦扰不宁，病起已二日，热不退，症状亦渐加重，乃来就诊。依据患儿临床症状，乃肺伤寒证，即现代医学所谓急性支气管肺炎者是。遂用麻杏甘石汤加减治之。处方：生麻黄、生石膏一两，淡黄芩二钱，川贝母二钱，生甘草一钱，连服三剂而愈。

（5）麻黄附子细辛汤：治少阴病，始得之，反发热，脉沉者。

麻黄二两（去节）　细辛二两　附子一枚（炮，去皮，破八片）

上三味，以水一斗，先煮麻黄，减二升，去上沫，内诸药，煮取三升，去滓，温服一升，日三服。

成无己本"内"字后无"诸"字。

钱天来：麻黄发太阳之汗，以解在表之寒邪；以附子温少阴之里，以补命门之真阳。又以细辛之气温味辛专走少阴者，以助其辛温发散。三者合用，温散兼施，虽发微汗，无损于阳气矣，故为温经散寒之神剂云。

柯韵伯：少阴主里，应无表证，病发于阴，应有表寒。今少阴始受寒邪，而反发热，是有少阴之里，而兼有太阳之表也。太阳之表，脉应不沉，今脉反沉者，是有太阳之证，而见少阴之脉也，故身虽热，而脉则沉也。所以太阳病而脉反沉，便用四逆以急救其里，以少阴病而表反发热，便于表剂中加附子以预固其里。夫发热无汗，太阳之表不得不开，沉为在里，少阴之枢不得不固。设用麻黄开腠理，细辛散浮热，而无附子以固元阳，则少阴之津液越出，太阳之微阳外亡，去生便远。惟附子与麻黄并用，则寒邪虽散，而阳不亡，此里病及表，脉沉而当发汗者，与病在表，脉浮而发汗者径庭也。若表微热，则受寒亦轻，故以甘草易细辛，而微发其汗，甘以缓之，与辛以散之者，又少间矣。

天心按：本方原为寒邪直中少阴经而设。盖因正气素亏之人，偶为寒邪所中，初病时即见脉沉细的少阴证，而同时又有发热恶寒，无汗的太阳证。太阳病发热，当从汗解，故用麻黄；少阴病脉沉恶寒，法当温经固阳，故用附子；更用细辛之温散者以助之，药虽共只三味，而发表温经，表里同治，可谓面面周到。且此方麻黄与细辛同用，以治寒痰冷饮，亦有卓效。笔者曾治同道林君，患寒痰阻遏证，历治无效，已数年矣。其症状为胸中窒闷，咳痰不爽，咳时必须自己将拳重击胸部，才能排出少量黏痰，且素极怕冷，无论冬夏，从不出汗。虽当盛暑，仰卧于赤日之下，亦覆以棉被，承受日光照射，半小时许，待有少量汗出，始觉周身舒适。诊其脉极沉迟，唇舌泛白，胃纳如常，当用本方并重用附子以治之。服后全身微似汗出，顿觉胸膈宽畅，其病若失。数载沉疴，竟得有一药而愈，实非事先所及料。林君至今尚称道不置。

（6）麻黄附子甘草汤：治少阴病，得之二三日，无里证，脉沉，微热者，并治水肿脉沉者。

麻黄二两（去节）　甘草二两（炙）　附子一枚（炮，去皮，破八片）

上三味，以水七升，先煮麻黄一两沸，去上沫，内诸药，煮取三升，去滓，温服一升，日三服。

《金匮玉函经》《千金要方》"三升"作"二升半","一升"作"八合"。

黄坤载：麻黄发太阳之表，附子、甘草温癸水而培己土，少阴禁汗。此微发汗者，以二三日内尚无少阴之里证，故微发汗也。

曹颖甫：无里证者，水气虽陷，与太阳标阳，未曾隔绝。寒水之下陷，实由中阳之虚，故于麻黄附子汤中，用炙甘草以益中气，使中气略舒，便当合淋巴管乳糜，外达皮毛而为汗。

周禹载：但言无里证，则有反发热之表在，可知矣。易细辛以甘草者，因二三日其势缓，故甘草亦取其缓也。设兼见呕利一二里证，专主救里，在太阳已然，况少阴乎。

天心按：本方治麻黄附子细辛汤证之较轻较缓者，也是发表温经、表里同治折方剂。因其症状较轻缓，故去细辛加甘草，乃少阴汗剂之轻者。观此，可知仲景随证用药的妙处。

（7）麻黄连轺赤小豆汤：治伤寒表不解，瘀热在里热黄者。

麻黄二两（去节）　连轺二两　杏仁四十个（去皮尖）　赤小豆一升　大枣十二枚（擘）　生梓白皮一升（切）　生姜二两　甘草二两（炙）

上八味，以潦水一斗，先煮麻黄再沸，去上沫，内诸药，煮取三升，去滓，分温三服，半日服尽。

《金匮玉函经》"再沸"作"一二沸"。成无己本甘草"二两"作"一两"，无"去滓"二字。

《医宗金鉴》：湿热发黄无表里证，热盛者清之，小便不利者利之，里实者下之，表实者汗之，皆无非为病求去路也。用麻黄汤以开其表，使黄从外而散。去桂枝者，避其湿热；佐姜、枣者，和其荣卫也；加连轺、梓皮以泻其热；赤豆以利其湿，同成表实发黄之效也。连轺即连翘根，无梓皮以茵陈代之。成无己曰："煎以潦水者，取其味薄不助湿热也。"

天心按：本方系治湿热发黄，发热恶寒，表实无汗者。若无表证，则宜茵陈蒿汤、栀子柏皮汤之类，本方非其治也。梓白皮、连轺今药铺中皆不备，梓白皮当遵《金鉴》用茵陈以代之，连轺则以连翘代之可也。

（8）麻黄升麻汤：治伤寒六七日，大下后，寸脉沉而迟，手足厥逆，下部脉不至，喉咽不利，吐脓血，泄利不止者，为难治。

麻黄三两半（去节） 升麻一两一分 当归一两一分 知母十八铢 黄芩十八铢 萎蕤十八铢（一作菖蒲） 芍药六铢 天门冬六铢（去心） 桂枝六铢（去皮） 茯苓六铢 甘草六铢（炙） 石膏六铢（碎，绵裹） 白术六铢 干姜六铢

上十四味，以水一斗，先煮麻黄一两沸，去上沫，内诸药，煮取三升，去滓，分温三服，相去如炊三斗米顷，令尽，汗出愈。

《金匮玉函经》麻黄、当归俱作"一两六铢"。《千金要方》麻黄、知母、萎蕤、黄芩各三两，余十味各二两。又《金匮玉函经》《千金要方》"天门冬"均作"麦门冬"。《外台秘要》引《小品方》载本方，方后说："此张仲景伤寒论方，古本有菖蒲十八铢，无萎蕤、天门冬。"

王旭高：此方升散寒润，收缓渗泄具备，推其所重，在阴中升阳，故麻黄、升麻名汤也。膏、芩、知母苦辛清降上焦之津，芍药、天冬酸苦收引下焦之液，苓、草甘淡，归、术甘温，玉竹甘寒，缓脾胃以致津液。独是九味之药，虽有生津泄热之功，不能提出阴分热邪，故以麻、桂、升、姜，开入阴分，与寒凉药从化其热，庶几在上之燥气除，在下之阴气坚，而厥逆错杂之邪可解。又说：此乃伤寒之坏病，寒热互见，上下两伤，故药亦照证施治。病证之杂，药味之杂，古方所仅见。观此，可悟古人用药，又有此一格。

天心按：本方滋味多而分量较轻，且君以麻黄和升麻，则其意重在解表可知，王氏所说，不为无见。但据述证和用药，都极复杂，各注家均以已意为之诠释，殊少征验，故柯韵伯直断为非仲景真方，亦有见地。但细味本方的配制法，确与《伤寒论》中诸方不类，而和《千金要方》颇有相似之处。《千金要方》中多存古方，且本方来源亦古，故虽非仲景真方，但必系古方之一，此则毫无疑义者。王氏说："观此，可悟古人用药，又有此一格。"亦从细心揣摩中体会而来。观近人陈逊斋治李梦如子因患寒热病，而误用攻下三次，以致表热内攻，里气受伤，变为上热下寒，证候复杂之本方证，患者始终无汗，投以本方，竟获转危为安一案，可见确有因误下而成本方证者，不过较为少见耳！足证本方药品虽多，绝非杂乱无章，漫无标准者所可同日而语。

（9）桂枝麻黄各半汤（见6页）

（10）桂枝二麻黄一汤（见7页）

（11）桂枝二越婢一汤（见7页）

（12）葛根汤（见27页）

（13）葛根加半夏汤（见28页）

# （三）葛根

《本经》：味甘辛平，无毒。主消渴，身大热，呕吐，诸痹，起阴气，解诸毒。

《别录》：疗伤寒中风头痛，解肌发表出汗，开腠理。

《本草求真》：葛根辛甘性平，轻扬升发，能入足阳明胃经鼓其胃气上行，生津止渴；兼入脾经，开腠发汗，解肌退热。缘伤寒太阳病罢，传入阳明，则头循经而痛，胃被蔽，而气不得上升，入肺则渴。胃主肌肉，气不宣通则热，故当用此以治，俾其气升津生，肌解热退，而无复传之势矣。

张山雷：葛根气味皆薄，质轻且松，春生之时，发育极速，最能升发脾胃清阳之气。《伤寒论》以为阳明主药，正惟表寒过郁于外，胃家阳气不能散布，故以此轻扬升举之药，捷动清阳，捍御外寒，斯表邪解而胃阳舒展，所以葛根汤中仍有麻黄，明为阳明表寒之主药，非阳明里热之专司。若已内传而为阳明热之证，则仲景自有白虎诸法，非葛根汤之所宜用。其葛根黄芩黄连汤方，则主阳明协热下利，貌视之，颇似专为里有实热而设，则任用芩、连之苦寒，而葛根似为清里之品。抑知本条为太阳病桂枝证医反下之之变，邪热因误下而入里，里虽宜清，而利遂不止，即以脾胃清阳下陷之候，葛根以升举下陷之气，并非为清里而设，此皆仲景选用葛根之真旨……惟东垣知之最详，盖李氏于脾胃虚弱一证，研究独深，是其平生惟一无二之绝大经验，阐明此药真诠，诚非朱奉议、刘河间辈所可几及！李之言曰："葛根其气轻浮，鼓舞胃气上行，以生津液，为治脾胃泄泻之圣药。"

天心按：葛根系辛平发汗解肌药，能鼓舞胃气上行，有升阳、解肌、生津止渴的效能。仲景治伤寒表证，邪在太阳经，则用麻黄、桂枝以发汗。凡邪在太阳时，虽发热，必伴有恶寒，故用辛温的麻、桂以治之；若太阳证罢，病者仅发热而不恶寒，则为邪已传入阳明，此时如仍兼有表证，则非辛温的麻、桂所宜，当用辛平的葛根以解肌发汗，所以后世都说葛根为阳明经表寒发热的主药，确从经验而来。又麻黄、桂枝、葛根三药，虽同为发汗解表药，但在应用时，亦有一定的标准，无汗用麻黄，有汗用桂枝，反是者都忌用，而葛根则不论有汗、无汗都可用，此为其不同之点。考仲景用葛根，除用解阳明经因表寒传入的发热外，其主要则用于项背强硬证，如葛根汤、葛根加半夏汤、桂枝加葛根汤等证，皆有项背强硬，可为佐证。所以凡因风寒以致项背强硬者，得葛根为效极良，此则经验的事实。现代药理研究，本品含有大豆苷、大豆苷元、葛根素和多量淀粉，能扩张脑、心血管，降低血糖，并有较强的解热作用；对治疗高血压引起的头项强痛有较好的疗效，煨用可止泻。单味煎服，用治冠心病有效。《伤寒论》中用葛根的共有四方，分述于下。

（1）葛根汤：治太阳、阳明合病，头项强痛，背亦牵强，脉浮，无汗，恶风，及表不解下利者。

葛根四两　麻黄三两（去节）　桂枝三两（去皮）　生姜三两（切）　甘草二两（炙）　芍药二两　大枣十二枚（擘）

上七味，以水一斗，先煮麻黄、葛根，减二升，去白沫，内诸药，煮取三升，去滓，温服一升，覆取微似汗，余如桂枝法将息及禁忌。诸汤皆仿此。

《医宗金鉴》：是方也，即桂枝汤加麻黄、葛根，麻黄佐桂枝发太阳荣卫之汗，葛根君桂枝解阳明肌表之邪，不曰桂枝汤加麻黄、葛根，而以葛根命名者，其意重在阳明，以呕利属阳明多也。二阳表急，非温服覆而取汗，其表未易解也。或呕或利，里已失和，虽啜粥而胃亦不能输精于皮毛，故不须啜粥也。

附案：谢某，男，30岁，时值严冬，深夜起床开门，一阵寒风扑面而来，当时不觉打一寒噤，翌日即出现头项强硬疼痛，转侧困难，乃来就诊。据述症，显系风寒所中无疑，葛根汤证也。方用葛根三钱、麻黄一钱半、桂枝二钱、酒白芍二钱、炙甘草一钱半、生姜三片、大枣四枚，仅服一剂即愈。

天心按：本方和桂枝加葛根汤二方，均为两解太阳、阳明二经合病之主方，均为主项背强、恶风证，不过此因无汗，故用桂枝汤加麻黄、葛根；彼因有汗，故仅加葛根而不用麻黄。又本方和葛根黄芩黄连汤都主协热下利，本方证说："太阳、阳明合病，必自下利，葛根汤主之。"原注："一云用后第四方。"所谓第四方，即葛根黄芩黄连汤。《千金要方》于本条下也说："一云用后葛根黄芩黄连汤。"此二方虽均治协热下利，但亦各有所宜，如表热盛，无汗恶寒者，宜本方；若里热盛，喘而汗出者，宜葛根黄芩黄连汤，最宜明辨。笔者曾用本方治因受风寒以致恶风无汗，颈项强硬不能转侧者数人，均一服而愈，是见经方的妙处。

（2）葛根加半夏汤：治葛根汤证不下利但呕者。

葛根四两　麻黄三两（去节）　桂枝二两（去皮）　生姜三两（切）　甘草二两·（炙）　芍药二两　大枣十二枚（擘）　半夏半升（洗）

上八味，以水一斗，先煮葛根、麻黄，减二升，去白沫，内诸药，煮取三升，去滓，温服一升，覆取微似汗。

余无言：前条（指葛根汤证言）与本条，皆为太阳、阳明合病，前者不呕而下利，此则不利而呕，夫呕用半夏，固也；然不下利犹用葛根者，仍取其性升故也。阳明初病之有呕，并非坏事，乃是一种好征象，盖胃气尚强，不甘示弱，呕者，正自体抗邪之表现。今以葛根之升阳生津者佐之，内保胃液，外散邪热，再佐半夏下逆气以止呕，岂有不愈者哉？

天心按：本方既治太阳、阳明合病，自无不用葛根之理，不然，则将以何药而解阳明之邪热？其所以加半夏者，实即仲景之随证加减法，盖有一证则加一药也。余氏之说，亦颇有理，故录之以供参考。

（3）葛根黄芩黄连汤：治阳明病，发热下利，或喘而汗出者。

葛根半斤　甘草二两（炙）　黄芩三两　黄连三两

上四味，以水八升，先煮葛根，减二升，内诸药，煮取二升，去滓，分温再服。

陆九芝：阳明之有葛根芩连汤也，犹太阳之有大青龙，少阳之有小柴胡也。太阳以麻黄解表，石膏清里；少阳以柴胡解表，黄芩清里；阳明则以葛根解表，芩、连清里，表里各不同，而解表清里之法则一也。

陆渊雷：凡有里热，而病势仍宜外解者，皆葛根芩连汤所主，利与喘汗皆非必俱之症。黄芩、黄连，俱为苦寒药，寒能泄热，所谓热者，充血及炎性机转是也。黄连之效，自心下而及于头面；黄芩之效，自心下而及于骨盆，其证皆为心下痞，按之濡而热，或从种种方面诊知有充血及炎性机转者是也。

天心按：本方用轻扬升发的葛根为君，以疏散阳明的表热；苦寒清热的芩、连为臣，以清肠胃的里热；更以甘缓的甘草为佐，借以调和其肠胃。四味合用，实为阳明经病身性热化用以清热的主方。又凡热泻、热痢初起时，投以本方，均有卓效。笔者常用本方随证加减，以治小儿夏秋吐泻证兼有发热不退者，以及痢疾初起即发热而不恶寒者，为数甚多，大都均获痊愈。近人赵锡武氏依据《本经》葛根"主诸痹"和《内经》"治痿独取阳明"之说，认为痿病也属于湿热病的范畴，乃用本方治疗小儿痿病（现代医学名小儿麻痹症），竟创治疗痿病的较高纪录，真可说善于运用古方了。

（4）桂枝加葛根汤（见4页）

# （四）柴胡

《本经》：味苦，平，无毒。主心腹肠胃中结气，饮食积聚，寒热邪气，推陈致新。久服轻身、明目、益精。

《珍珠囊》：柴胡能除虚劳（按：指银柴胡言），散肌热，去早晨潮热，寒热往来，胆痹，妇人产前、产后诸热，心下痞，胸胁满。

《本经逢原》：柴胡能引清阳之气，从左上升，足少阳胆经之药。胆为清净之府，无出无入，禁汗、吐、下，惟宜和解，以其经居半表半里。《本经》治心腹肠胃结气、饮食积聚、寒热邪气，使清阳之气上升，而胃中留结宿滞亦得解散矣。仲景治伤寒寒热往来，胁痛耳聋，妇人热入血室，皆为必用……按：柴胡为少阳经药，病在太阳，服之太早，则引寇入门；病在阴经用之，则重伤其表，误人不可胜数。其性升发，病人虚而气升者忌之，呕吐及阴火炎上者勿服。若阴虚骨蒸服之，助其虚阳上逆（按：指北柴胡言），势必耗尽真阴而后已。奈何操司命之权者，多所未悟也。又说：银柴胡行足阳明、少阴，其性味与石斛不甚相远，不独清热，兼能凉血。《和剂局方》治上下诸血，龙脑鸡苏丸中用之。凡入虚劳方中，惟银州者为宜，若用北柴胡，升动虚阳，发热喘嗽，愈无宁宇，可不辨而混用乎？

天心按：柴胡有北柴胡、银柴胡两种，二者性味不同，主治各异，张氏所说极是，《伤寒论》中所用的乃指北柴胡而言。北柴胡有疏肝解郁，和解表里，及升阳解热诸功能，为少阳经伤寒的表药，并主疟疾。仲景用柴胡，其目的在于和解，故主少阳病寒热往来，胸胁苦满，及腹中痛，胁下痞硬等症。吉益氏说：历观诸方（指《伤寒论》《金匮要略》中用柴胡诸方），柴胡主治胸胁苦满也。其他往来寒热，或腹中痛，或呕吐，或小便不利，此一方之所主，非一味之所主治也……《伤寒论》中寒热、腹痛、呕吐、小便不利，而不用柴胡多矣。并指出柴胡主治胸胁苦满，旁治寒热往来、腹中痛、胁下痞硬等。胸胁苦满固然是用柴胡的标准，但寒热往来同样的也是用柴胡的标准。少阳病以小柴胡汤为主方，小柴胡汤以柴胡为主药，若不用柴胡，则不能愈少阳病的往来寒热。证之临床实践，也有少阳病往来寒热而病者却无胸胁苦满的现象，而投以小柴胡汤，即获桴鼓之效，故往来寒热也是柴胡的主要适应证，吉益氏之说，亦不可泥。近人研究，柴胡含有挥发油（内有柴胡醇）、脂肪油、植物甾醇。南柴胡还含有皂苷。因含皂苷，服后易引起呕吐，宜与镇吐药如半夏等同用。柴胡对结核杆菌有抗菌作用，并能阻止疟原虫的发育，有明显的退热作用，尤宜于弛张热和往来寒热，对肝郁型的慢性肝炎有较好的疗效。

《伤寒论》中用柴胡的共有七方，分述于下。

（1）小柴胡汤：治伤风五六日，寒热往来，胸胁苦满，默默不欲食，心烦喜呕，口苦耳聋，脉弦数者，并治疟疾及妇人热入血室。

柴胡半斤　黄芩三两　人参三两　半夏半升（洗）　甘草（炙）、生姜（切）各三两　大枣十二枚（擘）

上七味，以水一斗二升，煮取六升，去滓，再煎取三升，温服一升，日三服。若胸烦而不呕者，去半夏、人参，加栝楼实一枚；若渴，去半夏加人参，合前成四两半，栝楼根四两；若腹中痛者，去黄芩，加芍药三两；若胁下痞硬，去大枣，加牡蛎四两；若心下悸，小便不利者，去黄芩，加茯苓四两；若不渴，外有微热者，去人参，加桂枝三两；温覆微汗愈；若咳者，去人参、大枣、生姜，加五味子半斤，干姜二两。

《金匮玉函经》"七味"后有"㕮咀"二字，"再煎"作"再煮"，无"日三服"的"服"字。《千金翼方》无"栝楼根四两"五字，柴胡"半斤"作"八两"。又《金匮玉函经》、成无己本"若渴"后俱有"者"字。《金匮玉函经》《千金要方》"硬"字俱作"坚者"，《千金翼方》《外台秘要》牡蛎"四两"都作"六两"，《金匮玉函经》、《千金翼方》、成无己本"桂枝"都作"桂"，《仲景全书》大枣"十二枚"作"十三枚"。

章虚谷：小柴胡汤专升清降浊，通调经府，是和其表里，以转枢机，故为少阳之主方。

谢观：此为和解少阳经半表半里证之主方，少阳经循胁肋而上，在胸腹之间，为阴阳交界，邪传至此，在表欲入里，为里气所拒，故寒热往来，胸胁苦满；正邪相拒，故神识昏因而默默；风木犯胃土，故不欲食而呕；热邪内逼，故心烦；胆火上溢，则口苦；少阳经热，则耳聋。方中以柴胡疏散少阳经络，使半表之邪，从此外达；以半夏和胃，黄芩清热，使半表之邪，从此内彻；再加人参以补虚，助生发之气；甘草佐柴、芩调和内外；姜、枣佐参、夏以通营卫，而止寒热，皆有相须相济之妙。若胸中烦而不呕者，是胃中仅热而未至于不和，故但用栝楼以涤其热，无须参、夏和胃矣。腹痛乃少阳风木犯脾土，故宜去黄芩之苦寒，而加芍药以泄木。胁痞乃肝邪太甚所致，故去大枣之腻，而加牡蛎以柔之，心悸、小便不利者，水邪不外泄而内犯于心，故去黄芩，加茯苓以渗之；不渴外有微热者，乃表邪未净，故去人参之腻，加桂枝以表之；咳者，肺中有邪，故去参、枣之滋补，而加五味、干姜温散之。盖惟风寒正疟，邪在少阳而营卫不亏者，方可投此方。若温病，暑温之疟吸自口鼻，伏于脾胃，亦通用之，则热邪得柴胡而益张，肺胃得参、枣而益滞，循至阴阳邪恋，不治者多矣。

任应秋：柴胡惟一的作用，即在助少阳经气，以解表里之邪，既不吐、不汗、不下，使病潜然而解，亦可汗、可吐、可下，使病机好转而病得解。

天心按：章、谢诸氏所说已极详明。小柴胡汤确为和解少阳经半表半里的主方，故凡治少阳经病，悉从本方化裁而来。如风寒正疟，邪在少阳经者，用本方随证加减，其效甚著，严氏治疟效方青皮饮，即由本方加减而成。惟温热暑湿诸疟，则非本方所能主，误用亦是害人。

（2）大柴胡汤：治热结在内，心下结，呕不止，郁之微烦；柴胡证仍在者。

柴胡半斤　黄芩三两　芍药三两　半夏半升（洗）　生姜五两（切）　枳实四枚（炙）　大枣十二枚（擘）

上七味，以水一斗二升，煮取六升，去滓再煎，温服一升，日三服。一方加大黄二两，若不加，恐不为大柴胡汤。

《金匮玉函经》生姜"五两"作"三两"，"上七味"作"上八味"，煮服法末有"一方无大黄，然不加不得名大柴胡汤也"十六字。又《金匮玉函经》、成无己本均有大黄二两。再《金匮玉函经》《外台秘要》"再煎"后都有"取三升"三字，《千金翼方》柴胡"半斤"作"八两"。《外台秘要》半夏"洗"作"水洗"，大枣"十二枚"作"十三枚"。《肘后备急方》、《千金方》、《千金翼方》、《外台秘要》、成无己本都有"一方加大黄"等十七字。许叔微《本事方》也有大黄，并说："伊尹汤液论，大柴胡汤用枣、姜共八味，今监本无，脱之也。"

周禹载：大柴胡总以少阳为主治，而复有里者也。外邪未解，既不可治内，而里证已具，复不可专外，故于和之之中，加下药微利之。用枳实、大黄苦寒以泄阳明之热也，易甘草以芍药者，烦郁非甘所宜，故以收者滋肝，何者？胆附于肝，荣肝而烦可以解也。仲景于太阳入膀胱腑证，则有五苓散；少阳兼阳明腑证，则有大柴胡汤。皆表里两解之法也。

《医宗金鉴》：许叔微云："大柴胡汤，一方无大黄，一方有大黄者，以大黄有荡涤蕴热之功，为伤寒中要药。"王叔和云："若不用大黄，恐不名为大柴胡汤。"且经文明言下之则愈，若无大黄，将何以下心下之急乎？应从叔微为是。柴胡证在，又复有里证，故立少阳两解之法，以小柴胡汤加枳实、芍药者，解其外以和其内也；去参、枣者，以里不虚也；少加大黄者，所以泻结热也；倍生姜者，因呕不止也。

天心按：本方为两解少阳、阳明的方剂，故凡柴胡证兼有阳明热结，大便秘结者，投以本方，奏效甚速。笔者通过多次临床实验，可谓屡用屡效。且后世两解表里之方，如刘河间防风通圣散之类，皆从本方及桂枝加大黄汤等方悟出。

（3）柴胡加芒硝汤：治伤寒十余日不解，胸胁满而呕，日晡潮热，已而微利，医以丸药下之，此非其治也，宜先服小柴胡汤以解外，再以本方主之。

柴胡二两十六铢　黄芩一两　人参一两　甘草一两（炙）　生姜一两（切）　半夏二十铢（本云五枚，洗）　大枣四枚（擘）　芒硝二两

上八味，以水四升，煮取二升，去滓，内芒硝，更煮微沸，分温再服，不解更作。

《金匮玉函经》《外台秘要》半夏均作"五枚"，《千金翼方》作"一合洗"。《外台秘要》芒硝"二两"作"二合"，"煮取二升"作"煮七味，取二升"，"煮微沸"作"上火煎一二沸"。《金匮玉函经》"再服"后有"以解为差"四字。《千金翼方》有"以解其外"四字。成无己本不载本方，仅于第十卷说："小柴胡汤内加芒硝六两，余依前法服，不解更服。"今本《金匮玉函经》方中有芒硝二两，共"八味"，但方后则说"上七味"，药味不相符，并附载柴胡加大黄芒硝桑螵蛸汤方："柴胡二两，黄芩、人参、甘草（炙）、生姜切各十八铢，半夏五枚，大枣四枚，芒硝三合，大黄四两，桑螵蛸五枚。并说：上前七味，以水四升，煮取二升，去滓，下芒硝、大黄、桑螵蛸，煮取一升半，去滓，温服五合，微下即愈。本方柴胡汤，再服以解外，余一服加芒硝、大黄、桑螵蛸。"《千金翼方》大黄作"四分"，余同。

林亿：《金匮玉函经》方中无芒硝，别一方云，以水七升，下芒硝二合，大黄四两，桑螵蛸五枚，煮取一升半，服五合，微下即愈。本云柴胡再服以解其外，余二升加芒硝、大黄、桑螵蛸也。

汪琥：医用丸药，此是许学士所云巴豆小丸子药，强迫溏粪而下。夫巴豆辛烈，大伤胃气，若仍用大柴胡，则枳实、大黄之峻，胃中之气，已不堪受其削矣。故易以小柴胡加芒硝汤，用人参、甘草以扶胃气。且微利之后，溏者已云，燥者自留，加芒硝者，能胜热攻坚。又其性走下，而无碍胃气，乃一举而两得也。

章虚谷：此方以小柴胡三分之一，而重加芒硝者。因其少阳之证，误

用丸药下之，余热留于阳明而发潮热，故仍用小柴胡和少阳，而加芒硝咸寒润下，以清阳明之热，不取苦重之药峻攻也。张锡驹言应以大柴胡汤加芒硝。然下焦燥结，方可用枳实、大黄加芒硝，今仲景言："此本柴胡证。"又曰："今反利者，以丸药下之，非其治也。"则是本系误下伤中，已经不利，并非燥结实邪，岂可再用枳实、大黄以伤中乎？可知必无用大柴胡之理矣！其用芒硝者，取其咸寒而不峻利，以清阳明无形之热，非为峻攻而设也，用者审之。

天心按：本方亦系两解少阳、阳明的方剂，仲景原为救丸药误下后，少阳、阳明二经之证仍在，而其人正气已虚者而设。但亦可用治柴胡证之兼有大便燥结而胸胁不甚胀满者，并治疟疾身热多汗者。

（4）柴胡桂枝汤：治伤寒六七日，发热微寒，肢节烦痛，微呕，心下支结，以太阳、少阳并病也，宜本方主之。

桂枝（去皮）一两半　黄芩一两半　人参一两半　甘草一两（炙）　半夏二合半（洗）　芍药一两半　大枣六枚（擘）　生姜一两半（切）　柴胡四两

上九味，以水七升，煮取三升，云滓，温服一升。本云：人参汤，作如桂枝法，加半夏、柴胡、黄芩，复如柴胡法，今用人参作半剂。

《金匮玉函经》、成无己本桂枝作"一两半"，均无"本云"等二十九字。又成无己本温服后无"一升"二字。

柯韵伯：仲景书中最重柴、桂二方，以桂枝解太阳肌表，又可以调诸经之肌表。小柴胡解少阳之半表，亦可以和三阳之半表，故六经病外，独有桂枝证、柴胡证之称，见二方之任重不拘于经也。如阳浮阴弱条，是仲景自为桂枝证之注释。血弱气虚条，亦仲景为柴胡证之注释。桂枝有坏病，柴胡亦有坏病。桂枝有疑似证，柴胡亦有疑似证。病如桂枝证而实非，若脚挛急与痞硬是也。病如柴胡证，本渴而饮水呕，食谷呕，与但欲呕、胸中痛、微溏者是也。此条为伤寒六七日，正寒热当退之时，反见发热恶寒诸表证，更见心下支结诸里证，表里不解，法当表里双解之。然恶寒微，发热亦微，可知肢节烦痛，则一身骨节不痛，可知微呕，心下亦微结，故谓之支结。表证虽不去而已轻，里证虽已见而未甚，故取桂枝之半，以散太阳未尽之邪；取柴胡之半，以解少阳微结之证。口不渴，身有微热者，法当去人参，以六七日来，邪尚未解，而正已虚，故仍用之。外证虽在，而病机已见于里，故方以柴胡冠桂枝之上，为双解两阳之轻剂也。

章虚谷：以小柴胡与桂枝合为一方也，桂枝汤疏通营卫，为太阳之主方。小柴胡和解表里，为少阳之主方。因其发热微恶寒，肢节痛之太阳证未罢，而微呕，心下支结之少阳证已现，故即以柴胡为君，使少阳之邪开达，得以仍从太阳而解也。少阳证必呕而心下支结，逼近胃口，故小柴胡用人参、姜、半，通胃阳以助气，防其邪入府也。然则虽曰和解，亦为开达驱邪之法，故可仍从汗解。世俗反畏人参之补而去之，乃失其功用，而中虚之人，邪不能外出，必致内陷而致危，是皆不明表里证治故也。

天心按：本方乃取桂枝、小柴胡之半相合而成，实治太阳、少阳并病的方剂。发热微恶寒，肢节烦痛，是太阳证；微呕，心下支结，是少阳证。因其病势较轻，故仲景用桂枝、柴胡二方之半相合以两解之。本方亦可治疟疾之身热多汗者。山田正珍说："支结乃痞满之轻者，支撑之解得之。凡心下之病，其痞硬而痛不可近者，此为结胸；其痞硬而不痛，按之则痛，不欲按之者，此为小结胸；其硬满而不痛，按之则痛，虽痛，其人却喜得按者，此为痞；其硬满甚微，按之不痛者，此为支结，支结乃烦闷之意耳。要之，大、小结胸与痞硬、支结，俱是一证轻重而已。"其分析甚明。又说："本方煎煮法下，本云以下二十九字，《玉函》、成本俱无之，全系后人搀入，宜删。盖此方含柴胡、桂枝二汤以为一方者已，非人参汤变方也。"其法亦可从。笔者曾用本方加减治早期肝硬化有良效。

（5）柴胡桂枝干姜汤：治伤寒五六日，已发汗，而复下之，胸胁满，微结，小便不利，渴而不呕，但头汗出，往来寒热，心烦者；并治疟疾寒多热少，或但寒不热者。

柴胡半斤　桂枝三两（去皮）　干姜二两　栝楼根四两　黄芩三两　牡蛎二两（熬）　甘草二两（炙）

上七味，以水一斗二升，煮取六升，去渣，再煎取三升，温服一升，日三服。初服微烦，复服汗出便愈。

《仲景全书》《外台秘要》干姜、牡蛎均作"三两"。又《外台秘要》亦名本方为小柴胡汤。

唐容川：用柴胡以透达膜腠，用姜、桂以散撒寒水，又用栝楼、黄芩以清内郁之火。夫散寒必先助其火，本证心烦，已是火郁于内，初服桂、姜反助其火，故仍见微烦，后服则桂、姜之性已得升达，而火外发矣，是以汗出而愈。

恽铁樵：凡用桂枝、干姜，皆病之感寒而未化燥者，若已化燥者，不可用。今所见伤寒五六日之后，鲜有不化燥者。此或由气候关系，或由饮食起居关系。若不问已否化燥，仅据经文疑似之间，率尔用之，无不败事，后人疑仲景书无用，皆因此故。

天心按：本方系治少阳病兼有阳明证者，实由小柴胡汤加减而来。因不呕，故去半夏；因其渴，故加栝楼根；因胸胁满微结，故加牡蛎；因外有热，故去人参加桂枝；干姜即生姜之意；去大枣者，因胸胁满，恐大枣腻滞恋膈耳。但本方用治疟疾寒多热少，或但寒不热在，其效颇佳。

（6）柴胡加龙骨牡蛎汤：治伤寒八九日，下之，胸满烦惊，小便不利，谵语，一身尽重，不可转侧者。

柴胡四两　龙骨、黄芩、生姜（切）、铅丹、人参、桂枝（去皮）、茯苓各一两半　半夏二合半（洗）　大黄二两　牡蛎一两半（熬）　大枣六枚（擘）

上十二味，以水八升，煮取四升，内大黄，切如棋子，更煮一两沸，去渣，温服一升。本云柴胡汤，今加龙骨等。

《金匮玉函经》"铅丹"作"黄丹"，无"切如棋子"四字，"本云"以后作"本方柴胡汤内加龙骨、牡蛎、黄丹、桂枝、茯苓、大黄也，今分作半剂"。成无己本无"黄芩"，半夏"二合半"作"二合"，"十二味"作"十一味"。《千金翼方》半夏作"一合"。《外台秘要》"棋"字前有"搏"字，"服一升"作"分再服"。《仲景全书》牡蛎"一两半"后有"煅"字。又《金匮玉函经》《外台秘要》"更煮一两沸"作"更煮取二升"。

周禹载：此以柴胡、桂枝二汤去芩、芍、甘草，加龙骨、牡蛎、茯苓、大黄者也。本太阳误下，故用桂枝，然不见少阳一证，何为以柴胡主治耶？烦躁虽系乎心，未有不因于胆，何者？肝为将军之官，失荣则多畏也，故以龙骨合牡蛎镇肝胆。盖龙为东方神物也，属木，可以定魂魄；用牡蛎以疗惊悸；用人参辅正也；加茯苓利水去膀胱热也；半夏去满；大黄去胃实，去谵语也；铅丹宅心安神也；姜可以散表，可以通神明；枣不独安中，且和百药，补津液，皆照原方减一半，法斯当矣。

天心按：本方原为救误下变证而设，以其症状错杂，而见胸满、小便不利等症，故用小柴胡加减以治之。以本方证最主要的是烦惊和谵语，故加龙、牡、铅丹等以镇之，龙、牡实为方中之要药，故名柴胡加龙骨牡蛎汤。徐灵胎说："此方能下肝胆之惊痰，以之治癫痫，必效。"不为无见。笔者曾用本方治一心脏病患者，面目浮肿，诸治无效，投本方二剂，其肿即退。同时，也说明伤寒方可以通治诸病也。

（7）四逆散：治少阴病，四逆，其人或咳，或悸，或小便不利，或腹中痛，或泄利下重者。

甘草（炙）　枳实（破，水渍，炙干）　柴胡　芍药

上四味，各十分，捣筛，白饮和服方寸匕，日三服。咳者，加五味子、干姜各五分，并主下利；悸者，加桂枝五分；小便不利者，加茯苓五分；腹中痛者，加附子一枚，炮令坼；泄利下重者，先以水五升煮薤白三升。煮取三升，去滓，以散三方寸匕内汤中，煮取一升半，分温再服。

《金匮玉函经》无"捣筛"二字，"并主下利"作"并主久利"，"炮"字后无"令坼"二字，"取三升"前无"煮"字。

费伯雄：四逆散乃表里并治之剂，热结于内，阳气不得外达，故里热而外寒，又不可攻下以碍厥，故但用枳实以散郁热，仍用柴胡以达阳邪，阳邪外泄，则手足自温矣。

曹颖甫：观四逆散方治，惟用甘草则与四逆汤同，余则用枳实以去痰湿宿食之互阻；用柴胡以解外；用芍药通瘀，但使内无停滞之中气，外无不达之血热，而手足自和矣。此四逆散所以为导滞和荣之正方也，惟兼咳者加五味、干姜，与治痰饮用苓、甘、姜、辛同。小便不利加茯苓，与用五苓散同。惟下利而悸，则加桂枝，所以通心阳也。腹中痛加附子一枚，所以温里阳也。肺与大肠为表里，肺气阻塞于上，则大肠壅滞于下，而见泄利下重，泄利下重，于四逆散中重用薤白，与胸痹用栝楼、薤白同意，皆所以通阳而达肺气，肺气开于上，则大肠通于下。若误认为寒湿下利而用四逆汤，误认为湿热下利而用白头翁汤，误认为宿食而用承气汤，则下重不可治矣！

余无言：此条（指本方证言）之错误在文字，而其不可解在用药，今分

别言之。原文中有"其人或咳，或悸，或小便不利，或腹中痛，或泄利下重"二十字，滥于本文之中，其错误亦与第四二条小青龙汤证及二三五条小柴胡汤证同。其或有或无之证，属于加减法耳，故后文云如何如何，加某药，如是，则本文"少阴病，四逆，四逆散主之"，仅十字耳。以少阴病而至于四逆，自有千古不易之温法在，何得用不关痛痒之柴胡、枳实等品乎？即将或咳或悸等症状，亦滥入其中，与柴胡、枳实等品，亦不想符合。舒驰远谓："此证何用四逆散？不通之至！"钱璜谓："揆之以理，未必出于仲景。"柯韵伯谓："加味俱用五分，而附子一枚，薤白三升，何多寡不相同若是？不能不疑是叔和之误。"恽铁樵谓："方中四味，均与少阴无涉，其讹误不辩自明。"诸家均如此说，其为作伪可知矣。况仲景《伤寒论》中，均以铢两升斗定量，从无以几分定量者。崔行功用此方治伤寒，众医效之，一时枳实增价数倍，则尤属害人不浅！

天心按：费、曹二氏解释本方颇为明白，余氏所说亦是。细味本方实由大柴胡汤去黄芩、大黄、半夏、姜、枣加甘草而成，乃治少阳病的方剂，治少阴病四逆，实非所宜。各注家多有认为本方系治少阴经传经热邪的热厥者，亦属非是。惟治疗热邪内陷泄利下重，兼见四逆者，确有一日之长。且本方证"腹中痛"后的"或"字，当为后人误入，否则，药证实难相合。又后世疏肝解郁之方，多由本方化裁而成，如局方逍遥散，就是最明显的例子。据笔者经验，本方合小柴胡汤加郁金、茵陈之类，治胆道疾患，确有显效。

# （五）升麻

《本经》：味苦，平，微寒，无毒。主解百毒，杀百精老物殃鬼，辟瘟疫瘴气，邪气蛊毒，入口皆吐出，中恶腹痛，时气毒疠，头痛寒热，风肿诸毒，喉痛口疮。久服不夭，轻身长年。

黄宫绣：升麻似与葛根一类，但此辛甘微苦，能引葱白入肺，发散风寒出汗；引石膏能治阳明颠顶头痛，齿痛；引参、芪能入脾胃补脾；且同柴胡能引参、芪、白术甘温之药，以补卫气之散，而实其表；并治一切风陷久痢，久泄脱肛，足寒阴萎暨蛊毒精鬼，与一切风热斑疹，疮毒，糜不随手即应。以升其阳，以散其热，俾邪尽从外解而浊自克下降，故又能以解毒，不似葛根功专入胃，升津解肌，而不能引诸药以实卫气也。但升麻佐于葛根，则入阳明，生津解肌有效；同柴胡升气，则柴胡能升少阳胆经之气，升麻能升阳明胃经之阳，一左一右，相须而成；但阴火动及气虚汗出切忌。

张山雷：升麻体质甚轻，空松透彻，气味又皆淡薄，轻清上升，其性质颇与柴胡相近，金、元以来，亦恒与柴胡相辅并行。但柴胡宜发半表半里之少阳，而疏解肝胆之抑遏。升麻宣发肌肉腠理之阳明，而升举脾胃之郁结，其用甚近，而主司不同，最宜注意。故脾胃虚馁，清气下陷诸证，如久泄、久痢、遗精、崩带、肠风、淋露、久痔、脱肛之类，苟非湿热阻结，即当升举清阳，非升麻不可，而柴胡尤为升麻之辅佐。东垣益气升阳诸方，亦即此旨，并非以升、柴并辔扬镳也。至于肝、肾之虚，阴薄于下，阳浮于上，则不可妄与升举，以贻拔本之祸，亦与柴胡同耳。升麻能发散阳明肌腠之风邪，透表发汗，其力颇大，惟表邪之郁遏者宜之，而阴虚之热内发者，不可妄试。又上升之性，能除颠顶风寒之头痛，然亦惟风寒外邪宜之，而肝阳上凌之头痛，又为大忌……东垣谓止阳明齿痛，盖用以引阳明清热之药，入于阳明经耳，非升麻能止齿痛也。仲淳谓阴火动，肾经不足者，忌之。景岳谓诸火炎上者禁用。石顽谓：升麻能解痘毒，惟初发热时可用，见点后即忌用升麻、葛根，以其气升发动，蒸毒于上，为害莫测。又谓：麻疹尤为切禁，误投喘满立至……又有升麻透斑说，盖谓胃热郁窒，欲疏透达表耳。然热郁已极，清解且虞莫及，乃复拔而散之，譬如火起室中，已有燎原之势，不为扑灭于内，而反大启门户，挑拨而扬之，是助其烈焰飞腾矣！亦大误也。

天心按：升麻系辛平发表药，有升清降浊，解散风寒的功能，为阳明经解散风寒的良药，故钱乙依仲景桂枝汤用桂枝合芍、草治太阳中风意。而制升麻葛根汤，以升麻、葛根易桂枝，合芍、草以治痘疹初起、阳明表热下利证。因阳明病非姜、枣之所宜，故除此二味不用。所以钱乙此方，可说完全从桂枝汤脱化而来，此非钱氏熟读《伤寒论》，深明药理者不办。又因升麻擅于上升，故东垣取本品佐以柴胡，合党、芪、当等培元健胃之味，而制补中益气、调中益气诸方以治内伤劳倦，脾胃不足，清阳下陷诸证，实本《内经》"劳在温之""陷在举之"之旨，以升麻能升清降浊也。故凡一切疾病，如属中气下陷，清阳不升者，本品都不可缺。又其性善解毒，故解毒方中亦多用之。仲景麻黄升麻汤中用升麻，则不过取其升散阳明经的表邪而已。有人曾用升麻鳖甲散治腺鼠疫及瘾疹（西医名荨麻疹），据说疗效甚著。升麻含升麻精味素及微量生物碱，治肠肌弛缓和肛门括约肌麻痹有效。因品种较多，用量亦有所不同。升麻对结核杆菌、金黄色葡萄球菌、绿脓杆菌、痢疾杆菌、副伤寒杆菌等，都有抗菌作用。《伤寒论》中用升麻的只有麻黄升麻汤一方，兹述之于下。

麻黄升麻汤（见24页）

# （六）细辛

《本经》：味辛，温，无毒。主咳逆上气，头痛脑动，百节拘挛，风湿痹痛，死肌。久眠明目，利九窍，轻身延年。

《本草经疏》：细辛味辛温而无毒，入手少阴、太阳经，风药也。风性升，升则上行，辛则横走，温能发散，故主咳逆，头痛脑动，百节拘挛，风湿痹痛，死肌。盖痹及死肌，皆感地之湿气，或兼风寒而成，风能除湿，温能散寒，辛能开窍，故疗如上诸风寒湿痰也。《别录》又谓：温中下气，破痰开胸，除喉痹、齆鼻、下乳结，汗不出，血不行，益肝胆，通精气。皆辛发升散，开通诸窍之功也。其曰：久服明目，利九窍，轻身延年者，必无是理。盖辛发升散之药，岂可久服哉？

《神农本草经百种录》：此以气为治也。凡药香者，皆能疏散风邪，细辛气盛而味烈，其疏散之力更大。且风必挟寒而来，而又本热而标寒，细辛性温，又能驱逐寒气，故其疏散上下之风邪，能无微不入，无处不到也。

天心按：细辛系辛温发散药，有温肺化饮、通窍止痛的功能。其辛香走窜之性最速，故通关开气诸方，如开关散、速效丹、卧龙丹及各种痧药方中多用之。其气味极为雄烈，故又善治头面诸风，兼有镇痛、镇咳的效力，实为头风疼痛及口、齿、鼻、舌诸病的要药。惟其辛散之力较猛，不宜大量使用耳。《伤寒论》中用细辛的，有小青龙汤、麻黄附子细辛汤、乌梅丸、当归四逆汤、当归四逆加吴茱萸生姜汤等五方，加减法中用细辛的有真武汤，共六方，观其用意，都是用作散寒为主。吉益氏认为仲景用细辛是主治宿饮停水，水气在心下而咳满，或上逆，或胁痛，这就不免拘泥于各方证中心下有水气，发热而咳，咳而胸满等症，而忽略其主要的作用。现代研究，细辛含挥发油，主要成分为蒎烯、甲基丁香酚、细辛酮，有镇静作用，能使麻醉猫血压下降，而煎剂则使血压上升。大剂量应用时，初则引起兴奋，继则出现麻痹，随着运动及呼吸运动逐渐减弱，反射消失，终因呼吸麻痹而死亡；有解热和局部麻醉作用，对传导麻醉、浸润麻醉、黏膜麻醉都有效。水煮剂有镇痛作用，对子宫有抑制作用。对结核杆菌、痢疾杆菌、伤寒杆菌和几种格兰氏阳性菌，都有抗菌作用。兹将《伤寒论》中用细辛的六方，分述于下。

（1）小青龙汤（见20页）

（2）麻黄附子细辛汤（见22页）

（3）乌梅丸（见202页）

（4）当归四逆汤（见195页）

（5）当归四逆加吴茱萸生姜汤（见196页）

（6）真武汤（加减法，见173页）

# （七）葱白

《本经》：味辛，平，无毒。作汤治伤寒寒热，中风，头面浮肿，能出汗。又治伤寒骨肉碎痛，喉痹不通，安胎，明目，益目睛，除肝中邪气，安中利五脏，杀百药毒，根治伤寒头痛。

张璐：葱茎白辛温上升，入手太阴、足阳明经，专主发散，以通上下阳气，即《本经》作汤以下主治。故伤寒头痛如破，用连须葱白香豉汤；少阴病下利清谷，里寒外热，厥逆脉微者，白通汤内用葱白，以其辛温通阳气也。妊娠风邪喘嗽，非葱白、橘皮不除，且能安胎顺气。金疮折伤血出疼痛不止者，用葱连叶煨熟敷之，冷即频易，其痛立止，更无瘢痕也。

《辨药指南》：葱头去青，止用白头，辛温通窍，专主发散，凡一切表邪之证，大能发汗逐邪，疏通关节。盖风寒热之气，感于皮肤经络之间，而未深入脏腑之内，宜速去之，开发毛窍，放邪气出路，则营卫通畅。但发表之意，用法不同，须知温热寒凉，皆能通表解散。若外感风寒，邪止在表，加入麻黄、羌活、紫苏、白芷辛温之剂，专主发散；若内著郁热，邪遏在表，加入寒凉与辛温并用剂，一则清肠胃而去积滞，一则开元府而逐郁邪，故有双解、通解之义；若邪在半表半里，加入柴胡、葛根苦凉之剂，以和解之。如用之无法，留邪于内，则费力不易治矣。

天心按：葱白系辛平发表药，有发汗通阳的效能，一般都用作发汗解表药。合辛温药则发散风寒，合辛凉药则发散风热，故不论伤寒和温病，如初起有表邪者，本品都可用。《肘后方》以葱白合豆豉，名葱豉汤，即系通治伤寒和温病初起之有表邪者。且本品性味和平，又善透发，故麻疹未透前，每多用之。《伤寒论》中用葱白的有白通汤、白通加猪胆汁汤，加减法中用葱白的，有通脉四逆汤，共三方。其用葱白的意义，正如张璐所说，不过取其有宣通阳气的效能。现代药理研究，葱白含挥发油，油中主要成分为大蒜辣素（allicin）。本品能增强血液循环，刺激胃液分泌，兴奋肠管，促进消化；其滤液在试管内有杀灭阴道滴虫的效果，并有驱除蛲虫的作用；对痢疾杆菌有抑制作用。兹将《伤寒论》中用葱白的诸方，分述于下。

（1）白通汤：治少阴病，下利脉微者。

葱白四两　干姜一两　附子一枚（生，去皮，破八片）

上三味，以水三升，煮取一升，去滓，分温再服。

《金匮玉函经》、成无己本附子"生"字后有"用"字。

钱天来：下利已多，皆属寒在少阴，下焦清阳不升，胃中阳气不守之病，而未有用白通汤者。此条但云下利，而用白通汤者，以上有少阴病三字，则知有脉微细，但欲寐，手足厥之少阴证。观下文下利脉微，方与白通汤，则知之矣。利不止，而厥逆无脉，又加猪胆人尿，则尤知非平常下利矣。盖白通汤即四逆汤以葱易甘草，甘草所以缓阴气之逆，和姜、附而调护中州。葱则辛滑行气，可以通行阳气而解散寒邪。二者相较，一缓一速，故其治亦颇有缓急之殊也。

王晋三：白通者，姜、附性燥，肾之所苦，须借葱白之润，以通于肾，故名。若夫《金匮》云："面赤者加葱白。"则是葱白通上焦之阳，下交于肾；附子启下焦之阳，上承于心；干姜温中土之阳，以通上下。上下交，水火济，利自止矣。

天心按：本方系治少阴病，下利，内真寒而外有假热；阴盛格阳证之较轻者，与四逆汤证之纯属阴寒之象者不同，故于四逆汤中除去甘草而加葱白，以通其阳气，故名白通汤。钱氏说："二法相较，一缓一速，故其治亦有缓急之殊。"确非虚语。

（2）白通加猪胆汁汤：治少阴病，下利不止，厥逆无脉，干呕而烦者。服汤，脉暴出者死，微续者生。

葱白四两　干姜一两　附子一枚（生，去皮，破八片）　人尿三合　猪胆汁一合

上五味，以水三升，煮取一升，去滓，内胆汁、人尿，和合相得，分温再服。若无胆，亦可用。

成无己本"上五味"作"以上三味"。

程知：此言阴盛格阳，用胆汁通阴法也。以白通与之，宜乎相救，今乃利不止，反至厥逆无脉，则阴邪愈无忌矣。干呕而烦，则阳药在膈而不入阴矣，此非药不胜病，乃无向导之力也。加人尿、猪胆之阴寒，则可引姜、附之温，入格拒之寒，而调其逆，此《内经》从治之法也。

章虚谷：阴阳之气，互相为根，故可互相为用，此方即《内经》反佐之法也。以其下利脉微，先与白通汤温热助阳，以辟寒邪；而利不止，反厥逆无脉，干呕而烦者，其本身阳微欲绝，寒邪格拒，故辛热之药不能入，而反佐咸苦阴寒为引导，然后热药得入，以回垂绝之阳……盖寒热之药同煎，则

气味相和，化为温平。此方热药煎好，然后和入寒药，则各行其性，导引阳药入阴，使阴阳交通而无格拒之患。此阴阳互相为用，由其互相为根故也。可知仲景之法，皆本阴阳气味裁制权宜而配合者，义理精微，有难言喻。

《聚英馆治疗杂话》：大吐泻后，面目无神，虚寒厥冷，其冷发自指里，心下膨满烦躁，夏日霍乱，亦间有之。脉微欲绝，或全无脉，世医虽知用附子理中等回阳药，而忘治心下之膨满，故投药不效，此时用此方，胜参附理中十倍。大吐泻后，心下所以痞塞者，以脾胃暴虚，虚气与余邪搏结，聚于心下故也。用此方，以附子、干姜回阳，猪胆压痞塞，葱白温下元，人尿镇坠下行，引肾中欲飞腾之阳气归源，以一方而能四备，仲景制方之精如此！此方不但治霍乱吐泻，凡中风卒倒，小儿慢惊，及其他一切卒暴之病、脱阳之证，皆建奇功，要以心下痞塞为标准耳。

天心按：本方乃治少阴病，下利脉伏，四肢厥冷，干呕而烦，阴盛格阳之重证。汪琥说："方后云：'若无胆，亦可用。'则知所重在人尿，方当名白通加人尿汤始妥。"余无言说："汪氏云：'若无胆，亦可用，则知所重在人尿。'信矣。然人尿不但性在下行，且亦大补元气，后人凡遇一切虚劳急证，均用童便，其效甚宏，实师仲景意也。"徐灵胎说：暴出乃药力所迫，药力尽则气仍绝；微续乃正气自复，故可生也。前云其脉即出者愈（指通脉四逆汤方后所言），此云暴出者死，盖暴出与即出者不同。暴出，一时尽出；即出，言服药后，少顷即徐徐微续也，须善会之。山田正珍说："其脉暴出者，犹油尽将灭之灯，一被挑剔，忽明而终灭，故为死证。若其微续渐出者，犹为霜雪所抑屈之草，得春阳之气，徐徐甲坼，故为生也。"以上诸家之说，亦可供参考。

（3）通脉四逆汤（加减法，见172页）

# （八）香豉

《本经》：味苦，寒，无毒。主伤寒头痛寒热，瘴气恶毒，烦躁满闷，虚劳喘吸，两脚疼冷。杀六畜胎子诸毒。

缪希雍：豉，诸豆皆可为之，惟黑豆者入药。有咸、淡二种，惟江右淡者治病。经云：味苦寒，无毒。然详其用，气应微温，盖黑豆性本寒，得蒸晒之，气必温，非苦温则不能发汗开腠理，治伤寒头痛寒热也。苦以涌吐，故能治烦躁满闷，以热郁胸中，非宣剂无以除之。如伤寒短气烦躁，胸中懊侬，饥不欲食，虚烦不得眠者，用栀子豉汤吐之是也。

张山雷：大豆本是坚实补肾之品，惟用以制豉，则罨而发酵，变坚质而为空松。当其罨时，外必生霉，豆中汁液，确已外散，故有表散外邪之性情。葛洪《肘后方》葱豉汤，谓伤寒有数种（按：如《难经》伤寒有五之说，凡春温、夏热、湿温、冬温等，古人俱以伤寒二字总称之），庸人卒不能分别者，今取一药（按：此所谓一药，乃指一方言，及葱豉汤是也）兼疗之，洵不诬也；但古之豆豉，当汗解肌，散肤表之热，止取其质松，轻而能散。而今之江、浙市肆中，又以麻黄汤浸过，则发汗之力，乃陡加倍蓰。寿颐（按：寿颐乃张山雷之字）在壬寅仲秋，偶感新凉，微寒发热，病本不重，惟时虽已习医，不敢自信，乃延同邑之世医某君定方，用淡豆豉三钱，初服一、二剂，无甚变动，迫服至三剂，则烘热蒸蒸，汗出如浴。历三日后，不论癍寐，淋漓不息，几至神志迷惑，如在雾中。初时舌有白腻之苔，而大汗之后，顿至光如镜面，嗣即继以大剂清养益津，而一卧三月，久不恢复，当时亦归咎于医之冒昧，谓阴液素薄之体，不当连用发散之药，实则此药中虽有麻黄，分量甚少，何至遽有此变？此必药肆中之制法不善，误用过量之麻黄所致。然亦可知今之豆豉，已非古书中之豆豉所可等量齐观者已！古法仲景栀子豉汤，治吐、下后心中懊侬及大下后身热不去，心中痛，皆用质之轻松，能宣通胸中郁窒之义。今则药质已异，性情不侔，恐亦无此效用。又古以治血痢刺痛，赤、白下重，亦皆以宣通结塞为功。今既制入麻黄，则必有不可同年而语者。

天心按：豆豉系宣郁发汗药，有发汗、除虚烦、解满闷的功能。发汗则合葱白，如葱豉汤；除虚烦、解满闷则合栀子，如栀子豉汤。后人谓栀子豉汤为涌吐之剂，实则服此汤后，并不一定使人涌吐，如欲其起催吐作用，则必佐以他药，或服后探吐之，才能达到涌吐的目的。又今江、浙药铺中，确有用麻黄汁制入豆豉之中者，但亦有不用麻黄汁制者，用时须事先有所了解，以免误事。吉益氏认为仲景用豆豉，主治心中懊憹，旁治心中结痛及心中满而烦，其所举诸证，实为栀子豉汤之所主，非一味香豉所能专主。本品制法有两种：一用青蒿、桑叶盖面，发酵后制成，性凉，用治虚烦不得眠，如栀子豉汤证；一用苏叶、麻黄水浸后，再经发酵制成，性微温，用治风寒感冒，如葱豉汤证。《伤寒论》中用香豉的有栀子豉汤、栀子甘草豉汤、栀子生姜豉汤、枳实栀子豉汤等四方，皆以栀子、香豉二味为主药而随证加减而成，此四方分述于下。

（1）栀子豉汤（见68页）

（2）栀子甘草豉汤（见69页）

（3）栀子生姜豉汤（见69页）

（4）枳实栀子豉汤（见131页）

# （九）桔梗（白散附）

《本经》：味辛，微温，无毒。主胸胁痛如刀刺，腹满，肠鸣幽幽，惊恐悸气。

李士材：桔梗苦辛，气轻味平，入肺经，引诸药入至高之分，为舟楫之剂。肺金称职，则清肃下行，故能利膈下气体，散痞满，治胸胁痛，破血结，消痰涎，理喘嗽，疗肺痈，排脓血，清上焦热。凡头目、咽喉、口鼻诸证，一切主之。按桔梗之用，惟其上入于肺，肺为主气之脏，故能使诸气下降，世俗疑为上升之剂，不能下行，失其用矣！

黄宫绣：桔梗辛苦而平，按书所载，能引诸药上行，又载能以下气，其义何居？盖缘人之脏腑胸膈，本贵通利，一有寒邪阻塞，则气血不通……寒于入肺，闭其窍道，则清不得上行，浊因不得下降耳。桔梗味苦气平，质浮色白，系开提肺气之圣药，可为诸药舟楫，载之上浮，能引苦泄峻下之剂，至于至高之分成功，俾清气既得上升，则浊气自得下降，降气之说，理根于是。是以好古加味甘桔，如失音则加诃子，声不出加半夏，上气加陈皮，涎嗽加知母、贝母，咳渴加五味，酒毒加葛根，少气加人参，呕加半夏、生姜，吐脓血加紫菀，肺痿加阿胶，胸膈不快加枳壳，痞满加枳实，目赤加栀子、大黄，不得眠加栀子，总不离乎桔梗，以为开提。奈世医仅知此属上升，而不知其下行，其失远矣！但痘、疹下部不起勿用，以其性升之故；久嗽不宜妄用，以其通阳泄气之故；阴虚不宜妄用，以其拔火上乘之故。

邹澍：仲景《金匮》排脓散及排脓汤二方，除桔梗外，无一味同，皆以排脓名，可见排脓者必以桔梗而随病之浅深以定佐使，是桔梗者，排脓之君药也。

天心按：桔梗系辛平宣肺解表药，有宣肺气、散风寒、祛痰理嗽的功能，用治感冒初起，咳嗽、鼻塞、声重、咽痛等，有良效；又善排脓，故肺痈及一切疮疡诸证多用之；且其性又善上行，为诸药之舟楫，能引诸药上行直达病所，故常用作上部疾病的引导者。吉益氏谓仲景用桔梗，主治浊唾肿脓（按：指《金匮》方治言），旁治咽喉痛，其说尚合。现代药理研究，桔梗含有桔梗皂苷、植物甾醇及菊糖等，有溶血作用，促进气管分泌的作用较强，能稀释痰液，有利于排痰，故祛痰效果较好；对十一种真菌有抗菌作用。《伤寒论》中用桔梗的有桔梗汤和白散二方，加减法中用的有通脉四逆汤，共三方，分述于下。

（1）桔梗汤：治少阴病二三日，咽痛者，可与甘草汤，不差，与桔梗汤。

桔梗一两　甘草二两

上二味，以水三升，煮取一升，去滓，温分再服。

《金匮玉函经》、成无己本"温分"作"分温"，《外台秘要》甘草"二两"作"三两"。

徐灵胎：夫甘为土之正味，能制肾水上越之火，佐以苦辛开散之品。《别录》云"桔梗疗咽喉痛"，此方制少阴之火。

《名医别录》：味苦，有小毒。主利五脏肠胃，补血气，除寒热风痹，温中，消谷，治喉咽痛，下蛊毒。

天心按：本方治肾火上越之咽痛及肺痈咳吐脓血者，确属有效。又凡一般伤风咳嗽，以本方加杏仁等治之，疗效亦佳。

（2）白散：治寒实结胸，无热证者。

桔梗三分　巴豆一分（去皮心，熬黑研如脂）　贝母三分

上三味为散，内巴豆，更于臼中杵之，以白饮和服，强人半钱匕，羸者减之。病在膈上必吐，在膈下必利，不利，进热粥一杯，利过不止，进冷粥一杯。身热皮粟不解，欲引衣自覆，若以水潠之、洗之，益令热却不得出，当汗而不汗则烦。假令汗出已，腹中痛，与芍药三两如上法。

《金匮玉函经》《外台秘要》无"身热"等四十八字。又《金匮玉函经》桔梗、贝母均作十八铢，巴豆作六铢，无"如脂"二字。《外台秘要》本方名"桔梗白散"。《千金翼方》注："冷粥一杯，一云冰水一杯。"

钱天来：寒实结于胸中，水寒伤肺，必有咳嗽气逆，故以桔梗开之。贝母入肺解结，又以巴豆之辛热有毒，斩关夺门之将，以破胸中之坚结。盖非热不能散其寒水，非峻不足以破其结实耳。

《医宗金鉴》：是方也，治寒水结胸证，极峻之药也。君以巴豆，极辛极烈，攻寒逐水，斩关夺门，所到之处，无不破也；佐以贝母，开胸之结；使以桔梗，为之舟楫，载巴豆搜逐胸邪，悉尽无余。然惟知任毒以攻邪，不量强羸，鲜能善其后也！故羸者减之。

天心按：白散治寒痰积饮阻塞胸中，以致胸中窒闷难言者，为效极速。笔者曾多次用之，都获良效，惟用量不宜过大耳。本方方后"身热"等四十八字，为《金匮玉函经》《外台秘要》二书所无，想为后人羼入，故柯韵伯、张锡驹诸氏均将此删去，甚是，因其所述各点，实与本方无涉也。惟本

方猛峻，非壮实者，不可轻用。

（3）通脉四逆汤（加减法，见172页）

# （十）芍药

《本经》：味苦，平，无毒。主邪气腹痛，除血痹，破坚积，寒热疝瘕，止痛，利小便，益气。

《本草纲目》：芍药止清痢，腹痛后重。

缪希雍：《本经》味苦平，无毒。《别录》加酸微寒，气薄味厚，升而微降，阳中阴也；又可升可降，阴也，降也，为手、足太阴引经药，入肝脾血分。《图经》载有两种：金芍药色白，木芍药色赤；赤者利小便散血，白者止痛下气；赤行血，白补血。白补而赤泻，白收而赤散，酸以收之，甘以缓之，甘酸相合用，补阴血通气而除肺燥。故《本经》主邪气腹痛，除血痹，破坚积，寒热疝瘕，痛顺血脉，散恶血，逐贼血，消痈肿。妇人血闭不通，目赤，肠风散血，赤所治也；缓中，去水气，利膀胱、大肠、小肠，中恶，腹痛，腰痛，女人一切病，胎前产后诸病，治风补劳，退热除烦，益气，泻肝，安脾肺，收胃气，止泻利，固腠理，和血脉，收阴气，敛逆气，理中气，治脾虚中满，心下痞，胁下痛，善噫，肺急腹逆喘咳，太阳衄衄，目涩，肝血不足，阳维病苦寒热，带脉病苦腹痛满，腰溶溶如坐水中，止下痢腹痛后重，白所治也。芍药（白芍药）味酸寒，专入脾经血分，能泻肝家火邪，故其所主收而补，制肝补脾，陡健脾经，脾主中焦，以其正补脾经，故能缓中土……女人以血为主，脾统血，故治女人一切病，胎前产后，无非血分所关，酸寒能凉血、补血，故主胎产诸病……酸寒能泻肝，肝平则脾不为贼邪所干……脾虚则中气下陷，而成泄利。东垣以中焦用白芍，则脾中升阳，又使肝胆之邪不敢犯，则泄利自止矣。

邹澍：芍药十月生芽，三月放花，破阴寒凝冱而出，乘阳气全盛而荣，故能破阴凝，布阳和（此二语乃桂枝汤所主，非芍药一味所能主。芍药为阴药，岂有阴药能布阳和的道理，如谓芍药能破阴凝，则其说尚可通；但此阴字宜作阴血解，不可作阴寒解，因《本经》芍药原主除血痹也）。盖阴气结，则阳不能入；阴结破，则阳气布焉。是布阳和之功，又因破阴凝而成也（此当归功于桂枝汤）……统计《伤寒》《金匮》两书，用芍药者六十四方，其功在合桂枝以破营分之结，合甘草以破肠胃之结，合附子以破下焦之结，其余合利水药则利水，合通瘀药则通瘀（按：指赤芍言）。其体阴，则破而有容纳之善；其用阳，则能布而无燥烈之虞。虽必合他药而成其功，实有非他药所能兼者。世之人徒知其能收，而不知其收实破而不泄之功也……与桂枝汤，芍药、桂枝一破阴，一通阳，且佐以生姜，解其周旋不舍之维。使以甘枣，缓其相持之势，得微似有汗，诸证遂止，此实和营布阳之功，断断非酸收止汗之谓也。盖用阳药以破阴结，则有便厥咽干脚挛急之患，徒通阳气，不破阴结，则有汗多亡阳之祸。兹则芍药之功，非他所克代矣！

天心按：芍药有赤、白二种，白者味微酸，长于补虚退热；赤者味带苦，功专凉血破血。二者主治不同，缪氏论之已详，兹不再赘。吉益氏认为仲景用白芍，主治结实而拘挛，旁治肿痛头痛，身体不仁，疼痛腹满，咳逆下利肿脓。现代药理研究，白芍含有挥发油、苯甲酸、芍药花苷、芍药醇、芍药碱树脂、脂肪油、淀粉、鞣质等。赤芍含有赤芍甲素、赤芍乙素（有升华性细针状结晶）、苯甲酸及 β-谷甾醇、棕榈酸、蔗糖；长于凉血活血，散痛消肿，对痢疾杆菌、伤寒杆菌、副伤寒杆菌、霍乱弧菌、大肠杆菌、变形杆菌、绿脓杆菌等七种革兰氏阴性菌，及对葡萄球菌、α-溶血链球菌、β-溶血链球菌、肺炎球菌、百日咳杆菌等五种革兰氏阳性菌等都有抗菌作用，尤其对痢疾杆菌的抗菌力更强。《伤寒论》中用芍药的共有二十九方，加减法中用的共有三方，合计三十二方，归纳起来如下：和营，如桂枝汤之类；缓解拘挛，如芍药甘草汤；定痛，如桂枝加芍药汤、真武汤；治泻利，如葛根黄芩黄连汤；治咳，如小青龙汤。兹分述如下。

（1）芍药甘草汤：治营血受伤，肢挛厥逆，热不止者。

白芍药、甘草（炙）各四两

上二味，以水三升，煮取一升五合，去滓，分温再服。

《金匮玉函经》"芍药"前无"白"字，"上二味"后有"㕮咀"二字，成无己本同，惟"五合"作"半合"。

成无己：脾不能为胃行其津液，以灌四旁，故足挛急。用生甘草以生阳明之津，芍药以和太阴之液，其脚即伸，此亦用阴和阳法也。

陈蔚：芍药味苦，甘草味甘，甘苦合用，有人参之气味，所以大补阴血。血得补而筋有所养而舒，安有拘挛之患哉？

天心按：本方主治血虚挟热者。芍药、甘草合用，则能大补阴血的不足，阴血足，则其热自退，而其脚因阴血受损以致拘挛者，亦可随之而伸，所谓血不荣经，则筋挛急者，此证是也。陈氏谓"血得补而筋有所养而舒"，亦即此意。曹颖甫《经方实验录》载：曾用本方治其四嫂足过多行走则肿痛而色紫，见火则痛剧，然天气过冷，则又痛，睡至浃辰而肿痛止，至夜则痛如故一案，连服三剂而愈。笔者亦曾用本方治疗夜中脚筋急痛及足底疼痛，不能久行久立者，为数颇多，均获显效。

（2）芍药甘草附子汤：治太阳病，发汗病不解，反恶寒者，并治疮家发汗成痉。

芍药、甘草各三两（炙）　附子一枚（炮，去皮，破八片）

上三味，以水五升，煮取一升五合，去滓，分温三服。疑非仲景方。

《金匮玉函经》芍药、甘草作"各一两"，"一升五合"作"一升三合"。《金匮玉函经》《千金翼方》"水五升"均作"水三升"，无"疑非仲景方"五字。又《千金翼方》"一升五合"作"一升三合"。成无己本无分温三服的"三"字。"疑非仲景方"作"疑非仲景意"。

周禹载：汗多为阳虚，而阴则素弱，补阴当用芍药，回阳当用附子，势不得芍附兼资。然又惧一阴一阳两不相和也，于是以甘草和之，庶几阴阳谐，而能事毕矣！

天心按：本方即芍药甘草汤减去芍药、甘草各一两，加附子一枚者是，实治芍药甘草汤证之兼有恶寒者。因本方证述证过简，药证不甚相合，所以王叔和有"疑非仲景方"之字附于方后。故本方的主治，当与芍药甘草汤证互相参看。谢观说："此为经络液虚之证，故一则体温不充，一则强直难屈，方中芍、草合用，酸甘同化，以滋阴液，以附通行十二经络，液充血行，则恶寒及痉皆可除矣。"亦可供参考。

（3）桂枝汤（见2页）

（4）桂枝加葛根汤（见4页）

（5）桂枝加附子汤（见5页）

（6）桂枝麻黄各半汤（见6页）

（7）桂枝二麻黄一汤（见7页）

（8）桂枝二越婢一汤（见7页）

（9）桂枝加厚朴杏子汤（见9页）

（10）桂枝加芍药生姜各一两人参三两新加汤（见9页）

（11）小建中汤（见11页）

（12）桂枝加桂汤（见14页）

（13）桂枝加芍药汤（见10页）

（14）桂枝加大黄汤（见10页）

（15）小青龙汤（见20页）

（16）葛根汤（见27页）

（17）葛根加半夏汤（见28页）

（18）大柴胡汤（见32页）

（19）柴胡桂枝汤（见34页）

（20）麻子仁丸（见89页）

（21）黄芩汤（见74页）

（22）黄芩加半夏生姜汤（见75页）

（23）黄连阿胶汤（见78页）

（24）真武汤（见173页）

（25）附子汤（见174页）

（26）四逆散（见37页）

（27）当归四逆汤（见195页）

（28）当归四逆加吴茱萸生姜汤（见196页）

（29）麻黄升麻汤（见24页）

（30）小柴胡汤（加减法，见30页）

（31）白散（加减法，见48页）

（32）通脉四逆汤（加减法，见172页）

# （十一）石膏

《本经》：味辛，微寒，无毒。主中风寒热，心下逆气，惊喘，口干舌焦不能息，腹中坚痛，产乳金疮。

张元素：石膏能止阳明经头痛，发热恶寒，日晡潮热，大渴引饮，中暑潮热，牙痛。

《本草经读》：石膏气微寒，禀太阳寒水之气；味辛无毒，得阳明燥金之味。风为阳邪，在太阳则恶寒发热，然必审其无汗烦躁而喘者，可与麻桂并用；在阳明则发热而微恶寒，然必审其口干舌焦大渴而自汗者，可与知母同用。曰心下气逆，即《伤寒论》气逆欲呕之互词；曰不能息，即《伤寒论》虚羸少气之互词。然必审其为解后里气虚而内热者，可与人参、半夏、竹叶、麦冬、甘草、粳米同用。腹中坚痛，阳明燥甚而坚，将至于胃实不大便之症。邪鬼者，阳明邪实，妄言妄见，或无故而生惊，若邪鬼附之，石膏清阳明之热，可以统治之。阳明之脉，从缺盆下乳，石膏能润阳明之燥，故能通乳。阳明主肌肉，石膏外掺，又能愈金疮之溃烂也；但石品见火则成石灰，今人畏其寒而煅用，则大失其本来之性矣！

《医学衷中参西录》：尝考《神农本经》，谓石膏性微寒，主治产乳……迨汉季张仲景出，其生平用药，皆宗乎《本经》，是以所著《金匮》中，有竹皮大丸，治妇人乳中虚，烦乱呕逆。所谓乳中者，即产后也，愚师仲景之义，凡产后寒温证，阳明之腑热已实者，治以白虎加人参汤，以元参代知母，生山药代粳米，莫不随手奏效。夫产后最忌寒凉，而当用石膏之时，虽产后亦分毫无忌，则石膏非大寒，且性又纯良可知也。南方人果有寒温实热，又何所顾忌而不用石膏乎？如谓亘古医学皆起于大江以北，《本经》之论石膏，或专为北人说法，仲景竹皮大丸，亦专为北人立方者，而愚更进征诸南方名医之用药。吴江徐灵胎，南方名医也，其治陆炳若夫人产后患风热，重用石膏；其治朱炳臣阳痿，亦重用石膏。淮阴吴鞠通，亦南方名医也，其治何姓叟手足拘挛，误服桂、附、人参加剧，每剂药中重用石膏八两，服至三日始收功。又桐城余师愚，亦南方名医也，其所著《疫疹一得》，载清瘟败毒散，亦重用石膏八两。又归安江笔花，亦南方名医也，其所著《医镜》中载有治时疫发斑一案，先后共用石膏十四斤，始克向愈。香山刘蔚楚，南方当时名医也，其所著《遇安斋证治丛录》，载有为人治产后温病之案，亦每剂重用石膏八两，连服十八剂始愈，斯固皆明载诸书者也。按：石膏之原质，为硫氧氢钙化合而成，为其含有硫氧氢，是以性凉而能散。凡外感有实热者，服之能宣散外感之热，息息自毛孔透出，是以其性非凉于他药，而其解热之性，实远胜于其他凉药。乃医者多误信"石膏煅不伤胃"之说，竟多煅用之，则石膏经煅，其硫氧氢皆飞去，所余之钙，因煅而变作片灰，能于水中结合，点豆腐者，煮其水代卤，其石可服明矣。若误服之，能将外感之痰火凝结胸中，并能凝结周身之血脉，使不流通，是以煅石膏用至一两，即是误人性命。岂知生石膏之性，与煅者有天渊之分哉！

天心按：石膏为清凉性的甘寒解热药，长于解热而无滋阴之功，故与一般甘寒养阴药有所不同；有解肌生津，止烦渴，除燥热的功能，用之于阳明实热证，迥非他药所能及。故凡症见大热、大渴、大汗出、烦躁、狂妄等属于外感实热者，以及胃热发斑、肺炎、乙型脑炎、麻疹等高热不退，与夫口疮、牙痛、天行赤眼等症，其脉长、洪、数、大而有力者，本品皆有良效。陈氏谓："石膏煅用，则大失其本来之性。"张氏说："煅石膏用至一两，即足误人性命。"均有所见之言，学者宜遵之。吉益氏认为仲景用石膏，主治烦躁身热，旁治谵语，亦不为无见。现代药理研究，石膏除硫酸钙外尚有硫酸铁、硫酸镁。《伤寒论》中用石膏的共七方，分述于下。

（1）白虎汤：治阳明病、汗出、渴欲饮水，脉洪大浮滑，不恶寒，反恶热者。

石膏一斤（碎）　知母六两　甘草二两（炙）　粳米六合

上四味，以水一斗，煮米熟汤成，去滓，温服一升，日三服。

《外台秘要》"水一斗"作"一斗二升","煮米熟"及以下作"煮取米熟，去米纳药，煮取六升，去滓，分六服"。原注说"《千金翼方》云白通汤"，但考《千金翼方》并无此语。

林亿：前篇云"热结在里，表里俱热者，白虎汤主之"。又云"其热不解，不可与白虎汤"。此云"脉浮滑，表有热，里有寒者"，必表里字差矣。又阳明一证云："脉浮迟，表热里寒，四逆汤主之。"又少阴一证云："里寒外热，通脉四逆汤主之。"以此表里自差明矣。《千金翼方》云白通汤，非也。

方有执：白虎者，西方之金神，司秋之阴兽。虎啸谷风冷，凉风酷暑消，神于解热，莫如白虎。石膏、知母辛甘而寒，辛者金之味，寒者金之性，辛甘且寒，得白虎之体焉。甘草、粳米，甘平而温，甘取其缓，温取其和，缓而且和，得伏虎之用焉。饮四物之成汤，来白虎之嗥啸。阳气者，以天地之疾风名也，风行而虎啸者，同气相求也。虎啸而风生者，同声相应也；风生而热解者，物理必至也。抑尝以此合大、小青龙真武而论之，四物者，四方之通神也，而以命名。盖谓化裁四时，神妙万世，名义两符，实自然而然者也。方而若此，可谓至矣！然不明言其神，而神卒莫之掩者，君子慎德，此其道之所以大也。

左季云：知母味苦寒，《内经》曰："热淫所胜，佐以苦甘。"又曰："热淫于内，以苦发之。"欲彻表热，必以苦为君，故以知母为君。石膏味甘辛微寒，热则伤气，寒以胜之，甘以缓之，热胜其气，必以甘寒为佐，是以石膏为臣。

天心按：白虎汤系治阳明实热的有效良方，此则众所共知者。惟《伤寒论》中白虎汤证说"脉浮滑，表有热，里有寒，白虎汤主之"，若患者果有寒，何能再用白虎？故后人对此节经文的寒字，都有所怀疑；但各家的见解亦不一致，有认为本条文字是有错简的，如高学山说："古人之书，不必矜为尽解，茗矜甚解，则自欺而欺人者多矣！此条脉证既不对，脉证与方又不对，其表、里、寒、热字样，俱似有舛错者，岂当日或有缺文耶？当悬之以俟后之高明者。"他这种不强不知以为知的精神，确是治学者应有的态度，可为后学模楷。有认为本条文字有错简而必须加以改正的，除上述林亿等认为表有热，里有寒，是表里互差，应改为表有寒，里有热外，其他同此见解的亦颇多，如王肯堂说："阳明篇曰：'脉滑而实者，小承气汤。'既用承气，是为里热也。又厥阴篇曰：'脉滑而厥者，里有热，白虎汤主之。'是为滑为里热明矣。况知母、石膏性皆大寒，岂应以水济水！成氏随文释之非也。"方有执说："世本作表有热，里有寒，必系传写之误。夫白虎本治热病、暑病之药，其性大寒，安得里有寒者可服之理？详本文脉浮滑，不但不紧，而且见滑，乃阳气甚而郁蒸，此里有热也；里热甚则格寒于外，多见厥逆身凉，而无亢热之证，此表有寒也。观厥阴篇中'脉滑而厥者，里有热也'，则知此表里二字为错误可知，当上下更易之。"诸氏所说，实属有理。笔者曾用本方随证加减，用治乙型脑炎、麻疹以及各种热病高热烦渴者，均有卓效。

（2）白虎加人参汤：治太阳病，发汗后热不退，烦渴饮水，或太阳中热，汗出恶寒，身热而渴者。

知母六两　石膏（碎，绵裹）一斤　甘草（炙）二两　粳米六合　人参三两

上五味，以水一斗，煮米熟汤成，去滓，温服一升，日三服。

《外台秘要》作"上五味切，以水一斗，煮米熟，去米，内诸药，煮取六升，去滓，温服一升，日三服"。成无己本不载本方，仅说："于白虎汤内加人参三两，余依白虎法。"

尤在泾：方用石膏辛甘大寒，直清胃热为君，而以知母之咸寒佐之。人参、甘草、粳米之甘，则以救津液之虚，抑以制石膏之悍也。曰白虎者，盖取金气彻热之义云尔。

黄坤载：汗后表虚，宜防知、石之苦寒。白虎汤内加人参，清胃泻热，益气生津，汗后解渴之神方也。

赵良：《内经》曰："心移热于肺，传为膈消。"膈消则渴，皆相火伤肺所致，可知其要在救肺。石膏能清三焦火热，功多于清肺，退肺中之火，故用为君。知母亦就肺中泻心火，滋水之源。人参生津，益所伤之气而为臣。粳米、甘草，补土以滋金，为佐也。

天心按：本方系治白虎汤证兼见气阴不足或素体衰弱者，并治消渴证之上消与中消。笔者曾用本方加花粉、石斛、蛤壳、黄连、怀山药、葛根之类，治愈消渴病多人，其中一张姓少妇，年二十三岁，患中消病，多食善饥，每

日非食二十多碗不可，如是者已月余，虽多食而日渐消瘦，服本方加味二十余剂，并间服冬瓜饮而愈。

（3）桂枝二越婢一汤（见7页）

（4）麻黄杏仁甘草石膏汤（见21页）

（5）大青龙汤（见19页）

（6）麻黄升麻汤（见24页）

（7）竹叶石膏汤（见96页）

# （十二）栝楼根（一名天花粉）

《本经》：味苦，寒，无毒。主消渴，身热烦满，大热，补虚安中，续绝伤。

《大明诸家本草》：天花粉治热狂时疾，通小肠，消肿毒、乳痈、发背、痔漏、疮疖，排脓、生肌、长肉，消扑损瘀血。

邹澍：栝楼根亦非能治虚也，观小青龙汤、小柴胡汤、柴胡桂枝干姜汤中，用之皆不过以渴，不得用半夏而为之代耳，半夏非治虚者也。虽然，渴不得用半夏，何物不可用，乃处处代以栝楼根？盖胸中者，清虚之腑，中气之所贮。中气者，精明纯粹，不寒不热，不湿不燥，不受纤翳之侵者也。体中受邪，胸中焉能毫无所犯？其所犯者，非寒即热，非温即燥。寒且湿之动，为呕为哕；热且燥之动，为烦为渴，两者之不得相兼，犹冰炭之不能相入也。是故呕哕者，用半夏以止逆，使寒与温不与中气久混而难解；烦渴者，用栝楼根以滋液，使热与燥不与中气相烁而难复。所以栝楼根与半夏，虽非相畏相忌相反，而始终不相并，故其旨在《伤寒论》《金匮要略》中，可寻绎而知者也。曰："服小青龙汤已，渴者，寒去欲解也。"曰："服小柴胡已，渴者，属阳明也，以法治之。"曰："呕家，渴为欲解。"其有支饮者，纵得热药不渴，以是知半夏、栝楼根，功用实相反而适相同也。

天心按：栝楼根又名天花粉，系清热润燥，止渴生津药，兼有祛除热痰及排脓、消肿、生肌长肉的功能，一般都用于燥热口渴、热痰不爽和诸肿疮疡等，以排脓消肿、生肌长肉。仲景凡用栝楼根，均有口渴一证，惟牡蛎泽泻散证未言口渴，或有阙文，亦未可知。盖此证为大病瘥后，腰以下有水气，但必伴有上焦津少的口渴证，否则，仲景必不用栝楼根。又口渴亦有重有轻，重者则大渴引饮，治宜石膏；轻者则觉口中干渴，宜栝楼根，此不过言其大概，最重要的还须结合临床症状而用之，才能见效。不论用何药，都应如此，不仅栝楼根一味也。吉益氏认为仲景用栝楼根，主治口渴，亦属无误。现代药理研究，本品含多量淀粉及皂苷、蛋白质，对溶血性链球菌、肺炎球菌、白喉杆菌等都有抗菌作用。《伤寒论》中用栝楼根的有柴胡桂枝干姜汤、牡蛎泽泻散，加减法中用的有小青龙汤、小柴胡汤，共四方，分述于下。

（1）柴胡桂枝干姜汤（见35页）

（2）牡蛎泽泻散（见184页）

（3）小青龙汤（加减法，见20页）

（4）小柴胡汤（加减法，见30页）

# （十三）天门冬

《本经》：味苦，平，无毒。主诸暴风湿偏痹，强骨髓，杀三虫，去伏尸。久服轻身，益气延年。

张璐：天门冬，手太阴肺经气分药，兼通肾气。咳逆喘促，肺痿肺痈，吐血衄血，干咳痰结。其性寒润能滋肺，肺气热而燥者宜之。肺为清虚之脏，凉则气宁，热则气腾。天门冬能保肺，使气不受火扰。合地黄、麦门冬主心肺虚热，咳吐脓血，又能治热淋；同参、芪定虚喘，盖肺肃则气化乃能出。若脾虚而泄泻恶食者，虽有前证，亦莫轻投，以其降泄太过也。

张山雷：天门冬肥厚多脂，《本经》虽曰苦平，其实甚甘，气薄味厚，纯以柔润养液为功。《本经》主暴风，盖指液枯内动之风而言，滋润益阴，则风阳自息，此即治风先治血之义。痹亦血不养筋之病，正与风燥相因而至，故治风者亦能治痹，非以祛外来之风痹。惟湿为阴寒之邪，痹病固有因于湿者，然必无甘寒阴药，可治湿痹之理，盖传写者误衍之。天冬柔润，岂可以疗阴霾之湿邪痹着?《本经》又曰强骨髓，则固益液滋阴之正旨。三虫伏尸，即血枯液燥之劳瘵，甘寒清润，原以滋燥泽枯，是以治之。《别录》谓保定肺气，则以肺热叶焦、燥金受灼而言，甘寒润燥，本是补肺正将；"去寒热"者，亦阴虚液耗之乍寒乍热，非外感邪甚之寒热可知；"养肌肤，益气力"，皆阴液充足之义；"利小便"者，肺金肃降，而水道之上源自清，亦津液滂霈，而膀胱之气化自旺，固非为湿热互阻之水道不利而言也。而结之以"冷而能补"一句，则可知天冬偏于寒冷，惟燥火炽盛，灼烁阴液者宜之。而阳气式微者，即有不胜其任之意。此《别录》所以有"大寒"二字，而六朝以来诸家《本草》，固无一非以治燥火之证也。

天心按：天门冬系甘寒养阴滋液药，能润肺燥，滋肾水，治肺痿、肺劳等咳嗽因于火燥者。凡一切阴虚发热、虚火旺盛及温热病后期，热久伤阴者，均可用本品以养阴滋液。惟其性滋腻，如脾胃虚弱，饮食减少而大便不实者忌之。现代药理研究，本品含天门冬酰胺、黏液质、谷甾醇、甾体皂苷、多种氨基酸等。天门冬酰胺有一定的平喘镇咳祛痰作用，煎剂体外试验对炭疽杆菌、白喉杆菌、类白喉杆菌等均有不同程度的抑制作用。《伤寒论》中用天门冬的只有麻黄升麻汤一方，不过取其有润肺的作用而已，兹列此方于下。

麻黄升麻汤（见24页）

# （十四）麦门冬

《本经》：味甘，平，无毒。主心腹结气，肠中伤饱，胃络脉绝，羸瘦短气，久服轻身不老不饥。

李士材：麦门冬甘而微寒，肺经药也。清肺中伏火，定心脏惊烦，理劳瘵首蒸，止血热妄行，理经枯乳闭，疗肺痿吐脓，润燥干烦渴，主用殊多，要不越清肺之功。夏令湿热，人病因倦无力，身重气短，孙真人立生脉散（按：《千金方》无此方，实为东垣所制。因东垣有孙真人云"五月常服五味子，以补五脏之气，亦此意也"之语，丹溪误认本方出自《千金方》，故有"孙真人制生脉散，令人夏月服之"之说，后人则据丹溪之说而以误传误），补天元真气。人参甘温，泻火热而益元气；麦冬甘寒，滋燥金而清水源；五味子酸温，泻丙火补庚金，殊有妙用。然胃寒者，不敢用也。

黄宫绣：麦冬有类天冬，然麦冬甘味甚多，寒性差少。天冬所主在肺，而麦冬所主则更在肺而在心。是以书载功能，消痰止嗽，解热除烦，去痿除呕，而又载同人参则肺失养而脉绝，心清则气即充而脉复。麦冬气禀清肃，能于心中除烦，譬如人当盛暑，则燔灼不宁，若值秋风一至，则炎热顿解，而无燥郁不堪之候矣。至于乳汁不开，用此则能通活；血热妄行，用此则能即止；他如膈上之稠痰，得此则消；心下之支满，得此则除；脾有积热则化，胃有火呕则止，色因血枯即润，嗽久不止即愈。诚保肺之津梁，清心之指南也；但气寒而虚人禁用。

张山雷：麦冬味大甘，得坤土之正，而膏脂浓郁，故专补胃阴，滋阴液，本是甘药补益之上品。凡胃火偏盛，阴液渐枯，及热病伤阴，病后虚羸，津液未复，或炎暑燥津，短气倦怠，秋燥逼人，肺胃液耗等症。麦冬寒润，补阴解渴，皆为必用之药……麦冬本为补益胃津之专品，乃今人多以为补肺之药，虽曰补土生金，无甚悖谬，究之其所以专补者，固在胃而不在肺。寇宗奭谓治肺热，亦就肺家有火者言之，柔润滋液，以疗肺热叶焦，亦无不可。《日华》谓主肺痿，固亦以肺火炽盛者言之也。然又继之曰吐脓，则系肺痈矣。究之肺痿、肺痈，一虚一实，虚者干痿，实者痰火。麦冬润而且腻，可以治火燥之痿，不可治痰塞之痈。景岳和之，遂以肺痿、肺痈，并作一气，则虚实不分，岂非大谬？且肺痈为痰浊与气火交结，咯吐臭秽，或多脓血，宜清宜降，万无投以滋腻之理。即使如法清理，火息痰清，咳吐大减，肺气已呈虚弱之象，犹必以清润为治。误与腻补，痰咳即盛，余焰复张，又临证以来历历可据者。而肺痿为肺热叶焦之病，若但言理法，自必以补肺为先务。然气虚必咳，咳必迫火上升，而胃中水谷之液，即因此化为痰浊，故肺虽痿矣，亦必痰咳频仍，咯吐不已，惟所吐者，多涎沫而非秽浊之脓痰，是亦止宜清养肺气，渐理其烁金之火。使但知为虚而即与黏腻滋补，则虚者未必得其补益，而痰火即得所凭依，反至愈咳愈盛，必至碎金不鸣，而不复可救。此沙参、玉竹、麦冬、知母等味，固不独脓痰肺痈所大忌，即稀痰之肺痿，亦必有不可误与者，皆俗医之所不知者也。又麦冬本非治咳嗽之药，自《日华》有止嗽一说，而景岳亦谓其治肺干咳嗽，推其用意，亦谓干咳无痰，则为气火刑金，麦冬滋润退热，夫岂不可？特咳嗽一证，虽有寒热虚实之分，而挟痰挟湿者，十恒八九，干咳无痰者，十不一二，即使本是无痰，而误投滋腻，则气火交结，痰浊遂滋，适以助其黏腻，而邪无从泄。凡属咳病，必肺气郁塞，不能宣通，因而作声，以求开泄，止宜顺其机以导之，用轻扬疏达之品，如桑叶、蒺藜、兜铃、木蝴蝶之类，助共开展，则咳声畅达，痰吐滑利，其势即解，误与滋腻，则痰邪为其闭塞，昔医比之如油入面，不可复出，最是确论。张石顽亦谓阴虚羸瘦，喘嗽上气，失音、失血，及风寒暴嗽，大非所宜，正是此旨。盖痰浊得其滋填，则无论为风为寒，为外来之邪，为内蕴之热，皆胶粘固结，牢不可破，永永闭于肺中。后虽欲开泄之而不可得，遂至酿成蟠结之根，时时震撼，试问肺叶娇嫩，而能堪此日常之振动乎？劳瘵之由，强半由此。石顽又谓麻疹咳嗽（指麻疹初起而言），亦不可用此。因性寒助阴，适以固敛阳邪，不能发越，尤为剀切。且咳病苟取麦冬，必至音暗，是其阴寒敛邪入肺之明证。所以凡有咳证，麦冬等味，真是鸩毒（此不免言之太过），徐灵胎尝大声疾呼，而人多不觉。近世名医，如叶天士、费伯雄，皆犯此禁，未始不误于《日华》止嗽之一说。而陈藏器且以此物为下痰饮，景岳亦更有消痰一说，则尤为杀人之利刃。今之俗医，又误于叶氏《指南》、费氏《医醇》等书，恒以制造劳瘵为事（此亦未免言之过火）。……《日华》又谓麦冬治五劳七伤，盖亦《本经》主伤中之意；养胃滋阴，生津益血，夫孰非调和五脏之正治。然以为服食之品，调养于未病之先则可。若曰劳伤已成，而以阴柔之药治之，又非阳生阴长之旨。且劳损之病，虽曰内热，然亦是阴虚而阳无所附，补脾之气，助其健运，尚能击其中坚，而首尾皆应。徒事滋润养阴，则阴寒用事而脾阳必败，不食、泄泻等证，必不可操券以俟，越人所谓过中不治之病，又皆阴柔之药以酿成之矣。

杨时泰：虚劳以二冬为治肺要药。黄连清心，黄芩清肺，尤不得与麦冬之治虚劳等功。凡病为上焦阳盛之热，以芩、连直折之，而阴自复。若本至阴之虚，以至阴亢，复投芩、连，则不能和其阳之无依，而反绝其阴之化源。惟此味以清和之性，润腻之质，回阴燥而透脉枯，使亢阳得以依于阴而不潜，乃为中的也。虽然润泽者与燥气对，柔腻者与亢阳对。若谓胃热兼湿滞，抑或阳气居于弱，亦不可施。

天心按：麦门冬和天门冬，性味大致相同，也是甘寒养阴滋液药，有清热养阴、润燥生津的功能，兼能清心火。一般都用于肺火旺盛的劳嗽，或久嗽不愈和秋燥伤肺发生干咳无痰者，以及阴虚劳热等症，往往与天门冬同用；但咳嗽由于外感风寒或痰湿为患者，二冬均在禁忌之列，误用反足增病。仲景用麦门冬亦不过取其养阴润燥、生津止渴的效能。麦冬粉在平皿上对白色葡萄球菌、枯草杆菌、大肠杆菌、伤寒杆菌等有抑制作用。《伤寒论》中用麦门冬的只有炙甘草汤和竹叶石膏汤二方。又炙甘草汤和李东垣的生脉散中都用麦门冬，此二方都是治心脏病较好的方剂。黄氏谓麦门冬能保肺清心，确有至理。兹列此二方于下。

（1）炙甘草汤（见112页）

（2）竹叶石膏汤（见96页）

# （十五）地黄

《本经》：味甘、苦，寒，无毒。主伤中，逐血痹，填骨髓，长肌肉。作汤除寒热积聚，疗折跌伤筋。久服轻身不老，生者尤良。

张璐：生地黄性禀至阴，功专散血，入手足少阴、厥阴，兼行足太阴、手太阳。钱仲阳导赤散，与木通同用，泻丙丁之火。《别录》治妇人崩中血不止，及产后血上薄心，胎动下血，鼻衄吐血，皆捣汁饮之，以其能散血消瘀解烦也。其治跌扑损伤，面目青肿，以生地黄捣烂罨之即消，此即《本经》治伤中、血痹、折跌筋伤等证之义。盖肝藏血而主筋，肝无留滞，则营血调而伤中自愈，筋无邪着，则三气通而血痹自除。作汤除寒热积聚者，血和则结散，而诸证平矣……因思《千金》灵飞散中，生地黄急不可得鲜者，咸取干者应用，乃知《本经》末后续出"生者尤良"一语，见古圣之苦心，无所不用其极也。愚按：生地黄与干地黄功用不同，岂可混论。按：徐之才《别录》云："生地黄乃新掘之鲜者，为散血之专药。"观《本经》主治，皆指鲜者而言，只缘诸家《本草》从未明言，且产处辽远，药肆仅有干者，鲜者绝不可得，是不能无混用之失。何知干地黄既经炙焙，力能止血，安有伤中、血痹、折跌筋伤等治乎？至于伤中日久，积聚内形，寒热外显，并宜鲜者作汤，统领他药，共襄破宿生新之功。设混用干者，则瘀伤愈结，安望其有髓充肉长之绩乎？予尝综览诸方，凡药之未经火者，性皆行散，已经炙焙，性皆守中，不独地黄为然也。

又说：干地黄心紫通心，中黄入脾，皮黑入肾，味厚气薄，内专凉血滋阴，外润皮肤荣泽，病人而有虚热者，宜加用之。戴元礼曰：阴微阳盛，相火炽强，来乘阴位，日渐煎熬，阴虚火旺之证，宜生地黄以滋阴退阳。同人参、茯苓、石蜜，名琼玉膏，治虚劳咳嗽吐血；同天麦门冬、熟地、人参，各固本丸，治老人精血枯槁。于固本丸中加枸杞熬膏，名集灵膏，治虚羸喘嗽乏力。其琼玉膏虽用鲜者捣汁，桑火熬煎，散中寓止，与干者无异。固本丸、集灵膏，并用干者，而集灵变丸作膏，较之固本差胜。《易简方》曰："男子多阴虚，宜熟地黄；女子多血热，宜生地黄。"虞抟云："生地黄凉血，而胃气弱者恐妨食；熟地黄补血，而痰饮多者恐泥膈。"或言生地黄酒炒，则不妨胃；熟地黄姜制，则不泥膈，然须详病人元气、病气之浅深而用之。若产后恶食泄泻，小腹结痛，虚劳，脾胃薄弱，大便不实，胸腹多痰，气道不利，升降窒塞者，咸须远之。浙产者，专于凉血润燥，病久元气本亏，因热邪闭结而舌苔焦黑，大、小便秘，不胜攻下者用此，于清热药中通其秘结最妙。

《本草求真》：景岳尚论熟地，最为明确，独中所论脾肾寒逆为呕，可用地黄心治，是亦千虑之一失耳。夫既脾肾虚寒，则脾与肾已受寒累，正宜用以辛热，以为扫除，如太阳既至，坚冰自解，乃复坠以霜雪，投以阴剂，不更使寒滋甚乎。

天心按：地黄系甘寒养阴药，有滋阴补血的功能，故为诸血证及妇科病、劳损等证的要药，并且作滋补强壮药。《本经》地黄不分生、熟，后世医家分为生地黄（鲜者）、干地黄（干者）、熟地黄（蒸制者）三种，并详辨其不同的效用和适应证，这是通过长期实践所总结下来的宝贵经验。大概地说，鲜生地最凉，凡血虚火旺的，用此最宜。惟河南所产的鲜生地，各地药铺多无此物。浙产的鲜生地，质轻松，味较薄，用于温热病后期阴虚火旺，发热便秘者，最为合辙；若用以补血，则嫌其力太薄，难以胜任了。至张氏引徐氏之说，谓鲜生地为散血之专药，外治能消跌扑青肿，此说实以是而非。盖鲜生地之所以能消跌扑青肿，无非取其凉血的作用。《本经》主血痹，亦因其功能补血，血足则痹自愈，即"治风先治血，血行风自灭"之意。干地黄和熟地黄，前者性凉，故亦宜于生虚有火者；后者性微温，故多用于补血和滋肾的方剂中。《伤寒论》中用地黄的，只有炙甘草汤一方。仲景用地黄，其目的在于养阴补血，俾血液充盈，则结代之脉自除。现代药理研究，本品含有地黄素、甘露醇、葡萄糖、铁质、维生素A等，中等量对动物有强心作用，对衰弱的心脏作用更显著，大剂量可使心脏中毒。又小量可使血管收缩，大量可使血管扩张，并有升压、利尿、降低血糖等作用。兹列此方于下。

炙甘草汤（见112页）

# （十六）萎蕤（一名玉竹）

《本经》：味甘，平，无毒。主中风暴热，不能动摇，跌筋结肉，湿毒等证。久服去面黑皯，好颜色，轻身不老。（按：《本经》有女萎无萎蕤，《别录》有萎蕤无女萎）。

李时珍：《本经》女萎乃《尔雅》委萎二字，即《别录》萎蕤也，上古抄写讹为"女萎"尔。诸家不察，因中品有女萎，名字相同，遂致费辩如此。

今正其误……其治泄痢女萎，乃蔓草也。

黄宫绣：萎蕤一名玉竹，味甘性平，质润。据书载能补肺阴，及入肝、脾、肾，以祛风湿，与人参、地黄，称为补剂上品，并云可当参，其说未尝不是。但此气平力薄，既与人参力厚不若，复与地黄味浓不合，即使用至斤许，未有奇功。较之人参之补元，地黄之滋阴，不啻天渊矣！矧可用此当参，以挽垂绝不倾乎。况书载云祛风除湿，不无疏泄，于补更云不及，曷云可称上剂耶。

张山雷：玉竹味甘多脂，柔润之品，《本草》虽不言寒，然所治皆燥热之病，其寒可知。古人以治风热，盖柔润能息风耳。阴寒之质，非能治外来之风邪，凡热邪燔灼，火盛生风之病最宜。今惟以治肺胃燥热，津液枯涸，口渴嗌干等证，而胃火炽盛，燥渴消谷，多食易饥者，尤有捷效。《千金》及朱肱以为风温之药，正以风之病，内热蒸腾，由热生风，本非外感，而热势最盛，津液易伤，故以玉竹为之主药。甄权谓："头痛不安者，加用此物。"亦指肝火猖狂，风阳上扰之头痛，甘寒柔润，正为息风清火之妙用。岂谓其能通治一切头痛耶？

天心按：萎蕤一名玉竹，系甘寒滋阴润燥药，有养阴清火、润燥的功能，能治风温和风热。古人谓本品有补中益气的效果，其实此药补力极薄，正如黄氏所说一样，"即使用至斤许，未有奇功"。惟肺火上炎，以致咽喉干燥疼痛，或声音嘶哑，以及胃火旺盛，消渴善饥者，用之确有良效。笔者常用本品合元参、木蝴蝶、金果榄之类治疗咽干咽痛、声音嘶哑等症因于火旺者，莫不应手取效。由于药力较薄，如用治风温、风热诸证，则宜用较大剂量，才克有济。现代药理研究，本品含生物碱、强心苷、糖类（葡萄糖、果糖、阿拉伯糖）、黏液质、菸酸、维生素A，对离体蛙心有强心作用，但剂量过大则相反。给家兔静脉注射有升压作用，并且有降低血糖的作用。《伤寒论》中用萎蕤的，只有麻黄升麻汤一方。仲景用萎蕤，原为麻黄升麻汤证中的咽喉不利一证而设，不过取其有滋阴润燥的作用而已。兹列此方于下。

麻黄升麻汤（见24页）

# （十七）连轺（连翘根）

《本经》：味苦，平，无毒。主寒热，鼠瘘，痈肿恶疮，瘿瘤结热，蛊毒。

李士材：连翘苦寒入心，泻心火，破血结，散气聚，消肿毒，利小便。诸疮痛痒，皆属心火，连翘泻心，遂为疮家要药。治瘰疬疮疡有神，然久服有寒中之患。

贾九如：连翘气味轻清，体浮性凉，浮可去实，凉可胜热，总治三焦诸经之火。心、肺居上，脾居中州，肝、肾居下，一切血结气聚，无不调达而通畅也。但连翘治血分功多，柴胡治气分功多，同牛蒡子善疗疮疡，解痘毒尤不可缺。

天心按：连翘系苦寒解毒药，《本经》谓味苦平，缪希雍谓"平应作辛，乃为得之"。亦颇有理。盖连翘除有解热散结的功能，用作温热病退热及疮疡火毒外，并有发汗的效力，缪氏所说"平"字应作"辛"字，不为无见。正因其性凉而有发汗之力，故吴鞠通辛凉轻剂银翘散中亦用之。《伤寒论》中所用的连轺，则系连翘之根。《本经》："连轺味甘寒平，主下热气，益阴精，令人面悦好，明目。久服轻身耐老。"后世医家多用连翘而不用连轺，故连轺一物，药铺中都不备。张璐说："根寒降，专下热气，治湿热发黄，湿热去而面悦好，眼目明矣。仲景治瘀热在里发黄，麻黄连轺赤小豆汤主之。奈何世鲜知此！如无根，以实代之。"仲景治湿热黄疸虽用连轺，但据临床经验，代以连翘，其效亦佳。可见张氏"如无根，以实代之"之说，亦从实践而来。现代药理研究，连翘含有连翘苷、连翘酚、丰富的维生素P、皂苷和少量挥发油。果皮中的齐墩果酸有强心利尿作用，维生素P能增强毛细血管抵抗力，对过敏性紫癜及泌尿系感染有一定效果。尚有人用于预防传染性肝炎。连翘对痢疾杆菌、伤寒杆菌、副伤寒杆菌、霍乱弧菌、大肠杆菌、变形杆菌、绿脓杆菌等七种革兰氏阴性菌，及葡萄球菌、α-溶血性链球菌、β-溶血性链球菌、肺炎球菌等四种革兰氏阳性菌，都有抗菌作用。其中对志贺氏痢疾杆菌和金黄色葡萄球菌的抗菌作用较为显著。据报道，连翘用于急性肾炎和肾结核亦有效。《伤寒论》中用连轺的，只有麻黄连轺赤小豆汤一方。兹述之于下。

麻黄连轺赤小豆汤（见24页）

# （十八）栀子

《本经》：味苦，寒，无毒。主五内邪气，胃中热气，面赤，酒疱、皶鼻，白癞赤癞，疮疡。

《本草思辨录》：栀子，苦寒涤热，而所涤为瘀郁之热。黄疸之瘀热在表，其本在胃，栀子入胃涤热下行，更以走表利便之茵陈辅之，则瘀消热解而疸以愈。至治肝则古方不可胜举，总不离乎解郁火。凡肝郁则火生，胆火外扬，肝火内伏，栀子解郁火，故不治胆而治肝。古方如泻青丸、凉肝汤、越鞠丸、加味逍遥散之用栀子皆是。

《汤液本草》：本草不言栀子能吐，仲景用为吐药，栀子本非吐药，为邪气在上，拒而不纳食，令上吐则邪因而出，所谓"高者因而越之"也；或用为利小便药，实非利小便，乃清肺也。肺清则化生，膀胱为津液之府，小便得此气化而出也。故用栀子色赤味苦入心而治烦，香豉色黑味咸入肾而治躁。

天心按：栀子系苦寒泻火药，有清心火、除烦热、解毒散结的功能，兼主湿热黄疸，能泻三焦之火，使从小便而出，用治鼻衄，尤有良效。凡跌扑损伤，瘀肿疼痛者，用生栀子捣腐炒热外罨，即可消散。《伤寒论》中用栀子的，除茵陈蒿汤、栀子柏皮汤二方用治黄疸外，其余诸方，都以治心中烦热懊憹为主。吉益氏认为仲景用栀子，主治心烦，旁治发黄，甚是。现代药理研究，栀子含有栀子苷、栀子素、西红花素、西红花酸、栀子花甲酸、栀子花乙酸、绿原酸，还含挥发油、多糖、胆碱及多种微量元素，具有解热、镇痛、抗菌、抗炎、镇静催眠、降血压等作用。《伤寒论》中用栀子的共有八方，分述于下。

（1）栀子豉汤：治汗、吐、下后，心中懊憹，虚烦不得眠者。

栀子十四个（擘） 香豉四合（绵裹）

上二味，以水四升，先煮栀子，得二升半，内豉，煮取一升半，去滓，分为二服，温进一服，得吐者，止后服。

《脉经》《千金翼方》名本方为栀子汤。《金匮玉函经》、成无己本栀子"十四个"作"十四枚"。又《金匮玉函经》《千金翼方》"吐"字前俱有"快"字。《外台秘要》"得二升半"后有"去滓"二字，"取"字前有"更"字。

张锡驹：栀子性寒，导心中之烦热下行。豆豉熟而轻浮，引水液之上升也，阴阳和而水火济，烦自解矣。

谢观：栀子苦能涌泄，寒能胜热。豆经温热郁蒸而为豉，本有和胃解表之功用，再炒香之，则化浊开郁之力益专，合栀子之苦寒，能使胃中之浊滞上出于口，一吐而心腹得舒，表里之烦热悉解，急除胃中之热，不致胃家之实，故为阳明解表之圣剂。若热伤胃气则少气，加甘草以益气；虚热相搏则多呕，加生姜以止呕；若下后而心腹满，起卧不安，是热已入胃之下脘，不当使吐，故去香豉之升提，但用栀子以除烦，佐枳、朴以泄满，此两解心腹之妙用，又小承气之轻剂也。若以丸药下之，而身热不去者，表未解也，心中结痛者，寒留于中也，表热里寒，故任栀子之苦以除热，倍干姜之辛以逐寒，再探吐以振胃气而使达于表，此又寒热并用，为和中解表之法也。又霍乱诸证，皆由湿郁化热，扰攘于胃中所致。惟此二物，最为对证良药，如偶以竹叶清暑风，配以蔻仁宣秽恶。湿甚者，臣以滑石；热胜者，佐以芩、连；同白术、瓜蒂、扁豆，则和中；合甘草、鼠粘，而化毒。其有误投热药，而致躁乱昏沉者，亦可借此以解救，诚胃家之主要方也。

天心按：本方系治汗、吐、下后，余热乘虚陷入胸中，以致心中懊憹颠倒而不得眠者。不过取栀、豉以泄热宣郁，则余热去而诸证自愈，实非涌吐之剂。故凡病后余热之虚烦，用本方都有效，不仅主汗、吐、下后之虚烦也，并主暑热霍乱。

笔者治验：朱某，男，36岁，发热十余日，热退后心烦不寐，经中、西医治疗月余无效，乃来我处就诊。患者饮食如常，形体消瘦，唇舌较红，烦躁不安，夜寐不宁，脉虚带数，当用栀子豉汤加味治之。方用：炒栀子三钱，淡豆豉三钱，生地黄三钱，生百合三钱，连服三剂而愈。

（2）栀子甘草豉汤：治栀子豉汤证兼少气者。

栀子十四个（擘） 甘草二两（炙） 香豉四合（绵裹）

上三味，以水四升，先煮栀子、甘草取二升半，内豉，煮取一升半，去滓，分二服，温进一服，得吐者，止后服。

《金匮玉函经》"得"字后有"快"字，《千金翼方》名本方为栀子甘草汤。成无己本不载本方，仅于第十卷说："栀子汤内入甘草二两，余依前法，得吐，止后服。"

黄坤载：香豉、甘草，调胃而补中气。栀子涤浊瘀而清虚烦也。

恽铁樵：发汗、吐、下后，虚烦不得眠，其甚者，懊憹颠倒，栀、豉主之，则知栀、豉能治懊憹；次条烦热、胸中窒，主栀、豉，则知栀、豉能清烦热，通胸窒；次条身热，胸结痛，主栀、豉，则知栀、豉能除身热，止心痛。其曰若少气者，栀子甘草豉汤，则知补气须加甘草也。凡药皆当相配，今以甘草一味为出入，则知栀、豉为平剂，则知所谓懊憹，所谓少气，皆非甚剧之病症。其云呕者，栀子生姜豉汤，则知止呕有赖乎生姜也，同时反证栀豉决不令人作呕，注家以栀豉为吐剂者，非也。至于腹满者加厚朴，中寒者加干姜，与麻、桂各方见证加药，同例。

（3）栀子生姜豉汤：治栀子豉汤兼呕者。

栀子十四个（擘） 生姜五两 香豉四合（绵裹）

上三味，以水四升，先煮栀子、生姜，取二升半，内豉，煮取一升半，去滓，分二服，温进一服，得吐者，止后服。

《金匮玉函经》"吐"字前有"快"字，《外台秘要》"取二升半"后有"去滓"二字。又《千金翼方》《外台秘要》"得吐者，止后服"作"安即止后服"。成无己本不载本方，仅于第十卷说："栀子汤内加生姜五两，余依前法，得吐，止后服。"

天心按：本方与栀子甘草汤二方，都是栀子豉汤的随证加减法，以其中气虚、少气，故加甘草；以其呕，故加生姜，更无其他深义。

（4）栀子厚朴汤：治伤寒下后，心烦腹满，卧起不安者。

栀子十四个（擘）　厚朴四两（炙，去皮）　枳实四枚（水浸，炙令黄）

上三味，以水三升半，煮取一升半，去滓，分二服，温进一服，得吐者，止后服。

《金匮玉函经》"枳实"后无"水浸"二字，水"三升半"作"三升"。《千金翼方》"吐"字前有"快"字。成无己本"上三味"作"已上三味"。又《金匮玉函经》，成无己本"炙令黄"均作"去穰炒"。

张隐庵：栀子之苦寒，能泄心下之烦热；厚朴之苦温，能消脾家之腹满；枳实之苦寒，能解胃中之热结。

《医宗金鉴》：论中下后满而不烦者，有二：一为热气入胃之实满，以承气汤下之；一为寒气上逆虚满，以厚朴生姜甘草半夏人参汤温之。其烦而不满者，亦有二：一为邪热入胸之烦，以竹叶石膏汤清之；一为余邪在胸之烦，以栀子豉汤解之。今既烦且满，故卧起不安也，惟仅热与气结，壅于胸腹之间，故用栀子、枳、朴，胸腹和而烦自去，满自消矣。

天心按：《医宗金鉴》取各种类似的汤证来分析其异同，并指出由于病因不同，故立法亦异。此种分析方法，就是中医的"辨证论治"方法，实可为法。本方用栀子除烦，枳、朴泄满，故能治余热在胸腹间的烦满之证。

（5）栀子干姜汤：治伤寒大下后，身热不去，微烦者。

栀子十四个（擘）　干姜二两

上二味，以水三升半，煮取一升半，去滓，分二服，温进一服，得吐者，止后服。

《金匮玉函经》"三升半"作"三升"，"吐"字前有"快"字。

柯韵伯：任栀子以除烦，用干姜逐内寒，此甘草泻心汤之化方也。

陈蔚：栀子性寒，干姜性热，二者相反，何以同用之？而不知心病而烦，非栀子不能清之；脾病生寒，非干姜不能温之，有是病则用是药，有何不可？且豆豉合栀子，坎离交媾之义也；干姜合栀子，火土相生之义也。

天心按：本方栀子除上焦之烦热，干姜温中焦之内寒，盖此证因大下后伤其胃肠，致生内寒，而上焦余热未清，身热不去而微烦，故用栀子清余热以除烦，干姜温胃肠以逐寒，陈氏所说"有是证则用是药"，不诬也；但本方证必有其他胃肠内寒之兼证，《伤寒论》中未言者，或有阙文，亦未可知。

（6）栀子柏皮汤：治伤寒身热发黄者。

肥栀子十五个（擘） 甘草一两（炙） 黄柏二两

上三味，以水四升，煮取一升半，去滓，分温再服。

《金匮玉函经》、成无己本均无"肥"字，"十五个"作"十四个"。《千金翼方》"煮取一升半"作"煮取二升"。

舒驰远：《素问》有"开鬼门，洁净腑"之法，开鬼门者，从汗而泄其热于肌表，麻黄连轺赤小豆汤是其法也；洁净腑者，从下而利其湿于小便，茵陈蒿汤、栀子柏皮汤是其法也。栀子苦寒，能使瘀壅之湿热，屈曲下行，从小便而出，故以为君；柏皮辛苦，入肾益水，以滋化源，除湿清热，为臣；甘草和中，为清解湿热之使也。

吕搽村：身黄发热，热已有外泄之机，从内之外者治其内，故用栀子、黄柏直清其热，则热清而黄自除。用甘草者，正引药逗留中焦，以清热导湿也。

天心按：本方系治阳明经湿热发黄，热重于湿者。栀子、黄柏均属苦寒药，苦寒能清热燥湿，且此二药都有退黄作用，故用于阳明湿热发黄，确有显效。笔者曾用本方治疗黄疸型传染性肝炎热胜于湿者多人，疗效甚佳，亦可见《伤寒论》方之可贵。

（7）茵陈蒿汤（见92页）

（8）枳实栀子豉汤（见131页）

# （十九）木通（古名：通草）

《本经》：味辛，平，除脾胃寒热，通利九窍血脉关节，令人不忘，去恶虫。

《药性本草》：治五淋，利小便，开关格，治人多睡，主水肿浮大。

杨时泰：木连主治，类知为利水，而《本经》所谓通利九窍、血脉、关节，殊未深究。夫水与血，是二是一，经曰："津液已行，营卫大通，糟粕乃以次传下。"然水谷之入胃者，其清气上注于肺，而清中之浊者，仍归于胃，观《本经》只言除胃中寒热，次乃及于通利九窍、血脉、关节，则知未通于肺、胃之交，真有为之承接脉络，使其气化通而血化利者。即其细孔通理，两头皆贯，不有合于主脉之心化血之包络乎？使清气之营入脉，而流贯于诸经，即上下之九窍无不通，所谓糟粕次下为便溺者，皆分其化于一气，而绝无等待，是利水与通利九窍、血脉、关节，原非二理也。抑多言其泻小肠者，以心主人身之血脉者，而小肠为心脏输化之腑，小肠通利，则胸膈血散；膻中血聚，则小肠壅滞。是则血脉通利，即其通利小肠之本；而小肠通利，正其通利血脉之功也。木通可疏湿热，以湿热多属血分不利之病也。至风热之病于血者，亦用之，以风脏即血脏也，总不外于通利血脉、关节之义。至妇女媳妇妊娠养胎自肝始，脏腑相兹各三十日，惟手少阴心、手太阳小肠不在养胎之数，无胎则下为血水，有胎则上为乳汁，故此味通经闭、调月候，更有殊功。

王孟英：凡心经蕴热，用犀角、黄连等药，必兼木通，以其能行心经之热，从小肠而出也。

天心按：《本经》和《伤寒论》中的通草，后人有谓宜用通脱木（即今药铺中所售的白通草）。也有谓宜用木通，各家所说，颇不一致。此二者，均有利尿作用，惟通脱木味淡、性平。木通味苦、性寒，故在临床应用上亦稍有不同。陈士良《食性本草》谓："古通草即仿木通，世所称通草，乃系通脱木。"自此说出后，李时珍及缪希雍等皆宗之。考古人所说的通草，和今日所用的木通，其主治尚相符合，故陈氏之说可从。木通为苦寒泻火、利水药，有利水通淋、通乳和宣通脉络的功能，能泻心火与小肠火使从小便出，故钱氏导赤散中用之。凡一切小便不利、水肿、淋病及经脉阻滞等属于火旺者，用本品都有效。尤其泻心火的方中，此味更不可缺，以心邪从小肠泻也。据张锡纯试验，木通除有利尿的作用外，并有发汗的效力，则《本经》味辛之说，亦非无因。但因木通之味极苦，虽有微辛之味，亦为苦味所掩耳。现代药理研究，木通含有木通甲素即马兜铃酸，尚有钙与鞣酸。木通甲素有利尿作用，钙和鞣酸有强心作用。本品对革兰氏阳性菌、痢疾杆菌、多种皮肤真菌都有抑制作用。也有报道说，一次用木通二两煎服，会引起急性肾功能衰竭，这是应该注意的。《伤寒论》中用木通的，有当归四逆汤和当归四逆加吴茱萸生姜汤二方，兹将二方分述于下。

（1）当归四逆汤（见195页）

（2）当归四逆加吴茱萸生姜汤（见196页）

# （二十）黄芩

《本经》：味苦，平，无毒。主诸热，黄疸，肠澼，泄痢，逐水，下血闭。治恶疮，疽蚀，火疡。

邹澍：仲景用黄芩有三耦焉，气分热结者，与柴胡为耦（小柴胡汤、大柴胡汤、柴胡桂枝干姜汤、柴胡桂枝汤）；血分热结者，与芍药为耦（柴胡桂枝汤、黄芩汤、大柴胡汤、黄连阿胶汤、鳖甲煎丸、大黄䗪虫丸、奔豚汤、王不留行散、当归散）；湿热阻中者，与黄连为耦（半夏泻心汤、甘草泻心汤、生姜泻心汤、葛根黄芩黄连汤、干姜黄芩黄连人参汤）。以柴胡能开气分之结，不能泄气分之热；芍药能开血分之结，不能清气分之热；黄连能治湿生之热，不能治热生之湿。譬之解斗，但去其斗者，未去其致斗之怒，斗终未已也。故黄芩协柴胡能清气分之热，协芍药能泄迫血之热，协黄连能解热生之湿也……李濒湖言："有人素多酒欲，病少腹绞痛不能忍，小便如淋，诸药不效，偶用黄芩、木通、甘草三味煎服，遂止。"王海藏言："有人因虚服附子药多，病小便闭，服芩、连药而愈。"大抵黄芩之用，凡气分有余，挟热攻冲他所者，乃为的对；若他所自病，不系热气攻冲者，则不可服……仲景于厥阴篇云："伤寒脉迟，与黄芩汤除其热，腹中则冷，不能食。"可知黄芩所治之热，不但治在表之热炙，而且治自里达外之热。《千金》有明文……李濒湖缘感冒咳嗽既久，且犯戒，遂病骨蒸发热，肤如火燎，每日吐痰盈碗，暑月烦渴，寝食几废，脉浮洪，遍服诸药月余，益剧，皆以为必死。其尊君偶思李东垣治肺热如火燎，烦躁引饮而昼甚者，宜一味黄芩汤以泻肺经气分之火，遂按方用一味黄芩一两煎服，次日身热尽退，痰嗽皆愈。于此可知黄芩所治，必肺经气分之热，肺经气分之热，昼甚于夜也。黄芩《本经》主黄疸、肠澼、泄利，《金匮要略》及《伤寒论》发黄证皆不用，泄利证两书除诸泻心汤外，亦绝不用，今以《千金》参合而考之，亦颇有意义可寻也。《千金》治黄方，凡有黄芩者，多云"一身面目悉黄"。《金匮要略》所载，有身体甚黄者，有额上黑者，有面青目黑者，可知疸证非一身面目悉黄者，不可用矣。《千金》治热利、冷利、疳湿利、小儿利，用黄芩者，多有壮热一语，可知泄利无热者，不可用矣。

缪希雍：黄芩味甘平，无毒。《别录》益之以大寒，味厚气薄，入手太阴、少阴、太阳、阳明，亦入足少阳。其性清肃，所以除邪；味苦，所以燥湿；阴寒，所以胜热，故主诸热。诸热者，邪热与湿热也。黄疸、肠澼、泄痢，皆湿热胜之病也，折其本，则诸病自瘳矣。

张元素：黄芩之用有九：泻肺热，一也；清上焦皮肤风热，二也；去诸热，三也；利胸中气，四也；消痰膈，五也；除脾经诸湿，六也；夏月须用，七也；妇人产后养阴退阳，八也；安胎，九也。

天心按：黄芩系苦寒药，功能清湿热，泻实火，为清凉解热药，善清上焦肺热，并主湿热利，有清热安胎的作用。其应用范围极广泛，凡发热不退之阳证，不论何种病，本品都可用。其退热的效能，亦甚显著。黄芩之性味苦寒，而《本经》言味苦平，后世医家亦多言苦寒，证以《本经》"主诸热"一语，又与黄连同，则知黄芩当属苦寒无疑。《本经》苦平的"平"字，恐系传写之误。现代药理研究，黄芩含有黄芩苷、黄芩素和鞣酸等，具有消炎、利尿、解热、止血等作用；对痢疾杆菌、伤寒杆菌、副伤寒杆菌、霍乱弧菌、大肠杆菌、变形杆菌、绿脓杆菌等七种革兰氏阴性菌，及葡萄球菌、$\alpha$-溶血性链球菌、$\beta$-溶血性链球菌、肺炎球菌等四种革兰氏阳性菌，都有抑制作用，并有降低血压，抑制肠管蠕动，降低血管壁渗透性的作用。《伤寒论》中用黄芩的共有十六方，分述于下。

（1）黄芩汤：治太阳、少阴合病，自下利者。

黄芩三两　芍药一两　甘草二两（炙）　大枣十二枚（擘）

上四味，以水一斗，煮取三升，去滓，温服一升，日再，夜一服。

《金匮玉函经》黄芩"三两"作"二两"。成无己本"夜一服"，后尚有"若呕者，加半夏半升、生姜三两"十二字，无"黄芩半夏加生姜汤"方。

成无己：虚而不实者，苦以坚之，酸以收之。黄芩、芍药之苦酸，以坚敛肠胃之气，弱而不足者，甘以补之，甘草、大枣之甘，以补固肠胃之弱。

曹颖甫：黄芩苦降，以抑标阳；芍药苦泄，以疏营邪；甘草、大枣甘平，以补脾胃，则中气健运，而利可止。不用四逆、理中以祛寒，不用五苓以利水，此不治利而精于治利者也。

天心按：本方乃治热利之祖方，后世治热利方，多从本方变化而出。如芍药黄连汤，为治热利的有效名方，实由本方加黄连、木香、槟榔、当归、肉桂、大黄等而成。且本方原为治太阳、少阳合病而下利者设，故用桂枝、柴胡二方复合以治之，以其证非表邪为患，故去柴胡、桂枝二味发表药；以其无呕吐，故去半夏、生姜两味止呕药；若呕者，仍加此二味，那就为黄芩加半夏生姜汤了。

（2）黄芩加半夏生姜汤：治太阳、少阳合病，下利而呕者。

黄芩三两　芍药二两　甘草二两（炙）　大枣十二枚（擘）　半夏半升（洗）　生姜一两半（一方三两，切）

上六味，以水一斗，煮取三升，去滓，温服一升，日再，夜一服。

方有执：阳明间太、少而中居，太、少病，阳明独能逃其中乎？是故芍药利太阳膀胱而去水缓中。黄芩除少阳寒热，而主肠胃下利。大枣益胃，甘草和中，是则四物之为汤，非合三家而和调一气乎？然气一也，下夺则利，上逆则呕。半夏逐水散逆，生姜呕家圣药，加所当加，无如二药。

曹颖甫：寒水内薄，胃中胆汁不能相容，是为呕。呕者，水气内陷，与下利同；脾胃不和，亦与下利同。其不同者，特上逆与下泄耳。故仲师特于前方加半夏、生姜，为之平胃而降逆。盖小半夏汤，在《金匮》原为呕逆主方，合黄芩以清胆火，甘草、大枣以和胃，芍药以达郁，而呕将自定。抑仲师之言曰："更纳半夏以去其水。"此以去水止呕者也。

天心按：本方系治黄芩汤证之兼呕者，因其呕，故加半夏、生姜，实亦随证加减法。

（3）葛根黄芩黄连汤（见28页）

（4）小柴胡汤（见30页）

（5）大柴胡汤（见32页）

（6）柴胡加芒硝汤（见33页）

（7）柴胡加龙骨牡蛎汤（见36页）

（8）柴胡桂枝干姜汤（见35页）

（9）柴胡桂枝汤（见34页）

（10）半夏泻心汤（见158页）

（11）附子泻心汤（见170页）

（12）生姜泻心汤（见161页）

（13）甘草泻心汤（见111页）

（14）干姜黄芩黄连人参汤（见164页）

（15）黄连阿胶汤（见78页）

（16）麻黄升麻汤（见24页）

# （二十一）黄连

《本经》：味苦，寒，无毒。主热气目痛，眦伤泪出，明目，肠澼腹痛下痢。久服令人不忘。

张元素：黄连性寒味苦，气味俱厚，可升可降，阴中阳也，入手少阴经。其用有六：泻心脏火一也，去中焦湿热二也，诸疮必用三也，去风湿四也，赤眼暴发五也，止中部见血六也。张仲景治九种心下痞，五等泻心汤，皆用之。

刘完素：古方以黄连为治痢之最，盖治痢惟宜辛苦寒药。辛能发散，开通郁结；苦能燥湿，寒能胜热，使气宣平而已。诸苦寒药多泄，惟黄连、黄柏性冷而燥，能降火去湿而止泄痢，故治痢以之为君。

李时珍：黄连治目及痢为要药。古方治痢香连丸，黄连、木香；姜连散，用干姜、黄连；变通丸，用黄连、茱萸；姜黄散，用黄连、生姜。治消渴，用酒蒸黄连；治伏暑，用酒煮黄连；治下血，用黄连、大蒜；治肝火，用黄连、茱萸；治口疮，用黄连、细辛。皆是一冷一热，一阴一阳，寒因热用，热因寒用，主辅相佐，阴阳相济，最得制方之妙，所以有成功而无偏胜之害也。

张山雷：黄连苦寒，所主皆湿积热郁之证。目痛、眦伤、泣出，湿热之郁于上者也……肠澼、腹痛，乃脓血交粘之滞下病……肠间积聚之湿热病也，燥湿清热，故黄连为治疗滞下之主药。下利，则泄泻也，惟泄泻之病，有因于暑热，亦有因于脾虚。暑热者，宜苦以坚之，而脾虚则非其治矣。妇人阴中痛，亦湿滞热郁之证也……疗口疮者，亦清脾胃之热郁也。黄连大苦大寒，苦燥湿，寒胜热，能泄降一切有余之湿火，而心、脾、肝、肾之热，胆、胃、大小肠之火，无不治之。上以清风火之热病，中以平肝胃之呕吐，下以通腹痛之滞下，皆燥湿清热之效也。

天心按：黄连系苦寒泻火药，能清心火，泻实热，兼有促胃燥湿的作用，为口疮、痢疾效药。凡目赤肿痛、妇人阴中痛、赤白带下等症，审系心火湿热等所致者，本品均有效。仲景用黄连，除湿热下利外，更治心中烦、心下痞等证，如黄连阿胶汤、诸泻心汤是其例。考诸泻心汤证，悉为肠胃病，而仲景为何反名为泻心呢？正如王好古说："泻心者，其实泻脾也，实则泻其子也。"得此说则其义自明。吉益氏谓仲景用黄连，主治心中烦悸，旁治心下痞、吐下、腹中痛，所说各点，都不外心火湿热为患。现代药理研究，黄连含有小檗碱、黄连碱、甲基黄连碱、棕榈碱、非洲防己碱等多种生物碱。其中小檗碱有增强白细胞吞噬的作用和广谱抗菌的作用。临床用治痢疾、阿米巴痢、泌尿系感染、肺结核、百日咳、猩红热、白喉、上呼吸道感染、急性结膜炎、沙眼、上颌窦炎、扁桃体炎、中耳炎、外科感染、皮肤湿疹等都有效。黄连对炭疽杆菌、痢疾杆菌、结核杆菌、$\alpha$-溶血性链球菌、$\beta$-溶血性链球菌、白喉杆菌、肺炎球菌、葡萄球菌、布氏杆菌、百日咳杆菌、枯草杆菌等都有抑制作用。有人证明本品的抗菌作用并不因热而遭到破坏，其中对炭疽杆菌、链球菌、葡萄球菌及肺炎球菌等抗菌力最强。此外，还有抗阿米巴原虫的作用。《伤寒论》中用黄连的共有十二方，分述于下。

（1）黄连汤：治伤寒胸中有热，胃中有邪气，腹中痛，欲呕吐者。

黄连三两　甘草三两（炙）　干姜三两　桂枝三两（去皮）　人参二两　半夏半升（洗）　大枣十二枚（擘）

上七味，以水一斗，煮取六升，去滓，温服，昼三夜二。疑非仲景方。

《金匮玉函经》黄连作"二两"，甘草作"一两"，干姜作"一两"，桂枝作"二两"，半夏作"五合"。《千金翼方》人参作"三两"。成无己本"去滓"后作"温服一升，日三服，夜二服"。又《金匮玉函经》、成无己本均无"疑非仲景方"五字。

《医宗金鉴》：君黄连以清胸中之热，臣干姜以温胃中之寒。半夏降逆，佐黄连呕吐可止。人参补中，佐干姜腹痛可除。桂枝所以安外，大枣所以培中也。然此汤寒温不一，甘苦并投，故必加甘草协和诸药，此为阴阳相格，寒热并施之治法也。

余无言：此方之组织，或谓从小柴胡汤变化而来，或谓由半夏泻心汤脱胎而来。前一说，王晋三和之，以为是小柴胡变法，以桂枝易柴胡，以黄连易黄芩，以干姜易生姜耳；后一说，则丹波元简和之。而不知此为上热下寒之证，别出方治，于泻心汤何与？于柴胡汤又何与？列之泻心汤中，似有不伦；列之柴胡汤中，亦非其类。姑从王说，列于柴胡之后。

天心按：本方寒热杂陈，表里兼治，实为上热下寒，里虚而微兼表邪，症状较为复杂者而设，乃仲景随证立方之法，与泻心、柴胡诸法，毫不相关，余氏之说是也。且仲景制此方，实为后世医家开一寒热并用、表里同治、补泻兼施的法门。

（2）黄连阿胶汤：治少阴病二三日以上，心中烦，不得卧者。

黄连四两　黄芩二两　芍药二两　鸡子黄二枚　阿胶三两（一云三挺）

上五味，以水六升，先煮三物，取二升，去滓，内胶烊尽，小冷，内鸡子黄，搅令相得，温服七合，日三服。

《金匮玉函经》《千金翼方》《外台秘要》黄芩"二两"均作"一两"。又《千金翼方》阿胶"三两"作"三挺"，《外台秘要》作"三片"。《金匮玉函经》水"六升"作"五升"。

周禹载：里热当祛之，内燥须滋之。然滋之而即得其润，祛之而适涤其热，心烦故主黄连，佐以黄芩，则肺、胃之邪俱清。然热甚已消少阴之水，水源既燥，津液有不溃乏乎？鸡子黄、阿胶益血分之味，以滋其阴，以息其风，连、芩得此，功莫大矣！况加芍药以敛消烁之心气，兼以入肝，遂使烦者不烦，不卧者卧矣。

徐灵胎：芩、连以直折心火，佐芍药以收敛神明，非得气血之属交合心肾，苦寒之味，安能使水火升降？阴火终不归，则少阴之热不除。鸡子黄入通于心，滋离宫之火。黑驴皮入通于肾，益坎宫之精，与阿井水相融成胶，配合作煎。是降火归原之剂，为心虚火不降之专方。

天心按：本方为阴虚火亢，心烦不得寐之主方。后世滋阴降火诸方，均从本方和炙甘草汤二方脱胎而来，吴鞠通《温病条辨》中之大、小定风珠，则其较著者。笔者曾用本方合吴氏增液汤（生地、元参、麦冬）去黄芩，治朱某温病已三候，阴津大伤，唇舌干燥红赤，咽喉如火烧，烦躁不眠，竟获覆杯而愈。又以本方加减治阴虚不寐多人，均有显效，真神方也。

（3）葛根黄芩黄连汤（见28页）

（4）小陷胸汤（见99页）

（5）半夏泻心汤（见158页）

（6）大黄黄连泻心汤（见86页）

（7）附子泻心汤（见170页）

（8）生姜泻心汤（见161页）

（9）甘草泻心汤（见111页）

（10）干姜黄芩黄连人参汤（见164页）

（11）白头翁汤（见94页）

（12）乌梅丸（见202页）

# （二十二）黄柏

《本经》：味苦，寒，无毒。主五脏肠胃中结热，黄疸，肠痔；止泻痢，女子漏下赤白，阴伤蚀疮。

张元素：黄柏泻膀胱相火，补肾水不足，坚肾，壮骨髓，疗下焦虚，诸痿瘫痪，利下窍，除热。

朱丹溪：黄柏得知母滋阴降火，得苍术除湿清热，为治痿要药；得细辛泻膀胱火，治口舌生疮。

李士材：黄柏苦寒，沉而下降，为足少阴、足太阳引经之剂。肃清龙雷之火，滋濡肾水之枯，疏小便癃结，祛下焦湿肿。凡目赤、耳鸣、口疮、消渴、血痢、吐衄、肠风、腰膝酸软者，咸资其用。愚谓黄柏制下焦命门阴中之火，知母滋上焦肺金生水之源，盖邪火焰明，则真阴消涸；真阴消涸，则邪火益烈，取知、柏之苦寒，以抑南扶北，诚如久旱甘霖。然惟火旺胃强者当之，乃称合剂。倘中气已残，则邪火虽亡，命火虚炎，从事勿衰，将有寒中之变，非与甘温，则大热不除，近世殊昧斯旨，而致夭枉者，不可胜数矣！

黄宫绣：黄柏，昔人同知母用于六味丸中，名为知柏八味丸。又同知、柏各一两，酒洗焙研入桂，名为滋肾丸，谓其可滋真阴。此说一出，而天下翕然宗之，以至于今，牢不可破！讵知黄柏性禀至阴，味苦性寒，行隆冬肃杀之令，故独入少阴泻火，入膀胱泻热，凡人病因火亢……诊其尺脉果洪大，按之而有力……实热、实火则宜；而虚热、虚火，则徒有损而无益。奈今天下人不问虚实，竟有为去热治劳之妙药，而不知阴寒之性，能损人气，减人食，命门真元之火，一见而消亡。脾胃运行之职，一见而沮丧，元气既虚，又用苦寒，遏绝生机，莫此为甚！

天心按：黄芩、黄连、黄柏，均为苦寒药，三者都有燥湿清热的功能，性味亦大致相同，但各有所主：黄芩清肺与大肠火，黄连泻心与胃火，黄柏泻肾与膀胱火。这是古人的经验，证之临床，确属无误。所以，凡见肾火旺盛以及下焦湿热之症者，非用黄柏不为功，并主黄疸和热痢。凡苦寒药，其性皆燥，若阴虚火旺，舌无苔而津液枯涸者，则宜甘寒生津之品。若用苦寒，反增其燥，黄氏之说，亦非无见。且苦寒药，如少用之，则有促胃作用，多用则反能败胃，此亦不可不知者。日人谓黄柏和黄连，其主要成分均为山柏碱，故二者的功用，几无区别可言，不过黄连较黄柏含量较多；但据临床实验，黄柏除用于热痢和口疮，与黄连确有相似的效果外，余则各有所宜，不能混为一谈。如治上焦湿热宜黄芩，中焦湿热宜黄连，下焦湿热宜黄柏。《伤寒论》中用黄柏的共有三方，除乌梅丸用黄柏为辅佐药品外，栀子柏皮汤用黄柏治湿热黄疸，白头翁汤用黄柏治热利下重。实践证明，黄柏治热痢和黄疸，都有很好的疗效。现代药理研究，黄柏含有小檗碱、黄柏碱、黄柏内酯等，所含小檗碱较黄连低，功用与黄连大致相同。黄柏对痢疾杆菌、结核杆菌、葡萄球菌和溶血性链球菌都有抑制作用。兹将《伤寒论》中用黄柏的三方，分述于下。

（1）栀子柏皮汤（见71页）

（2）白头翁汤（见94页）

（3）乌梅丸（见202页）

# （二十三）知母

《本经》：味苦，寒，无毒。主消渴热中，除邪气，肢体浮肿，补不足，阴气。

《用药法象》：知母入足阳明、手太阴，其用有四：泻无根之肾火，疗有汗之骨蒸，止虚劳之热，滋化源之阴。仲景用此入白虎汤治不得眠者，烦躁也。烦出于肺，躁出于肾，君以石膏，佐以知母之苦寒，以清肾之源；缓以甘草、粳米，使不速下也。又凡病小便闭塞而渴者，热在上焦气分，肺中伏热，不能生水，膀胱绝其化源，宜用气薄味薄淡渗之药，以泻肺火、清肺金而滋水之化源。若热在下焦血分而不渴者，乃真水不足，膀胱干涸，乃无阴则阳无以化，法当用黄柏、知母大苦大寒之药，以补肾与膀胱，使阴气行而阳自化，小便自通。

张璐：知母沉降，入足少阴气分，及足阳明、手足太阴，能泻有余相火，理消渴烦蒸，仲景白虎汤、酸枣汤皆用之。下则润肾燥而滋阴，上则清肺热而除烦，但外感表证未除，泻痢燥渴忌之。脾胃虚热人误服，令人作泻减食，故虚损大忌。近世误为滋阴上剂，痨瘵神丹，因而夭枉者多矣。《本经》言除邪气肢体浮肿，是指湿热水气而言，故下文云下水，补不足益气，乃湿热相火有余，烁灼精气之候。故用此清热养阴，邪热去则正气复矣。

天心按：知母系苦寒药，但与芩、连等稍有不同。芩、连性燥，知母则多液而滑润，故有滋液润肠、解渴除烦的效能，主要用于滋肾补水和泻火清热。凡热性病热势亢盛期，以及劳热骨蒸等，用此为解热药，有良效。余如相火旺盛的虚性兴奋，以致阳物易举不衰和梦遗失精，或小便闭塞之因于热闭者，本品都有效。吉益氏认为仲景用知母，主治烦热，如白虎汤、白虎加人参汤皆用之。体外实验表明，知母煎剂对葡萄球菌、伤寒杆菌有较强的抑制作用，对痢疾杆菌、副伤寒杆菌、大肠杆菌、枯草杆菌、霍乱弧菌、变形杆菌、白喉杆菌、肺炎双球菌、β-溶血性链球菌、白色念珠菌等也有不同程度的抑制作用。《伤寒论》中用知母的共有三方，分述于下。

（1）白虎汤（见54页）

（2）白虎加人参汤（见56页）

（3）麻黄升麻汤（见24页）

# （二十四）大黄

《本经》：味苦，寒，无毒。主下瘀血，血闭，寒热，破癥瘕积聚、留饮宿食，荡涤肠胃，推陈致新，通利水谷，调中化食，安和五脏。

黄宫绣：大黄大苦大寒，性沉下降，用走不守，专入阳明胃腑、大肠，大泻阳邪内结，宿食不消。故凡伤寒邪入胃腑，而见日晡潮热，谵语斑狂，便秘硬痛手不可近，及瘟热瘴疟，下痢赤白，腹痛里急，黄疸水肿，积聚留饮宿食，心腹痞满，二便不通，与热结血分，一切癥瘕血燥、血秘实热等证，用此能推陈致新，定乱致治，故昔人云有"将军"之号。然苦则伤气，寒则伤胃，下则亡阴，故必邪热实结，宿食不下，用之得宜。若使病在上脘，虽或宿食不消，及见发热，只须枳实、黄连以消痞热，宿食自通。若误用大黄推荡不下，反致热结不消，为害不浅！况先辈立药治病，原有成则，如大黄、芒硝，则泻肠胃之燥热；牵牛、甘遂，则泻肠胃之湿热；巴豆、硫黄，则泻肠胃之寒结也。虽其所通则一，而性实不同，当为分视。至于老人虚秘，腹胀少食，妇人血枯阴虚寒热，脾气痞积，肾虚动气，及阴疽色白不起等症，不可妄用，以取虚虚之祸！

徐灵胎：大黄色正黄而气香，得土之正气正色，故专主脾胃之疾。凡香者，无不燥而上升。大黄极滋润达下，故能入肠胃之中，攻涤其凝结之邪，而使之下降，乃驱逐停滞之良药也。

天心按：大黄系苦寒泻下药，能泻肠胃中实热燥结，并有泻血热、下瘀血的作用。凡肠胃实热，大便秘结不通，痢疾初起时腹痛窘迫，以及血瘀、血热、疮疡毒热旺盛等症，均可用本品以泻之。仲景用大黄，主要为荡涤肠胃结热，如三承气汤，并治黄疸及瘀血，如茵陈蒿汤、桃核承气汤。又善泻疗毒，如张锡纯说："疗毒甚剧，他药不效者，重用大黄，以通其大便自愈。"笔者曾治一疗疮患者，头面肿大，烦躁莫名，坐卧不安，询其所苦，只说胸中烦闷，十分难受，大便秘结已数日。当用大黄四两，杭菊花四两，天葵子、地丁草、蒲公英、金银花各一两，浓煎五六大碗，分五六次随意温服，连泻十余次而安，后以原方减轻其分量，再服数剂而愈，足证张氏之说，实系经验之谈。现代药理研究，大黄有效成分为蒽醌衍化物（包括大黄酚、芦荟大黄素、大黄酸、大黄素、大黄素甲醚）和鞣质（主要为葡萄糖没食子鞣苷、儿茶鞣质、游离没食子酸）。大黄蒽醌衍化物有强大的抗菌作用，大黄酸和大黄素对小白鼠乳腺癌腹水型有抑制作用。大黄的抗菌谱广，敏感细菌有葡萄球菌、溶血性链球菌等，其中以葡萄球菌、淋病双球菌最敏感。抑菌有效成分以大黄酸、大黄素和芦荟大黄素抗菌作用最强。大黄服后可能引起腹痛，尿会染成红色，这是使用时要注意的。《伤寒论》中用大黄的共有十四方，分述于下。

（1）大承气汤：治阳明实热证，肠中燥粪坚结，腹中满痛者。

大黄四两（酒洗） 厚朴半斤（炙，去皮） 枳实五枚（炙） 芒硝三合

上四味，以水一斗，先煮二物，取五升，去滓，内大黄，更煮取二升，去滓，内芒硝，更上微火一两沸，分温再服，得下，余勿服。

成无己本"煮"字前无"更"字。

柯韵伯：诸病皆因于气，秽物之不出，由于气之不顺也。故攻积之剂，必用气分之药，因以承气名汤。方分大、小者，有二义焉：厚朴倍大黄，是气药为君，名大承气；大黄倍厚朴，是气药为臣，名小承气。味多性猛，制大其服，欲令泄下也，因名曰大，味寡性缓，制小其服，欲微和胃气也，因名曰小。且煎法更有妙义，大承气用水一斗，煮枳、朴取五升，去滓，内大黄，再煮取二升，内芒硝，何哉？盖生者气锐而先行，熟者气纯而和缓，仲景欲使芒硝先化燥屎，大黄继通地道，而后枳、朴除其痞满。若小承气以三味同煎，不分次第，同一大黄而煎法不同，此可见仲景微和之意也。

谢观：肠中秽滞不去，由于气不能送，液不能滋。方中以大黄清其热，芒硝润其燥，厚朴行其气，枳实攻其坚，宜于热邪传里，痞满燥实全见之证。若表邪未解，或心下硬满（邪在胃不在肠），或面含赤色（邪在经未到腑），或平素食少（肠胃素弱），或呕多（邪在上焦，属少阳经），或脉迟（属寒），或津液内竭（宜蜜煎导），或小便少（肠中将自润），皆不可用，所谓承气汤八禁也。

程知：调胃承气，大黄用酒浸；大承气，大黄用酒洗，皆为芒硝之咸寒而以酒制之。若小承气，不用芒硝，则亦不事酒浸洗矣。

天心按：本方药力猛峻，为阳明腑实，痞、满、燥、实四证全见之主方，对证用之，其效如神，误用亦可招致不良的后果。故用此方时，必须辨证正确，切不可冒昧从事，以犯承气汤的八禁。仲景曾示人，如审宜用本方时，但尚在疑似之间，则可先用小承气汤以试之，若服后转矢气者，乃可继用本方以下之，否则即不可用。盖此方为承气汤之最，恐后世不察，孟浪投之，

致犯虚虚之祸，故有此试探之法！于此，亦可见仲景之用心，真是无微不至。笔者曾治一张姓妇人，患热病十余日，发热不退，腹胀满，大便自病后即不通，饮食入口即吐，迭经治疗无效。诊其脉虚数，按其腹则痛而拒按，面目消瘦，形神困倦。当用攻补兼施法，以轻剂大承气汤重加党参以投之，药后下燥矢三四枚，呕吐即止，身热亦较退。原方再进一剂，又下燥矢七八枚而愈。而所用之大黄、元明粉仅各八分，竟能治愈如此之重症，因悟用药贵对症，亦须相体裁衣，虽重症亦不必定须大剂也。

（2）小承气汤：治阳明病，腹中有积粪，而气阻不能输送者。

大黄四两（酒洗） 厚朴二两（炙，去皮） 枳实三枚（炙）

上三味，以水四升，煮取一升二合，去滓，分温二服。初服汤当更衣，不尔者尽饮之。若更衣者，勿服之。

钱天来：邪热轻者，及无大热，但胃中津液干燥而大便难者，以小承气汤微利之，以和其胃气，胃和则止，非大攻大下之剂也。以无大坚实，故于大承气汤中去芒硝，又以邪气未大结满，故减厚朴、枳实也。

徐中可：此大承气单去芒硝尔。和者缓也，无硝则势缓矣。谓稍有未硬，且微通其气，略解其热，缓以待之也，故曰微和胃气，非调胃之义也。

天心按：本方系大承气汤除去芒硝，并减轻枳、朴二味，二方虽同治阳明腑实证，但阳明腑实证有轻重，故用药亦有轻重之别。大承气汤宜于阳明病肠中燥粪已结者。小承气汤则宜于大便虽结，尚未至于燥结的程度。因大便尚未燥结，故无须芒硝之咸寒软坚；因其痞满不甚，故减轻枳、朴攻坚行气之品。学者于此等处亦可领略仲景"辨证论治"的道理。

（3）调胃承气汤：治太阳病，汗后恶热，谵语心烦，中满不解者。

甘草二两（炙） 芒硝半升 大黄四两（酒洗）

上三味，以水三升，煮取一升，去滓，内芒硝，更上微火一二沸，温顿服之，以调胃气。

《医宗金鉴》：三承气汤之立名，而曰大者，制大其服，欲急下其邪也；小者，制小其服，欲缓下其邪也。曰调胃者，则有调和承顺胃气之义，非若大、小专攻下也。经曰："热淫于内，治以咸寒""火淫于内，治以咸冷"。君大黄之苦寒，臣芒硝之咸寒，二味并举，攻热泻火之力备矣；更佐甘草之缓，调停于大黄、芒硝之间，又少少温服之，使其力不峻，则不能速下而和也。

徐忠可：仲景用此汤凡七见，或因吐、下津干，或因烦满气热，总为胃中燥热不和，而非大实满者比，故不欲其速下而去枳朴，欲其恋膈而生津，特加甘草以调和之，故曰调胃。

天心按：本方系治肠中邪热燥结，实而不满者。三承气中以本方证为最轻，故其用药亦较大、小承气为缓和。三者虽同为下剂，但由于证有缓急，故用药亦有轻重。我们如能从其立方遣药的不同之处去细心体会，则于用药之道，思过半矣！

（4）大黄黄连泻心汤：治伤寒大下后，复发汗，心下痞，按之濡，其脉关上浮者。

大黄二两　黄连一两

上二味，以麻沸汤二升渍之，须臾绞去滓，分温再服。

《千金翼方》：此方必有黄芩。庞安时《伤寒总病论》本《千金翼方》说："于本方中加入黄芩。"

林亿：臣亿等看详大黄黄连泻心汤，诸本皆二味。又后附子泻心汤，用大黄、黄连、黄芩、附子，恐是前方中亦有黄芩，后但加附子也。故后云附子泻心汤，本云加附子也。

徐灵胎：此方乃法之最奇者，不取煎而取泡，欲其轻扬清淡，以涤上焦之邪。又说：凡治下焦之补剂，当多煎以熟为主；治上焦之泻剂，当不煎以生为主。此亦治至高之热邪，故亦用生药。

谢观：此系内陷之邪，与无形之气，结成热痞，搏聚不散，脉伏在关，尤为在胸之证。方中用大黄、黄连大苦大寒以降火，火降则水自升，故能转否为泰。最妙在不用煮而用渍，仅得其无形之气，不重其有形之味，使气味俱薄，能降即能升也。

天心按：本方系治邪热内陷成痞的正法，二味以汤渍之，如徐、谢二氏所说，乃取其轻扬清淡之气，不取其味，故虽用大黄，亦不过取其协助黄连以泄心下之热邪，而不取其攻下也。《金匮要略》泻心汤，于本方加黄芩一两，治心气不足、吐血衄血。笔者曾用《金匮》泻心汤治吐血不止，脉数有力者数人，均获显效。又古方三黄汤，则用大黄、黄连、黄芩等份，治三焦实热，烦躁便闭，脉浮数，以及疹、痢等火热旺盛者，并治狐惑。

（5）桂枝加大黄汤（见10页）

（6）大柴胡汤（见32页）

（7）桃核承气汤（见193页）

（8）抵当汤（见190页）

（9）抵当丸（见191页）

（10）大陷胸汤（见149页）

（11）大陷胸丸（见150页）

（12）麻子仁丸（见89页）

（13）附子泻心汤（见170页）

（14）茵陈蒿汤（见92页）

# （二十五）芒硝

《本经》：味苦、辛，寒，无毒。主五脏积热，胃胀便闭，涤去蓄结饮食，推陈致新，除邪气。炼之如膏，久服轻身。

张元素：芒硝气薄味厚，沉而降，阴也。其用有三：去实热，一也；涤肠中宿垢，二也；破坚积热块，三也。

张璐：芒硝主治，诸家本草皆错简在硝石条，今正之。又说：热淫于内，治以咸寒，坚者以咸软之，热者以寒消之，不出《本经》推陈致新之妙用。仲景大陷胸汤、大承气汤、调胃承气汤，皆用芒硝软坚去实，且带微辛，所以走而不守。若热结不至坚者，不可轻用。

天心按：芒硝乃朴硝经提炼而成者，今药铺中此药多不备，故用芒硝时，均用朴硝或元明粉（亦由朴硝制成）代之，惟朴硝多含杂质，故其色亦有不甚洁白者。本品系咸寒泻下软坚药，《本经》谓其味苦，恐系传写之误。徐灵胎说："或古今产地不同，因而味异，或以咸极而生苦。"亦非确论。正因朴硝性味咸寒，故有泻热软坚的效能，凡一切实热燥结，用此确有推陈致新之妙，并有下水的效力，如二蛟散，就用芒硝一味炒干，合含等量之炒米，共为细末，泻腹水甚佳。沈金鳌《沈氏尊生书》谓用本方与加味胃苓汤二方治腹水，有百发百中的效果。笔者曾依沈氏之说，用此二方治疗腹水（水肿病和肝硬化腹水）多人，果有较好的疗效。又张锡纯谓用朴硝代盐以治癫狂病，有显效，笔者亦曾多次试用，也有一定的效果。近日有用此治疗肝胆结石，据说其效亦佳。吉益氏认为仲景用芒硝，主软坚，故能治心下痞坚，心下痞硬，少腹急结，结胸燥屎，大便硬；旁治宿食腹满，少腹肿痞等诸般不解之毒。亦颇中肯。芒硝主要含有硫酸钠、氯化钠等，《伤寒论》中用芒硝的共有六方，分述于下。

（1）柴胡加芒硝汤（见33页）

（2）大承气汤（见84页）

（3）调胃承气汤（见85页）

（4）大陷胸汤（见149页）

（5）大陷胸丸（见150页）

（6）桃核承气汤（见193页）

# （二十六）麻子仁

《本经》：味甘，平，无毒。主补中益气，肥健不老。

邹澍：麻仁与地黄，皆最能拔地力，故亦最能生阴津。其相比入炙甘草汤，则以地黄善宣阴津于阴分，麻仁善宣阴津于阳分也。其在麻仁丸，与芍药同用，则以芍药善破阴结、布阳气。麻仁善行阳滞、布阴气也。入阴入阳者，物之生理，所谓性也；破结行滞，宣布阴阳者，物之能事，所谓情也。性之与情，犹车马相辅而行，是何也？麻仁丸中有小承气汤，即不用麻仁、芍药、杏仁，不患其大便不通。炙甘草汤有人参、麦冬、地黄，即不用麻仁，不患其脉不复。然复脉、通便，是二方作用之一端，不能会二病之全局，故麻仁在炙甘草汤为人参、麦冬、地黄之先声，以其气钟于至阳，易入上焦，引亢阳为生阳，人参继之为鼓元气之生，麦冬继之以生胃脉之绝，地黄继之以行脉中之血也。其在麻仁丸，又为小承气汤之后劲，以枳实、厚朴锐而行气，大黄、芍药破而通血，皆举锐疾驰，绝无停轨，治胃实之不大便有余，治脾约之大便难不足，非得杏仁之润降，麻仁之滑泽，脾必暂展而复约也。

缪希雍：麻子即大麻仁，禀土气以生。《本经》味甘平，无毒。然其性紧滑利，甘能补中，中得补则气自益；甘能补血，血脉复则积血破，乳妇产后余疾皆除矣。风并于卫，则卫实而荣虚，荣者，血也、阴也。经曰："阴弱者，汗自出。"麻仁益血补阴，使荣卫调和，风邪去而汗自止也。逐水利小便者，滑利下行，引水气从小便而出也。好古云："入手、足阳明，足太阴经。"阳明病汗多及胃热、便难，三者皆燥也，用之以通润。经曰："脾欲缓，急食甘以缓之。"麻仁之甘以缓脾润燥，故仲景脾约丸用之。

天心按：麻仁为润燥通便药，有滑肠润燥的功能，其性滑利下行，故可用作通利二便及难产催生药。外用捣涂诸疮，则有杀虫的效力。凡老人虚秘及一切大便燥结不胜攻下者，均可用本品合诸仁以润下之。近人研究，本品含有蛋白质、脂肪、挥发油、维生素E、卵磷脂、植酸钙镁、植物甾醇、亚麻酸、葡萄糖醛酸、维生素$B_1$等。《伤寒论》中用麻仁的共二方，分述于下。

（1）麻子仁丸：治脾约。

麻子仁二升　芍药半斤　枳实半斤（炙）　大黄一斤（去皮）　厚朴一尺（炙、去皮）　杏仁一升（去皮尖，熬，别作脂）

上六味，蜜和丸如梧桐子大，饮服十丸，日三服，渐加，以知为度。

《金匮玉函经》、成无己本"上六味"后均有"末炼蜜"三字。《肘后方》《外台秘要》本方均无杏仁。

方有执：麻子、杏仁，能润干燥之坚；枳实、厚朴，能导固结之滞；芍药增液以辅润；大黄推陈以致新，脾虽为约，此可疏矣。

章虚谷：腑之传化，实由脏气鼓运，是故饥则气馁伤胃，饱则气滞伤脾，胃受邪气，脾反受其约制，不得为胃行其津液而致燥，燥则浊结不行，无力输化。既非大实满痛，故以酸甘化阴润燥为主，佐以破结导滞，而用缓法治之，但取中焦得以输化，不取下焦阴气上承，故又名脾约丸。

天心按：伤寒脾约，其原因有三：一是汗出多而亡津液；一是阳邪盛，阴血虚而津液内竭；一是小便数，津液悉从小便而下。总之，都由津液受伤，肠中干燥，以致大便燥结而不下也。所以取麻仁之甘润者为君，缘肺与大肠相表里，故以杏仁之肃肺润肠者为辅，并佐芍药以养阴，合小承气汤以下气泻热，因其证非大实痛满，故用润燥通下之缓法以治之。凡老人、产后、病后及虚弱人大便秘结者，均可用此方以治之。

（2）炙甘草汤（见112页）

# （二十七）秦皮

《本经》：味苦，微寒，无毒。主风寒湿痹，洗洗寒气，除热，目中青翳白膜，久服头不白，轻身。

甄权：秦皮功能明目，去目中久热，两目赤肿，疼痛，风泪不止。作汤浴小儿身热，煎水澄清，洗赤目极效。

张璐：秦皮浸水色青，气寒性涩，肝胆药也。《本经》治风寒湿痹，取其苦燥也；又主青白翳障，取其苦降也。小儿惊痫，取其平木也。崩中带下，热痢下重，取其涩收也。老子云："天道贵啬。"此服食之品，故《本经》有久服头不白、轻身之说。而仲景白头翁汤治热痢下重，以黄柏、黄连、秦皮同用，皆苦以坚之也……其味最苦，胃虚少食者禁用。

天心按：秦皮系苦寒药，收涩止带，有清热燥湿、涩肠止痢的功能，习惯上都用此治疗热痢和眼病。仲景白头翁汤用秦皮，亦取其清热燥湿兼有涩肠止痢的作用。临床实践证明，秦皮用治热痢下重和目赤肿痛，确有良效。现代药理研究，秦皮含有秦皮素及秦皮苷，能使尿中尿酸量排出增加，对风湿病有疗效。秦皮对白喉杆菌、大肠杆菌、金黄色葡萄球菌、结核杆菌等都有抑制作用。《伤寒论》中用秦皮的仅白头翁汤一方，兹述之于下。

白头翁汤（见94页）

# （二十八）茵陈蒿

《本经》：味苦，平、微寒，无毒。主风湿寒热邪气，结热黄疸。久服轻身益气，耐老，面白悦，长年。

缪希雍：茵陈蒿味苦平，微寒，无毒，故主风湿寒热。黄疸，通身发黄，小便不利及头热，皆湿热在阳明、太阴所生病也。苦寒能燥湿除热，湿热去，则诸症自退矣……日华子云：石茵陈味苦凉，无毒，即山茵陈是也，入足阳明、太阴、足太阳三经，除湿散结热之要药也。

李士材：茵陈蒿是太阳药也，治发黄，驱湿热，利小便，通关节。按发黄有阴阳二种：茵陈同栀子、黄柏以治阳黄，同附子、干姜以治阴黄。总之，以茵陈为君，随佐、使以寒热，而理证之阴阳也。

张璐：茵陈有二种，一种叶细如青蒿者，名绵茵陈，专于利水，为湿热黄疸要药；一种生子如铃者，名山茵陈，又名角蒿，其味辛苦，小毒，专于杀虫，治口齿疮绝胜，并入足太阳。《本经》主风湿寒热，热结黄疸，湿伏阳明所生之病，皆指绵茵陈而言……按：茵陈专走气分而利湿热，若蓄血发黄，非此能治也。

天心按：茵陈蒿系苦寒药，为治疗黄疸的专药，有清湿、利小便的功能，故治黄疸诸方多用之。今药铺中所售的，有林茵陈和绵茵陈两种，治疗黄疸，当用绵茵陈，张氏之说是也。仲景用茵陈蒿，主要是治黄疸，现其以茵陈蒿各汤，即可知矣。现代药理研究，茵陈蒿主要含香豆素类成分、有机酸类成分、黄酮类成分，还含有挥发油、烯炔、三萜、甾体等。本品有解热、保肝、降压作用，在实验中还发现能抑制肠管蠕动，用小量能促进蛙心搏动，而大量则抑制。茵陈煎剂对白喉杆菌、金黄色葡萄球菌、伤寒杆菌、大肠杆菌、痢疾杆菌、枯草杆菌等都有抑制作用。笔者曾用一味茵陈蒿，佐以车前子，用治阳黄数人，亦获满意的疗效。另有报道，茵陈蒿有明显的促进胆汁分泌的作用。《伤寒论》中用茵陈蒿的仅茵陈蒿汤一方，兹述之于下。

茵陈蒿汤：治阳明病发热，但头汗出，身无汗，小便不利，渴引水浆者，此为瘀热在里，身必发黄，腹微满者。

茵陈蒿六两　栀子十四枚（擘）　大黄二两（去皮）

上三味，以水一斗三升，先煮茵陈，减六升，内二味，煮取三升，去滓，分三服。小便当利，尿如皂荚汁状，色正赤，一宿腹减，黄从小便去也。

《金匮玉函经》、成无己本水"一斗三升"均作"一斗"，"分三服"均作"分温三服"。

成无己：王冰曰："小热之气，凉以和之；大热之气，寒以取之。"发黄者，热之极也，非大寒之剂，则不能彻其热。茵陈蒿味苦寒，酸苦涌泄为阴，酸以涌之，苦以泄之，泄其热者，必以苦为主，故以茵陈蒿为君。心法南方火而主热，栀子味苦寒，苦入心而寒胜热，大热之气，必以苦寒之物胜之，故以栀子为臣。大黄味苦寒，宜补必以酸，宜下必以苦，推除邪热，必假将军攻之，故以大黄为使。苦寒相近，虽甚热，大寒必祛除，分泄前后，复得利而解矣。

谢观：太阳、阳明俱有发黄证，但头汗出而身无汗，则热不外越；小便不利，则热不下泄，故瘀热在里。然里有不同，肌肉是太阳之里，当汗而发之，故用麻黄连轺赤小豆汤，为凉散法。心胸是太阳、阳明之里，当寒以胜之，用栀子柏皮汤，乃清火法。肠胃是阳明之里，当泻之于内，故立本方，是逐秽法。茵陈经冬不凋，偏受大寒之气，故能除热邪留结，率栀子以通水源。大黄以调胃实，令一身内外瘀热，悉从小便而去，腹满自减，肠胃无伤，乃合引而竭之之法，此阳明利水之圣剂也。至于小便不利，腹微满，亦用此方者，盖以推陈致新之茵陈，佐以屈曲下行之栀子，不用枳、朴以承气，与芒硝之峻利，但以大黄以润胃中，而大便之不遽行可知，必一宿而腹始减，黄从小便去矣。

天心按：本方系治湿热郁蒸而成黄疸，热盛于湿者之主方。近来全国各地用本方随证加减以治黄疸型传染性肝炎，疗效甚佳。笔者亦曾用本方治疗湿热黄疸热盛于湿者甚多，其退黄的效力，一般都较迅速。方中大黄每剂多在二三钱之间，虽连服数十日，绝少见有大便泄泻者，谢氏之说，信非虚语。

# （二十九）白头翁

《本经》：味苦，温，无毒。主温疟狂易寒热，癥瘕积聚，瘿气，逐血止痛，疗金疮。

张璐：白头翁味苦微寒，入手足阳明血分。《本经》言：苦温者，传写之误也。其治温疟狂狷寒热等证，皆少阳、阳明热邪固结之病，结散则积血去，而腹痛止矣。《别录》止鼻衄，弘景止毒痢，亦是热毒入伤血分之候。仲景治热痢下重，有白头翁汤，盖肾欲坚，急食苦以坚之，痢则下焦虚，故以纯苦之剂坚之。男子阴疝偏坠，小儿头秃、鼻衄，及热毒下痢紫血、鲜血，用此并效；但胃虚，大便完谷不化，痢久下稀淡血水者勿服，以其苦寒降泄也。

张山雷：此药之味微苦而淡，气清质轻，《本经》虽谓苦温，然以主治温疟狂易，而仲景且以专治热痢下重，则即热毒滞下之候，古之所谓肠澼，肠有湿热实积，而欲下不爽，故为里急后重，此能泄之使通，则必非温药可知。石顽改作微寒，盖从阅历中体验得来，其说较为可信。今以通治实热毒火之滞下赤白，日数十次者，颇见奇效。向来说者，皆以苦泄导滞，专以下行为天职，且有苦能坚骨，寒能凉骨之语。惟今人绍兴何廉臣老辈，著有《实验药物学》，独谓其气轻清，为升散肠胃郁火之良药。寿颐案：此草入药，止用茎叶（按：治痢宜用根，茎叶效不佳）。本属轻扬之质，且有白毛茸茸，故得此名。物质如此，而味苦又薄，合于经文轻清发散为阳之旨。其主热毒滞下，虽曰苦能固泄，而升举脾胃清气，使不陷下，则里急后重皆除，确是此药之实在真谛。何翁此说，洵有特别见解，于物理、病理，两皆符合，颐极佩之。但终是苦泄宣通一路，不能竟以宣散郁火四字简直言之，与升麻、柴胡作一例看耳！试观《别录》以主鼻衄，其能清泄，尤为明白晓畅。

天心按：白头翁为苦寒清热药，有凉血解毒的功能，为治热痢下重的重要效药之一，并主肠风鼻衄。笔者除曾用本品治疗热痢屡获显效外，又以本品含鸦胆子加入补中益气汤中治疗休息痢及久痢不愈者多人，疗效亦极显著。现代药理研究，白头翁鲜汁、白头翁水提液有明显的抗菌作用，能抑制金黄色葡萄球菌、白色葡萄球菌、痢疾杆菌、炭疽杆菌、甲型和乙型链球菌等的生长。抗菌有效成分为原白头翁素及白头翁素，两者对大肠杆菌、结核杆菌均有抑制作用。《伤寒论》中用白头翁的仅一方，兹述之于下。

白头翁汤：治热利下重。

白头翁二两　黄柏三两　黄连三两　秦皮三两

上四味，以水七升，煮取二升，去滓，温服一升，不愈，更服一升。

《金匮玉函经》《金匮要略》白头翁均作"三两"。

钱天来：白头翁，《神农本草经》言其能逐血止腹痛，陶弘景谓其能止毒痢，故以治厥阴热痢。黄连苦寒能清湿热，厚肠胃；黄柏泻下焦之火；秦皮亦属苦寒，治下痢崩带，取其收涩也。

谢观：热利下重，乃火郁湿蒸，秽气奔迫广肠，魄门重滞难出，即《内经》"暴注下迫"是也。此方君以白头翁之苦辛而寒，以定动摇之风，而平走窍之火，升水气之下陷；臣以秦皮之苦涩而寒，以收下重之利，而坚肝、肾之滑脱；佐以黄连清上焦之火，则渴可止。使黄柏泻下焦之热，则痢自除，故用于厥阴热利初起最宜。若久利，则当用乌梅丸矣。

天心按：白头翁汤为治疗热痢的有效方剂，用之于热痢中之赤痢尤良。所谓热利，实指痢疾之属于热者而言，因下重一证，乃痢疾之特征，热利而见下重，则为痢疾无疑，考痢疾之原因，大都是湿热为患。苦寒药有燥湿清热兼厚肠胃的功能，观本方所用之药，悉系苦寒之品，故治热痢有卓效也。据近人实验，不但用本方治疗痢疾有较好的疗效，而且不论取本方中任何一味，都能获得满意的效果，可见本方实集各种治疗痢疾的有效单方而成，所以更为可贵。

# （三十）梓白皮

《本经》：味苦寒，无毒。主热毒，去三虫。

《别录》：梓皮能疗目疾，主吐逆，反胃，及小儿热疮，身、头烦热，蚀疮，煎汤浴之，并捣敷。

张璐：梓皮苦寒，能利太阳、阳明经湿热，仲景麻黄连轺赤小豆汤用之。其治温病复伤寒饮，变为胃哕者，煮汁饮之，取其引寒饮湿邪下泄也。

天心按：梓皮系苦寒药，故能治湿所生诸病，仲景用梓皮入麻黄连轺赤小豆汤中，亦不过取其苦寒之性，能清热利湿，合连轺、赤小豆，共达清利湿热的目的，使内郁的湿热，可由小便而出，则其黄自亦可随之而退。惟本品今药铺中大多不备，故用麻黄连轺赤小豆汤时，不妨以茵陈蒿代之。《伤寒论》中用梓白皮的仅麻黄连轺赤小豆汤一方，兹述之于下。

麻黄连轺赤小豆汤（见24页）

# （三十一）竹叶

《本经》：味辛，平，大寒，无毒。主咳逆上气，疗筋急恶疡，杀小虫。

缪希雍：竹叶禀阴气以生，《本经》味辛平，气大寒，无毒。甄权言甘寒，气薄味厚，入手阳明、手少阴经。阳明客热，则胸中生痰，痰热壅滞，则咳逆上气。辛寒能解阳明之热结，则痰自消，气自下，而咳逆止矣。仲景治伤寒发热大渴，有竹叶石膏汤，无非假其辛寒散阳明之邪热也。

张璐：诸竹与笋，皆甘寒无毒……《本经》主咳逆上气者，以其能清肺胃之热也；疗筋急恶疡者，以其能化身中之气也……仲景治伤寒解后、虚羸少气气逆，有竹叶石膏汤；《金匮》治中风发热、面赤头痛，有竹叶汤，总取清肺胃虚热之义。

天心按：竹叶今药铺中所售的，系产于山中的一种小竹（草本）之叶，其根绝类麦冬，其穗颇似大麦，故民间名为山大麦，因其味甘淡，故有淡竹叶之名。性甘寒，善清上焦风热，除烦止渴，用作清凉解热，确有良效。近人研究，本品含有酚性成分、氨基酸、有机酸、糖类。《伤寒论》中用竹叶的仅竹叶石膏汤一方，兹述之于下。

竹叶石膏汤：治伤寒解后，虚羸少气，气逆欲吐者。

竹叶二把　石膏一斤　半夏半升（洗）　麦门冬一升（去心）　人参二两　甘草二两（炙）　粳米半斤

上七味，以水一斗，煮取六升，去滓，内粳米，煮米熟，汤成去米，温服一升，日三服。

《金匮玉函经》、成无己本人参"二两"均作"三两"。

《医宗金鉴》：是方也，即白虎汤去知母，加人参、麦门冬、半麦、竹叶，以大寒之剂，易为清补之方，此仲景白虎变方也。

曹颖甫：用竹叶、石膏以清热，人参、甘草以和胃，生半夏以止呕，粳米、麦门冬以生津，但得津液渐复，则胃热去而中气自和矣。

天心按：本方系从白虎加人参汤加减而来，盖其意重在生津备气，养阴清热，故于白虎汤中除去苦寒之知母，易以甘寒生津之竹叶、麦门冬，仅此一加一减之间，而主治却大不相同，足见仲景立法之高妙。其用半夏者，一则止气逆之欲呕，一则化诸药之滞也。故凡一切热病瘥后，如见气液俱伤，虚羸少气，余热未尽，渴而欲呕，以及虚人伤暑，脉虚烦渴等症，用本方都有效。

# （三十二）文蛤

《本经》：味咸，平，无毒。主恶疮蚀，五痔。

李时珍：文蛤能止烦渴，利小便，化痰软坚，治口鼻中蚀疮。

张璐：文蛤咸寒，走足少阴经，为润下之味，故能止渴、利小便。《别录》治咳逆胸痹、腰痛胁急、鼠瘘崩中，即《本经》主恶疮、蚀五痔之义，取咸能软坚、入血分也。仲景伤寒太阳病，用水劫，益烦，意欲饮水，反不渴者，及《金匮》渴欲饮水不止，并用文蛤散。其治反胃吐后，渴欲饮水而贪饮者，则有文蛤汤，总取咸寒涤饮之义。

天心按：文蛤系介壳类动物之一种，为咸寒药，有止渴的功能，兼能化痰软坚及利小便，用之于消渴证，确有一定的效果。古代医家，也有认为文蛤即五倍的。陶弘景说："文蛤生东海，表有文。"又说："文蛤大小皆有紫斑。"李时珍也说："文蛤即今吴人所食花蛤也，其形一头小，一头大，壳有花斑者便是。"又说："五倍，当作五棓，见《山海经》，其形似海中文蛤，故亦同名。"可见五倍子所以也名文蛤者，因其形状相似也；但五倍子味酸性涩，乃收敛药，与文蛤之咸寒止渴完全不同，故知仲景所用的，当属介壳类之文蛤，而非五倍子也。《伤寒论》中用文蛤的仅文蛤散一方，兹述之于下。

文蛤散：治伤寒太阳病，水劫益烦，肉上粟起，意欲饮水，而口不渴，或口渴而饮水不止者。

文蛤五两

上一味为散，以沸汤和一方寸匕服，汤用五合。

《金匮玉函经》"和"字后有"服"字，无"方寸匕"后五字。成无己本"一方寸匕"作"一钱匕"。

柯韵伯：本论以文蛤一味为散，以沸汤和方寸匕服，汤用五合，此等轻剂，恐难散湿热之重邪。《金匮要略》云："渴欲饮水不止者，文蛤汤主之。"审证用方，则此为汤，而彼为散而宜也。

天心按：伤寒太阳病，当用汗法以解之，因误用水劫，以致邪热为冷气所束，不得外越，因而闭伏于内，故外见肉上起粟，内见烦躁不宁，意欲饮水，而口反不渴等外寒里热之症，自当用表里两解之法以治之。柯氏认为宜用文蛤汤而不宜一味文蛤散，其说甚是。盖文蛤汤系大青龙汤去辛温之桂皮，加止渴、利小便的文蛤而成，用之于太阳病因水劫所造成的外寒内热症，确极相合。因其烦躁渴欲饮水，故用大青龙汤去桂皮加文蛤，以解表寒而泄内热，止烦渴而利其小便也。

# （三十三）栝楼实

《本经》：味苦，寒，无毒。主消渴，身热烦满，补虚安中，续绝伤。

张璐：栝楼实甘寒润燥，宜其为治嗽消痰止渴之要药，以能洗涤胸膈中垢腻郁热耳。仲景治喉痹痛引心肾、咳唾喘息，及结胸满痛，皆用栝楼实，取其甘寒不犯胃气，能降上焦之火，使痰气下降也。

李时珍：栝楼实润燥开结，荡热涤痰，夫人知之，而不知其舒肝郁，润肝燥，平肝逆，缓肝急之功，有独擅也。

张山雷：蒌实入药，古人本无皮及子仁分用之例，仲景书以枚计，不以分量计，是其确证。盖蒌实既老，其壳空松，故能通胸膈之痹塞，而子又多油，善涤痰垢黏腻，一举两得。自《日华子本草》有其子炒用一说，而景岳之《本草正》只用其仁，张石顽之《逢原》亦云去壳，纸包压去油，则皆不用其壳，大失古人专治胸痹之义。且诸疡阳证，消肿散结，又皆以皮子并用为捷。观濒湖《纲目》附方极多，全用者十之九，古人衣钵，最不可忽。惟近今市肆，以蒌实老时，皮肉不粘，剖之不能成块，凡用全蒌者，皆乘其未老之时摘取晒干，而剖数块，方能皮肉黏合，以取美观，然力量甚薄，却无功效。所以颐欲用其全者，宁以蒌皮、蒌仁列为二物，乃能得其老者，始有实验。若但书"全瓜蒌"三字，则用如不用，此亦治医者不可不知药物之真性情也。即使但用其皮，亦是老而力足，疏通中满，确有奇能。惟景岳谓蒌仁气味恶劣，善令恶心呕吐，中气虚者不可用，是从阅历经验得来。且善动大便，令人滑泄，苟非实结，慎勿妄投，即捣碎去油，仅用其霜，亦非大府实结，不可轻投……景岳又谓本草言瓜蒌仁补虚劳，大谬。寿颐案《纲目》引《大明》，谓"子炒用补虚劳"云云，则景岳所谓，即指日华本草而言，病情药性，本极悖谬，日华盖误读《本经》补虚安中四字，而胆敢为此妄说……是可知《本经》言简，不善读之，贻祸不可胜言！……后之学者，欲读古书，慎不可不自具双眼。

天心按：栝楼今药铺中所售的，有瓜蒌和栝楼二种，瓜蒌大，栝楼小。实则今之栝楼，乃苦瓜之实，而瓜蒌则为古栝楼之正品，虽二者之功用稍有相同之处，但当用瓜蒌为是。不论瓜蒌和栝楼，药铺中都无全者，盖因嫩者体轻仁空，一般都不收购，老者整个保存，极难干燥，最易霉烂，故欲用全者，除新出时外，很难找到，在平时不妨皮、仁二者全用以代全者，张氏所说极是。又瓜蒌有二种，一种味微甘，另一种则味极甜，名糖瓜蒌，其功效则不甚相远。故本品当属甘寒药，有宽胸下气，润燥清火和消痰理嗽的效能，用治痰饮郁滞的胸痹证，最为有效。亦主痈肿，如治乳痈的神效瓜蒌散，即以本品为君。皮与仁功用相近，惟皮能达外，痈肿外症多用之。仁则多油，润燥内痈用之为佳。吉益氏认为仲景用栝楼实，主治胸痹，旁治痰饮，亦属无误。现代药理研究，本品对大肠杆菌、葡萄球菌、流感杆菌等都有一定抑制作用。本品体外实验有抗癌作用，常用于肺癌。皮称瓜蒌皮，含有皂苷，祛痰止咳作用较强，能宽胸利膈，故常用以治心绞痛。《伤寒论》中用栝楼实的只有小陷胸汤一方，加减法中用的也有一方，共二方，分述于下。

（1）小陷胸汤：治心下痞，按之则痛，脉浮滑者。

黄连一两　半夏半升（洗）　栝楼实大者一枚

上三味，以水六升，先煮栝楼，取三升，去滓，内诸药，煮取二升，去滓，分温三服。

《金匮玉函经》黄连"一两"作"二两"，成无己本栝楼实"一枚"作

"一斤"。

钱天来：夫邪结虽小，同是热结，故以黄连之苦寒主之，寒以解其热，苦以开其结，非比大黄之苦寒荡涤也。邪结胸中，则胃气不行，痰饮留聚，故以半夏之辛温滑利，化痰蠲饮而散其结滞也。栝楼实，李时珍谓其甘寒不犯胃气，能降上焦之火，使痰气下降也。此方之制，病小则制方亦小，即《内经》所云："有毒无毒，所治为主，适大小为制也。"

程应旄：黄连涤热，半夏导饮，栝楼润燥，合之以开结气。亦名曰陷胸者，攻虽不峻，而一皆直泻，其胸里之实邪，亦从此夺矣。

天心按：本方系治邪热痰饮结聚胸中而成痞满之良方，故凡湿热相搏，痰热互结不解，胸中痞闷不舒者，用本方随证加减有良效。笔者常用本方治湿温及温病挟湿而见胸中痞闷者，都获预期的疗效，谁谓伤寒方不宜于温病？要在用之当与不当耳！

（2）小柴胡汤（加减法，见30页）

# （三十四）瓜蒂

《本经》：味苦，寒。主大水，身面四肢浮肿，下水，杀蛊毒，咳逆上气，及食诸果病在胸中，皆吐下之。

张璐：酸苦涌泄为阴。仲景瓜蒂散用瓜蒂之苦寒，合赤小豆之酸甘，以吐胸中寒邪。《金匮》瓜蒂汤治中暍无汗，今人罕能用之。又搐鼻取头中寒湿黄疸，得麝香、细辛治鼻不闻香臭。瓜蒂乃阳明除湿热之药，能引去胸膈痰涎，故能治面目浮肿、咳逆上气、皮肤水气、黄疸湿热诸症，即《本经》主治也。凡尺脉虚，胃气弱，病后、产后，吐药皆宜戒慎，何独瓜蒂为然哉？故膈上无热痰、邪热者切禁。

缪希雍：瓜蒂感时令之火热，禀地中之伏阴，故其味苦气寒，有小毒，入手太阴、足阳明、足太阴经。其主大水身面四肢浮肿、黄疸者，皆脾胃虚，水气湿热，乘虚而客之也。苦以涌泄，使水湿之气外散，故能主之。经曰："高者因而越之。"病在胸中，则气不得归元，而为咳逆上气，吐出胸中之邪，则气自顺，咳逆止矣……日华子治脑寒热齆，眼昏吐痰；好古得麝香、细辛，治鼻不闻香臭，及伤食腹满，下部无脉等症，皆借其宣发涌泄，引涎追泪之功耳。

黄宫绣：甜瓜蒂即俗名"苦丁香"是也，味苦气寒，有毒。盖此味纯阴，功专涌泄，凡因热痰聚膈，而见面目浮肿，咳逆上气，皮肤水气，黄疸湿热诸症，则当用此调治，或兼他药同入涌吐，如仲景合赤小豆之酸甘，以吐胸中寒邪；《金匮》瓜蒂汤，以治中暍无汗之类，若不因其高而越，则为喘为嗽，势所必至；但非实热实证，不可轻用。

天心按：瓜蒂系用甜瓜之蒂，一名"苦丁香"，为苦寒涌吐药。有催吐的功能，能吐热痰和胃中积滞，凡胸胃中停痰食积及一切因痰火郁结上焦的痰患，均可用本品以吐之。惟必体格状实，元气不虚者，才可施用吐法，虚弱之人，在所大忌。吉益氏认为仲景用瓜蒂，主治胸中有毒，欲吐而不吐。近人研究，瓜蒂含有瓜蒂毒素，是一种苦味质，使狗中毒可致呼吸麻痹而死。内服引起呕吐的原因是由于刺激胃黏膜。瓜蒂治疗传染性肝炎和肝硬化，有一定疗效。《伤寒论》中用瓜蒂的只有瓜蒂散一方，其方证共有二条：太阳下篇说："病如桂枝证，头不痛，项不强，寸脉微浮，此为胸有寒也，当吐之，宜瓜蒂散"；又厥阴篇说："病人手足厥冷，脉乍紧者，邪结在胸中，心下满而烦，饥不能食者，病在胸中，当须吐之，宜瓜蒂散。"上条"此为胸有寒也"，《千金要方》作"此以内有久痰"，盖因古无"痰"字，故仲景《伤寒》《金匮》二书，有称痰为寒的，如本方证；或称痰为邪、为浊、为涎沫的，如本方证，皂荚丸证和桂皮芍药加皂荚汤证；也有称痰为浊唾的，如桔梗汤及桔梗白散各证，皆可为证。故《伤寒论》中用瓜蒂，实为吐去胸中痰涎积滞而设，即遵《内经》"高者因而越之"之治则。盖吐法乃攻病三法之一，仲景书中用汗、下二法的方剂较多，而吐法则仅有瓜蒂散一方。有人认为栀子豉汤亦属涌吐之方，但实非涌吐之剂。后世医家，除张子和善于运用吐法外，其他各家，对此殊少讲求，如遇应吐之病，往往不能得到及时解决，故吾同道，确有进一步研究吐法的必要。恽铁樵说："凡为病日浅，正气未虚，邪热内攻，胃不能容，生理起反应而呕者，皆可吐也。其要点，在病须阳证，正气未虚，否则禁吐。此为鄙人历数十次经验，无一或误者，用以治婴儿之病，奏效尤捷，而无流弊。"实从实践中体会而得。最近各地用一物瓜蒂散搐鼻，用治黄疸型传染性肝炎，疗效颇佳，足证古人瓜蒂能主湿热黄疸诸症之说之不误。

瓜蒂散：治邪结胸中，心下痞满，寸脉浮，上脘有痰涎宿食者，用此方以吐之。

瓜蒂一分（熬黄）　赤小豆一分

上二味，各别捣筛，为散已，合治之，取一钱匕，以香豉一合，用热汤七合，煮作稀糜，去滓，取汁和散，温顿服之。不吐者，少少加，得快吐乃止。诸亡血虚家，不可与瓜蒂散。

《金匮玉函经》赤小豆，瓜蒂各作"六铢"。《千金翼方》"一钱匕"作"半钱匕"。

柯韵伯：瓜蒂色青，像东方甲木之化，得春升生发之机，能提胃中阳气，以除胸中之寒热，为吐剂中第一品。然其性走而不守，与栀子之守而不走者异，故必得谷气以和之。赤小豆形色像心，甘酸可以保心气。黑豆形色像肾，性平沉重，熏熟而使轻浮，能令肾家之精气交于心，胸中之浊气出于口。作为稀糜，调服二味，虽快吐而不伤神，奏功之捷，胜于汗下矣。

谢观：此为吐剂之主方，凡胸中寒热湿浊，痰饮郁结之病，非汗、下所能及者，必得酸苦涌吐之品以越之，则上焦得通而阳气可复。方中瓜蒂极苦，赤豆味酸性降，相须相益，除胸中之实邪，而佐香豉粥汁合服者，借谷气以保胃气也。服之不吐，少少加服，得快吐而即止者，恐伤胃中元气也。

天心按：本方为涌吐之主要方剂。凡邪结胸中，痞满胀闷，及一切痰饮宿食壅塞胸胃之中，用本方以吐之，往往有立竿见影之妙。笔者曾治一张姓青年，因吃喜酒与人斗兴，酒食过量，次日即发热泄泻，胸闷欲呕。按其上腹，痞满拒按，此其机转，全由胃内容充满膨大，失其蠕动之力。此种未消化之胃内容物，幽门括约肌自难容其通过，故肠中虽自起救济而泄泻，但仍无济于事，因用瓜蒂散以吐之，服后吐出宿食肉块甚多，其病若失。

# （三十五）人尿

《本经》：味咸，寒，无毒。主寒热头痛，温气。童子者良。

缪希雍：人溺乃津液之浊者，渗入膀胱而出。其味咸寒，无毒，为除劳热骨蒸，咳嗽吐血，及妇人产后血晕闷绝之圣药。褚澄劳极论云："降火甚速，降血甚神，饮溺便者，百不一死；服凉药者，百不一生。"言其功力之优胜也。经云："饮入于胃，游溢精气，上输于脾，脾气散精，上归于肺，通调水道，下输膀胱。"故人服小便入胃，亦随脾之气上归于肺，下通水道，而入膀胱，乃循其旧路也，故能治肺病引火下行。凡人精气，清者为气，浊者为血，浊之清者为津液，清之浊者为小便，与血同类也，故其味咸而走血。咸寒能伏虚热，使火不上炎而血不妄溢，是以能疗褚血证也。苏恭主欠嗽上气失声，及《日华子》止劳渴、润心肺，疗血闷热狂，跌仆瘀血在内晕绝，止吐血鼻衄，皮肤皲裂，难产，胞衣不下诸症，悉由此故。《本经》主寒热、头痛、温气者，咸寒能除邪热故耳。法当热饮，热则于中尚有真气存在，其行自速，冷则惟存咸味寒性矣。

阎立陛：童便味咸，气寒，无毒，纯阳之物也，为降相火之要药，消瘀血之神品。本草治劳渴，润心肺，疗阴虚火动，热蒸如燎，久嗽失声，及治虚中渴洗，暴发赤眼，润口舌生疮，是降火之用也；疗血闷，热狂扑损，瘀血在内晕绝，止吐血、鼻血、难产、胞衣不下、血凝头通、蛇犬咬，是散血之用也。故妇人临产之时，血上抢心，恶心烦闷者；已产之后，去血过多，阴无所附者；产内血闭，恶露不行者；或呵欠顿闷，或呕逆不止，或自汗多来，皆阴虚之症，必以此至阳之物助之，使卫逆于上者，得咸寒之味而顺下，妄行于下者，亦得纯阳之气以相依。在男子阴虚不足者，与之便以滋阴；阳虚不足者，与之便以壮阳。即呕吐咯衄之症，亦用便以止之；血虚劳热之症，亦用便以和之，是皆降火散血之理，而神明其用者也……人中白即便之下凝干久者，故降火消血之用，大略相同。本草以治传尸、劳热，止肺痈吐血，泻肝火、三焦火并膀胱火，从小便而去，其义亦不甚远也。特其既经火煅，则稍除寒气，而干久则效亦缓，故急则用便，缓则用白。秋石即便之依法以秋露斩其滓秽，经阴阳二炼而成者也，得日精火焰之气，已变寒为温，况其物本出心肾水火二脏而流于小肠，而又假天地之水火，凝而为体，又名还元丹，能滋肾水，反本还元，养丹田，归根复命，安五脏，润三焦，消痰咳，退骨蒸，软坚块，明目清心，延年益寿……久服去百病，强骨髓，补神血，开心益智，补暖下元，悦色进食，则脐下常如火暖，诸般冷疾，久年冷劳，虚惫者皆愈。所以人部中称人乳、紫河车，并斯三者，均为接命之至宝，良不诬也。

天心按：人尿系咸寒养阴降火药，有清火止血、消瘀散血的功能，为一切血证之要药。故凡吐血、衄血、咳血、妇人产后血晕，以及跌打损伤，血瘀疼痛者，用本品均有卓效。褚氏说凡血证服溲溺百无一死，洵属经验之谈。聂云台《结核辅生疗法》中谓人尿含有荷尔蒙（激素），用治肺结核甚妙，并附治验多则，都服一味人尿而愈。但不少患者，每嫌秽浊而不肯服用，故笔者常嘱病家用童便加入药中，不令病人知晓，以治跌打损伤及诸失血证，都有很好的疗效。《伤寒论》中用人尿的，只有白通加猪胆汁汤一方，用治少阴病、利不止、厥逆无脉、干呕而烦者的亡阳伤津危证，故加猪胆汁、人尿于大热回阳方中，润燥降逆而为反佐，使服后不致格拒，以收回阳救逆的效果。

白通加猪胆汁汤（见43页）

# （三十六）猪胆汁

《本经》：味苦，寒，无毒。主伤寒热渴。

李时珍：猪胆能通小便，敷恶疮，杀疳䘌，治目赤、目翳，明目，清心脏，凉肝脾，入汤沐发，去腻光滑。又说：方家用猪胆，取其寒能胜热，滑能润燥，苦能入心，又能去肝胆之火也。

成无己：仲景以猪胆汁和醋少许，灌入谷道中，通大便神效。盖酸苦益阴润燥而泻便也。又治少阴下利不止，厥逆无脉，干呕烦者，以百通汤加猪胆汁主之。若调寒热之厥者，令热必行，则热物冷服，下嗌之后，冷体既消，热性便发，故病气自愈。此所以和人尿、猪胆咸苦之物，于白通热剂之中，使其气相从，而无格拒之患也。又说：霍乱病吐、下已断，汁出而厥，四肢拘急，脉微欲绝者，通脉四逆汤加猪胆汁主之。盖阳气太虚，阴气独胜，纯与阳药，恐阴气格拒不得入，故加猪胆汁苦入心而通脉，寒补肝而和阴，不致格拒也。

天心按：猪胆汁系苦寒泻火润燥药，其性下行滑润，能通大便而降邪火，凡大便因火热燥结，不胜攻下，以及肝火上升，以致目赤、目痛者，均可用本品灌汤或内服。曹颖甫《经方实验录》曾谓一患者大便秘结，经用西法灌肠数次不效，用猪胆汁灌入即通，可知古人经验的可贵。张锡纯《衷中参西录》载有羊肝猪胆丸方，治久患目疾，视物昏暗不明，笔者曾试用数次，确有一定的效果。近人用本品治疗百日咳，疗效亦佳。民间用猪胆治天蛇头，其法：取猪胆一枚，将患指浸入胆汁内，系好，如觉热，则另换一枚，效亦显著。李氏谓敷恶疮，亦仅而有征。仲景用猪胆汁，有两种作用：其一是用作灌肠导便的，如用猪胆汁和醋少许，灌入肛门内者是；其二是用作从治反佐的，如白通加猪胆汁汤是。喻嘉言谓猪胆汁能治厥巅疾，王孟英《王氏医案》亦有仿喻氏法治验的记载，不过取猪胆汁之苦寒下降，以平其上逆之火耳。现代药理研究，猪胆汁含有胆汁酸、胆色素、黏蛋白、脂类及无机物等，对黄疸型传染性肝炎亦有较好疗效。《伤寒论》中用猪胆汁的，除白通加猪胆汁汤外，尚有猪胆汁导便方，则附于蜜煎导方之后。其用法，详后蜜煎导方下，此不加赘述。

# （三十七）猪肤

味甘，寒，无毒。主少阴下利，咽痛。

张璐：猪肤，皮上白膏是也，取其咸寒入肾，用以调阴散热，故仲景治少阴病下痢、咽痛、胸满心烦，有猪肤汤，予尝用之，其效最捷。

天心按：猪肤系甘寒药，有滋阴润燥的功能，故用于虚火上炎，咽干燥痛之症，最为合辙。惟笔者对此味，若无实验，故难加以意说。《伤寒论》中用猪肤的只有猪肤汤一方，兹述之于下。

猪肤汤：治少阴病，下利、咽痛、胸满、心烦者。

猪肤一斤

上一味，以水一斗，煮取五升，去滓，加白蜜一升，白粉五合熬香，和合相得，温分六服。

《金匮玉函经》、成无己本"和"字后均无"合"字。

方有执：猪属亥，宜入少阴。肤乃外薄，宜能解外，其性则凉，固能退热，邪散而热退，烦满可除也。白蜜润燥以和咽，咽利而不燥，痛可愈也。白粉益土以胜水，土旺水制，利可止也。

曹颖甫：猪肤以补胰液，白蜜以补膵液，加炒香之米粉，以助胃中消化力。若饭灰然，引胃浊下行，但令回肠因润泽而通畅，则腐秽可一泄而尽，下气通则上气疏，咽痛、胸满、心烦，且一时并愈矣。

天心按：余无言说："本条（指猪肤汤证）以下利、咽痛、胸满心烦而用猪肤汤。夫下利、心烦及咽痛，均有治法，本篇言之详矣，惟胸满一证，未有明文。然以猪肤、白米粉测之，则仍为少阴证之虚满，而非实满也可知。《伤寒论》之定例，即是有一证，加一药，无一证，去一药，其症状明白俱在，运用之妙，在乎一心，参酌情形，加味可耳，何必用此猪肤汤哉？且猪肤一物，已成千古疑案，吴绶以为是挦猪时刮下黑皮。王好古以为是猪皮，方有执以为是皮外毛根之薄肤，喻昌以为是皮之内层肥白。吴仪洛以为当取厚皮，泡去肥白油，刮取皮上一层白腻者是。舒驰远以为内去油，外去毛刮净白者是。庞安时以为是猪膊膏。诸说纷纭，莫衷一是，由汉代至今，尚不知猪肤为何物。则虽有此汤之设，诸家何尝用过？以从未试用之方，盲然宣示后人，岂可为训乎？"所说不为无见；但张璐谓尝用本方治本证，其效最捷。则知本方用于少阴病阴虚火炎，以治下利、咽痛、胸满心烦者，确有一定的疗效。至于猪肤一物，虽众说纷纭，但诸家所说，总不外猪之外皮，既同为猪之外皮，则有滋阴润燥的功能，当无疑义。且张氏已有治验，吾人当遵张氏之说，采用皮上的膏可也。

# （三十八）蜀漆

《本经》：味苦，寒，有毒。主疟及咳逆寒热，腹中癥坚痞结，积聚邪气，蛊毒，鬼疰。

张璐：蜀漆即常山之苗，故《本经》治疟及咳逆寒热，积聚蛊毒，功效与之相类。《金匮》治牝疟独寒不热者，有蜀漆散，用蜀漆、云母、龙骨，酢浆水服之。温疟加蜀漆一钱。用酸浆者，取酸以收敛蜀漆之辛散也。

李时珍：常山、蜀漆，有劫痰截疟之功，须在发散表邪，及提出阳分之后，用之得宜，神效立见，用失其法，真气必伤。夫疟有五脏六腑疟，痰、湿、食积、瘴疫、鬼邪诸疟，须分阴阳虚实，不可一概论也。常山、蜀漆，生用则上行必吐，酒蒸炒熟用则气稍缓，少用亦不致吐也……盖无痰不作疟，二物之功，亦在驱逐痰水而已……蜀漆乃常山苗，功用相同，今并为一。

天心按：蜀漆系常山的苗叶，味颇甜，故俗名甜茶，其功用与常山相同，惟其性较常山轻扬，二者都有杀灭疟原虫的效力，故均为治疗疟疾的特效药。《千金》《外台》疟疾门类中用常山和蜀漆治疟的方子甚多，民间也流传有截疟效方五虎擒羊（常山、蜀漆、草果、槟榔、枳壳），都证明了古人经验的可贵。常山和蜀漆，除能截疟外，尚有驱痰逐水的功能，多用则能使人吐，故亦为涌吐实痰的妙剂。现代药理研究，常山含有多种生物碱，主要为甲、乙、丙三种常山碱，为互变异物体，对疟疾有效。尚有常山次碱、4-喹唑酮、伞形花内酯等。其中常山碱的抗疟作用比奎宁大16倍。常山能抑制流感病毒$PR_8$，并有抗阿米巴原虫及解热的作用，其抗阿米巴原虫作用比吐根强，解热作用比柴胡强。能兴奋子宫，对受孕子宫尤显著。三种常山碱均能降血压，超过治疗剂量时，常见腹泻甚则胃肠出血，肝肾受损，并有催吐作用，为防止呕吐，常与半夏、藿香、陈皮、乌梅、生姜同用。《伤寒论》中用蜀漆的共有两方，其一为桂枝加蜀漆牡蛎龙骨救逆汤，其一为牡蛎泽泻散。二方用蜀漆，不过取其有驱痰逐水的作用而已，兹将二方分述于下。

（1）桂枝去芍药加蜀漆牡蛎龙骨救逆汤（见12页）

（2）牡蛎泽泻散（见184页）

# （三十九）甘草

《本经》：味甘，平，无毒。主五脏六腑寒热邪气，坚筋骨，长肌肉，倍气力，金疮尰，解毒。久服轻身延年。

李东垣：甘草生用泻火热，熟用散表寒，去咽痛，除邪热，续正气，养阴血，补脾胃而润肺。又说：甘草味甘，气薄，可升可降，阴中阳也，阳不足者，补之以甘。甘温能除大热，故生用则平气，补脾胃之不足；炙之则气温，补三焦之元气而散表寒……凡心火乘脾，腹中急痛，腹皮急缩者，宜倍用之。其性能缓急，而又协和诸药，使之不争，故热药得之缓热，寒药得之缓其寒，寒热相杂者，用之得其平。

《本草备要》：甘草有补有泻，能表能里，可升可降，味甘。生用补脾胃不足而泻心火；炙用气温，补三焦元气而散表寒。入和剂则补益，入汗剂则解肌；入凉剂则泻邪热，入峻剂则缓正气；入润剂则养阴血，能协和诸药，使之不争。生肌止痛，通行十二经，解百药毒，故有"国老"之称。中满者忌之……昂按：甘草之功用如是，故仲景有甘草汤、甘草芍药汤、甘草黄芩汤、炙甘草汤，以及桂枝、麻黄、葛根、青龙、四逆、调胃、建中、柴胡、白虎等汤，无不重用甘草，赞助成功。即如后人益气、补中、泻火、解毒诸剂，皆倚甘草。为君必重用，方能建效，此古法也。奈何时师每用甘草，不过二三分而止，不知始自何人，相习成风，牢不可破，殊属可笑。附记于此，以正其失。

天心按：甘草为甘缓解毒药，有解毒、补虚、泻火、和药诸功能，兼有缓解急迫及去痰止嗽诸作用，所以应用范围极广泛，除中满证忌用外，各种方中多用之。泻火解毒宜生用，补虚温中宜炙用，但在使用时，亦当视病情之缓急，凡药欲其行急者，类皆不用甘草；如欲其行缓者，则必用甘草，以甘草能缓留药力，使徐徐而发挥其作用也。吉益氏认为仲景用甘草，主治里急、急痛、挛急、厥冷、烦躁、冲逆等诸般迫急之毒。现代药理研究，甘草含有甘草甜素（是一种皂苷，是甘草酸的钾、钙盐）、甘草苷（属黄酮苷）、$\beta$-谷甾醇、维生素H、苦味素、蔗糖、淀粉等。甘草甜素或其钙盐有较强的解毒作用，对白喉毒素、破伤风毒素有较强的解毒作用，对于一些过敏性疾患、河豚毒及蛇毒亦有解毒作用。甘草甜素可使高血压患者血中胆固醇含量降低和血压下降。甘草甜素和甘草次酸及其盐类有明显抗利尿作用，并有抗酸和解痉作用，更有抗炎、抗过敏反应作用，对月经病及晚期妊娠中毒症有效，长期应用有水肿及高血压的副作用。甘草制剂有肾上腺皮质激素样作用，主要活性成分甘草酸与甘草次酸可能抑制肾脏11$\beta$-羟甾脱氢酶而起效。

《伤寒论》中用甘草的共有七十方，乃全书所用八十七味药物中之最多者。其用甘草的意义，确如诸家所说，不外下列数种：（1）用作协助解表的，如桂枝、麻黄、葛根诸汤；（2）用作缓解急迫的，如芍药甘草汤；（3）用作缓留药力的，如调胃承气汤；（4）用作祛痰理嗽的，如小青龙汤；（5）用作补虚的，如炙甘草汤；（6）用作泻火的，如甘草汤和桔梗汤。除此以外，大概都作为调和诸药之用为多。兹将《伤寒论》中用甘草的各方，分述于下。

（1）甘草汤：治少阴病二三日，咽痛者。

甘草二两

上一味，以水三升，煮取一升半，去滓，温服七合，日二服。

徐彬：甘草一味单行，最能和阴而清冲、任之热，每见生便痈者，骤煎四两，顿服立愈，则其能清少阴客热可知，所以为咽痛专方也。

天心按：本方仅有甘草一味成方，原为治少阴虚火上炎以致咽痛者而设，盖取甘草以补其虚而泻其上炎之火。但咽痛一证，有太阳、阳明、少阴之不同，太阳咽痛宜汗法，阳明咽痛宜清、宜下，惟少阴咽痛，则汗、清、下皆非所宜，故用补虚泻火之甘草以治之。且《伤寒论》中诸方，都用炙甘草，惟本方则生用而不炙，盖以甘草生用则能补虚而泻火，炙则补脾胃而和中，一生一炙，所主不同，足证仲景用药，真是一丝不苟。但本方仅能治少阴病虚火上炎，津液未伤之咽痛，若阴虚火旺，真阴枯涸，舌红无苔，而见咽干而痛者，则宜滋阴降火为主，又非本方所能治了。且甘草药性和平，单独用之，药量宜较多，如用之过轻，往往疗效不显，此亦不可不知。

（2）甘草干姜汤：治太阳病误汗，胃中阳虚，吐逆咽干，烦躁而厥，并治肺痿吐涎沫而不咳不渴，头眩，遗尿，小便数。

甘草四两　干姜二两

上二味，以水三升，煮取一升五合，去滓，分温再服。

《金匮玉函经》甘草"四两"作"二两"，"味"字后有"㕮咀"二字。成无己本同，惟干姜后有"炮"字，甘草仍作"四两"。

吴仪洛：甘草干姜汤，即四逆汤去附子也。辛甘合用，专复胸中之阳气，其夹食夹阴，面赤足冷，发热喘咳，腹痛便滑，内外合邪，难于发散，或寒药伤胃，合用理中，不便参、术者，并宜服之，真胃虚挟寒之圣剂也！

陈恭溥：甘草干姜汤，温脾土而生阴液之方也。凡手、足太阴之阳气不足，以致阴津不生者，皆用之。

谢观：以为治胃虚挟寒之圣剂。盖肺痿虽为热证，然由亡津液以致虚，因虚而生热，若投以苦寒之剂，非苦从火化而增热，则寒为热拒而不纳矣。此方妙在以甘草之大甘为主，佐以炮透之干姜，变其辛温之性，而为苦温之用，于甘温除大热成法中，又参以活法……惟脉沉畏冷，呕吐自利者，虽无厥逆，乃属四逆汤证。

天心按：本方辛甘合用，重在恢复脾胃之阳气，其作用和理中汤无殊，惟本方适用于脾胃阳虚初起，症状较轻者。因其阳虚仅在脾胃，故于四逆汤中除去附子，理中汤中除去参、术。凡由误汗后表里俱虚，损及胃阳者，本方均主之。他如吐血、衄血之由于肺胃阳虚，以及肺痿之属于虚寒者，本方都有良效。

（3）甘草附子汤：治风湿骨节疼痛，汗出短气，小便不利，恶风，或身微肿。

甘草二两（炙） 附子二枚（炮，去皮，破） 白术二两 桂枝四两（去皮）

上四味，以水六升，煮取二升，去滓，温服一升，日三服。初服得微汗则解，能食，汗止复烦者，将服五合，恐一升多者，宜服六七合为始。

《金匮玉函经》白术、甘草均作"三两"，煮取"三升"作"二升"。《外台秘要》甘草亦作"三两"。《金匮要略》、成无己本均无"将"字，"始"字均作"妙"字。《千金翼方》"始"字作"疟"字。又《外台秘要》风湿门引《古今录验》附子汤，即本方。

王晋三：甘草附子汤，两表两里之偶方。风淫于表，湿流关节，治宜两顾，白术、附子顾里胜湿，桂枝、甘草顾表胜风。独以甘草冠其名者，病深关节，义在缓而行之。若驱之太急，风去而湿乃留，反遗后患矣！

吴仪洛：此方用附子除湿温经，桂枝去风和营，术去湿实卫，甘草辅诸药而成敛散之功也。

天心按：本方与桂枝附子汤、去桂加白术汤等，同为扶阳去湿，主治风湿病之方剂。桂枝附子汤治风湿之在表者，去桂加白术汤治风湿之在肌肉者。本方则治风湿之深入关节者，因风湿陷入关节之中，如用猛悍的方药以驱散之，则风邪虽去，而湿邪仍留，故取甘草之甘，以缓留诸药，使药理缓行，借达风湿俱去之目的。此仲景独以甘草名方之真义，这对后世医家制方配剂来说，确有很大的启发。

（4）甘草泻心汤：治伤寒、中风误下成痞，呕利心烦者。

甘草四两（炙） 黄芩三两 干姜三两 半夏半升（洗） 大枣十二枚（擘） 黄连一两

上六味，以水一斗，煮取六升，去滓，再煎取三升，温服一升，日三服。

林亿：上生姜泻心汤法，本云理中人参黄芪汤，今详泻心以疗痞，痞气因发阴而生，是半夏、生姜、甘草泻心三方，皆本于理中也。其方必各有人参，今甘草泻心汤中无者，脱落之也。又按《千金》并《外台秘要》，治伤寒蜃食，用此方皆有人参，知脱落无疑。

《外台秘要》干姜"三两"作"二两"，半夏"洗"字后有"去滑"二字。又说："一方有人参三两。"《总病论》本方有人参，并注："胃虚，故加甘草，伊尹甘草泻心汤即本方有人参。"《金匮》狐惑病后，本方亦有"人参三两"。

徐灵胎：两次误下，故用甘草以补胃，而痞自除。俗医以甘草满中，为痞呕禁用之药，盖不知虚实之义也。

谢观：误下而成胸痞呕利，是脾胃之正气已虚，而寒热杂邪仍未能去。方中先以甘草、大枣之甘温，扶脾胃之气；再以芩、连之苦寒与干姜、半夏之辛温合用，以泻胃脘寒热互结之痞硬，攻补兼施，最为得法。

天心按：本方系治误下后脾胃虚弱，心下痞硬之主方。伤寒太阳证，而医误下之，利遂不止，宜葛根黄芪黄连汤。又太阳病外证未解，而数下之，遂协热下利，宜桂枝人参汤。此二汤证，均为误下后之变证，而外证未除之葛根黄芪黄连汤证则偏于热，桂枝人参汤证则偏于寒，故一用芩、连以清里，葛根以解外；一用桂枝以解外，理中以温里。本方证之下利，虽与上述二者同，但前者重在下利，后者重在心下痞硬，故不能一概而论。且本方证之心下痞硬与下利，实因误下脾胃受伤，表热业已内陷，加之症状又见寒热夹杂，故除去桂枝、葛根等解表之药，而以参、姜、芩、连等寒、热、补、泻之品专救其里。其所以重用甘草者，一方面可补脾胃之虚，另一方面又可缓心下痞硬之结也。

（5）炙甘草汤：治伤寒脉结代，心动悸者。

甘草四两（炙）　生姜三两（切）　人参二两　生地黄一斤　桂枝三两（去皮）　阿胶二两　麦门冬半升（去心）　麻仁半升　大枣三十枚（擘）

上九味，以清酒七升，水八升，先煮八味，取三升，去滓，内胶，烊消尽，温服一升，日三服。一名复脉汤。

《金匮玉函经》、成无己本大枣"三十枚"均作"十二枚"。

柯韵伯：用生地为君，麦冬为臣，炙甘草为佐，大剂峻补真阴，开来学滋阴之一路也。反以甘草名方者，借其载药入心，补离中之虚，以安神明耳。然大寒之剂，无以奉发陈蕃秀之机，必须人参、桂枝佐麦冬以通脉，胶、麻佐地黄以补血。甘草不使速下，清酒引之上行，且生地、麦冬得酒力而更优也。

丹波元简：《名医别录》云："甘草通经脉，利血气。"《证类本草》《伤寒类要》皆云："治伤寒心悸，脉结代者，甘草二两，水三升，煮一半，服七合，日一服。"由此观之，心悸，脉结代，专主甘草，乃取乎通经脉，利血气，此所以命方曰炙甘草汤也。诸家厝而不释者何？

天心按：本方原为伤寒脉结代，心动悸者而设。但据笔者经验，凡血虚心悸，或心脏病之属虚者，以及女子干血劳，但见结代之脉者，投以本方，都有神效。

（6）桂枝汤（见2页）

（7）桂枝加葛根汤（见4页）

（8）桂枝加附子汤（见5页）

（9）桂枝去芍药汤（见6页）

（10）桂枝去芍药加附子汤（见6页）

（11）桂枝麻黄各半汤（见6页）

（12）桂枝二麻黄一汤（见7页）

（13）桂枝二越婢一汤（见7页）

（14）桂枝去桂加茯苓白术汤（见8页）

（15）桂枝加桂汤（见14页）

（16）桂枝甘草龙骨牡蛎汤（见13页）

（17）桂枝加芍药汤（见10页）

（18）麻黄汤（见18页）

（19）麻黄杏仁甘草石膏汤（见21页）

（20）大青龙汤（见19页）

（21）小青龙汤（见20页）

（22）麻黄附子甘草汤（见23页）

（23）桂枝加厚朴杏子汤（见9页）

（24）桂枝加芍药生姜各一两人参三两新加汤（见9页）

（25）桂枝甘草汤（见14页）

（26）茯苓桂枝甘草大枣汤（见140页）

（27）小建中汤（见11页）

（28）桂枝去芍药加蜀漆牡蛎龙骨救逆汤（见12页）

（29）柴胡桂枝干姜汤（见35页）

（30）栀子甘草豉汤（见69页）

（31）栀子柏皮汤（见71页）

（32）调胃承气汤（见85页）

（33）桃核承气汤（见193页）

（34）半夏泻心汤（见158页）

（35）生姜泻心汤（见161页）

（36）黄芩汤（见74页）

（37）黄芩加半夏生姜汤（见75页）

（38）黄连汤（见78页）

（39）旋覆代赭汤（见199页）

（40）厚朴生姜半夏甘草人参汤（见133页）

（41）白虎汤（见54页）

（42）白虎加人参汤（见56页）

（43）竹叶石膏汤（见96页）

（44）茯苓甘草汤（见141页）

（45）四逆汤（见170页）

（46）四逆加人参汤（见171页）

（47）葛根汤（见27页）

（48）葛根加半夏汤（见28页）

（49）葛根黄芩黄连汤（见28页）

（50）小柴胡汤（见30页）

（51）柴胡加芒硝汤（见33页）

（52）柴胡桂枝汤（见34页）

（53）通脉四逆加猪胆汤（见173页）

（54）茯苓四逆汤（见142页）

（55）四逆散（见37页）

（56）当归四逆汤（见195页）

（57）当归四逆加吴茱萸生姜汤（见196页）

（58）芍药甘草汤（见50页）

（59）理中丸（见165页）

（60）桂枝附子汤（见15页）

（61）去桂加白术汤（见175页）

（62）茯苓桂枝白术甘草汤（见142页）

（63）芍药甘草附子汤（见51页）

（64）桂枝人参汤（见11页）

（65）麻黄连轺赤小豆汤（见24页）

（66）桔梗汤（见47页）

（67）麻黄升麻汤（见24页）

（68）半夏散及汤（见159页）

（69）桂枝加大黄汤（见10页）

（70）通脉四逆汤（加减法，见172页）

# （四十）人参

《本经》：味甘，微寒，无毒。主补五脏，安精神，定魂魄，止惊悸，除邪气，明目，开心，益智。久服轻身延年。

李东垣：人参补肺中元气，肺气旺则四脏之气皆旺，精自生而形自盛，肺主诸气故也。仲景云：病人汗后身热，亡血，脉沉迟者，下利身凉，脉微血虚者，并加人参。古人血脱者益气用人参，血虚者亦宜用之。

《本草蒙筌》：人参补虚，虚寒可补，虚热不可补；气虚宜用，血虚亦宜用，但恐阴虚火动，劳嗽吐血，病久虚甚者，不能抵当其补耳，非谓不可补也。如仲景治亡血脉虚，非不知火动也，用此以补之，谓气虚血弱，补气则血自生，阴生于阳，甘能生血故也。葛可久治痨瘵大吐血后，亦非知由火载血上也。用此一味煎服，名曰独参汤，盖以血脱须先益其气尔。丹溪治劳嗽火盛之邪，制琼玉膏以之为君；或以此单熬，亦曰人参膏，服后肺火反除，嗽病渐愈者，又非虚火可补之明验耶？若古方书云："诸痛不宜服参、芪。"此亦指暴病气实者而言，若久病气虚而痛，何尝拘于此耶！东垣治中汤同干姜用，治腹痛吐逆者，亦谓里虚则痛，补不足也……丹溪治外感挟内伤证，必与黄芪同用，托住正气，仍恐性缓，不能速达，少加附子。资其健悍之性，以助成功。是知火与元阳，热不两立，一胜一负，辄用匡扶。经云："邪所凑，正必虚是尔。"

徐灵胎：人参得天地精英纯粹之气以生，与人之气体相似，故于人身无所不补，非若他药有偏长，而治病各有所能也。凡补气之药皆属阳，惟人参能补气而体质属阴，故无刚燥之病，而又能入于阴分，最为可贵，然力大而峻，用之失宜，其害亦甚于他药也。今医家之用参，救人者少，杀人者多。盖人之死于虚者十之一二，死于病者十之八九。人参长于补虚而短于攻疾，医家不论病之已去未去，于病久或体弱，或富贵之人，皆必用参，一则过于谨慎，一则借以塞责，而病人亦以用参为慈孝之道。不知病未去而用参，则非独元气不充，而病根遂固，诸药罔效，终无愈期，故曰杀人者多也。或曰："仲景伤寒方中病未去而用参者不少，如小柴胡，新加汤之类，何也？"曰："此则以补为泻之法也。"古人曲审病情，至精至密，知病有分有合。合者邪正并居，当专以攻散；分者邪正相离，有虚有实，实处宜泻，虚处宜补。一方之中，兼用无碍，且能相济，则用人参以建中生津，拓出邪气，更为有力。若邪气尚盛而未分，必从专治，无用参之法也。况用之皆入疏散药中，从无与熟地、萸肉等药同入感证方中者。明乎此，而后能不以生人者杀人矣！

天心按：人参系大补元气药，能回元气于无何有之乡。如久病元气大亏及一切失血过多，病情危急之时，用人参大剂服之，确可挽回人命于俄顷。故凡内伤不足诸证，由于元气虚弱者，本品都不可缺。又如虚人受邪，不胜攻散者，可加本品于攻散方中，用作补正托邪，亦可并行而不悖，如参苏饮、黄龙汤等是其例。惟正气不虚，邪气方盛者，则在所大忌；否则，就不免要犯"实实"之祸。考人参一物，由于产地不同，而功效亦稍有别，产于吉林一带的，名吉林人参，即今所称人参者是；产于朝鲜的，名高丽人参，即今所称高丽参、朝鲜参、别直参者是；产于日本的，名东洋人参，即今所称东洋参、大力参者是；产于上党的，名上党人参，即今所称党参者是；产于欧美诸国的，名西洋人参，即今所称西洋参者是。此外，尚有太子参，南、北力参，珠儿参等多种。人参、高丽参、东洋参都属温性，宜用于虚寒之证。西洋参、南北沙参、珠儿参等都属凉性，虚热之证宜之。党参、太子参则属于平性，一般虚弱病都可用，要配伍得宜尔。大概温性中以吉林野山人参效力最大，但价昂难得。移山人参（是指由野山人参幼苗移栽到人工参地后培育而成的人参）则效力逊于高丽参与东洋参，故一般救急都用高丽参。西洋参用于热性病的虚弱患者，亦有起死回生之效。南、北沙参虽能清补肺脾，但其药力微不足道，非多服、久服不为功。党参确系补虚良品，价廉效著，但味甘性缓，临危救急，实非其长。太子参书载功同人参，今药铺中有北路、南路二种，北路太子参，实即小枝之人参，谓其功同人参，自属无误；而南路太子参，形如麦冬，味甘淡，其药力则远不及党参，亦非救急之品。珠儿参味极苦，泻火则有余，补虚则不足，除用治因火牙痛外，他非所宜也。笔者曾用大剂高丽参，治产后血崩不止，少产去血过多，以及大吐血症等病势岌岌可危者多人，均获覆杯而安之效，诚为培元固脱之良药。吉益氏谓仲景用人参，主治心下痞坚、痞硬、支结，旁治不食呕吐、善睡、心痛、腹痛、烦悸等，亦可供参考。现代药理研究，人参含有皂苷类（人参苷、人参辛苷及人参宁等）、挥发油（主要成分为倍半萜烯）、脂肪酸（人参酸）、植物甾醇、维生素、糖和酶等，能增强中枢神经兴奋，提高灵活性，对抑制也有影响；又能作用于垂体，而兴奋垂体-肾上腺系统，增强其对有害刺激的抵抗力，提高动物对低温或高温的抵抗力。有强心作用，对血压小剂量使之增高，大剂量使之下降。其抗利尿作用与去氧皮质酮相似，是由于血钾增高而刺激肾上腺皮质分泌糖皮质激素而实现。又能影响代谢，对高血糖有抑制作用，并能调节胆固醇代谢，抑制高胆固醇血症的发生。用治神经衰弱、精神病、心血管系统疾病、糖尿病、阳痿、慢性胃病及传染性肝炎等都有效果。党参含有皂苷、糖等，其有效成分能使红细胞增加，白细胞减少，白细胞中中性粒细胞增多，淋巴细胞减少。有降压作用，血压降低原因，是由于能使机体周围血管扩张。党参1比40浸液无溶血现象，但能与红细胞作用变色而发生混浊沉淀。西洋参含苷类（主要为人参苷）、少量挥发油、树脂、淀粉及糖分。太子参含有果糖、淀粉、皂苷，北沙参含有生物碱，南沙参含有皂苷。《伤寒论》中用人参的共二十二方，分述于下。

（1）桂枝加芍药生姜各一两人参三两新加汤（见9页）

（2）小柴胡汤（见30页）

（3）柴胡加芒硝汤（见33页）

（4）柴胡加龙骨牡蛎汤（见36页）

（5）柴胡桂枝汤（见34页）

（6）生姜泻心汤（见161页）

（7）黄连汤（见78页）

（8）干姜黄芩黄连人参汤（见164页）

（9）旋覆代赭汤（见199页）

（10）厚朴生姜半夏甘草人参汤（见133页）

（11）白虎加人参汤（见56页）

（12）竹叶石膏汤（见96页）

（13）四逆加人参汤（见171页）

（14）茯苓四逆汤（见142页）

（15）理中丸（见165页）

（16）附子汤（见174页）

（17）桂枝人参汤（见11页）

（18）炙甘草汤（见112页）

（19）吴茱萸汤（见178页）

（20）乌梅丸（见202页）

（21）半夏泻心汤（见158页）

（22）通脉四逆汤（加减法，见172页）

# （四十一）大枣

《本经》：味甘，平，无毒。主心腹邪气，安中养脾，助十二经，平胃气，通九窍，补少气、少津液，身中不足，大惊，四肢重，和百药。久服轻身长年。

徐灵胎：枣味甘，而肉厚色赤，得火之色、土之味，故能建立中焦，温养脾胃，为后天之本。万物生于土，土气充盈，诸经自皆受益矣。

《玉楸药解》：大枣之补土，补血以化气也；人参之补土，补气以生血也。又说：凡内伤肝、脾之病，土虚木燥，风动血耗者，非此不可，而尤宜于外感发表之际，盖汗、血一也。又按仲景于中风证用桂枝汤，桂枝、生姜开经络而泄荣郁，若不以大枣补其荣阴，则汗出血亡，外感去而内伤来矣，故用大枣是补泄并行之法也。肺痈证，用葶苈大枣泻肺汤，葶苈泻肺气，必用大枣之甘以缓之，庶泻肺而不伤肺，此亦补泻并行之义也。内有水气，心下痞硬满，引胁下痛证，用十枣汤，芫花、甘遂、大戟，大决积水，必用大枣十枚，保其脾精，复名其汤为十枣汤者，以防攻击之太过，此亦补湿并行之义也。然则大枣之用，亦可知矣。

天心按：大枣系甘缓滋补药，功能补脾胃，止泻利，调和诸药。以其味甚甘，故有缓解挛急的作用。常与生姜同用，作为佐使药，如用于补剂中，则有健脾和胃的功效；入于表散药中，则能助表药以发汗，盖生姜味辛，大枣味甘，二药相合，正合《内经》"辛甘发散"之旨。但其性颇壅滞，中满者忌之。仲景用大枣则有二义：一则与生姜同用于发表方中，取其保脾胃及助表药同奏发表之功，如桂枝汤、葛根汤；一则取其甘缓滋补以缓峻药之迅悍，俾得从容排除体内的有害物质，并借以保持正气，如十枣汤、葶苈大枣泻肺汤。吉益氏谓仲景用大枣，主治牵引强急，旁治咳嗽、奔豚、烦满、身疼、胁痛、腹中痛，亦无非以其有滋补缓急的功能尔。现代药理研究，大枣含有蛋白质、脂肪、碳水化合物、钙、磷、铁、胡萝卜素、核黄素、维生素C等，对治过敏性紫癜有效。《伤寒论》中用大枣的共有四十方，分述如下。

（1）十枣汤：治太阳中风，表解里未和，其人漐漐汗出，发作有时，头痛，心下痞硬满，引胁下痛，干呕短气，汗出不恶寒者，以及悬饮、支饮、水肿病之属实者。

芫花（熬） 甘遂 大戟

上三味等分份，分别捣为散，以水一升半，先煮大枣肥者十枚，取八合，去滓，内药末，强人服一钱匕，羸人服半钱，温服之，平旦服。若下少，病不除者，明日更服，加半钱，得快下利后，糜粥自养。

陈蔚：三味皆辛苦寒毒之品，直决水邪，大伤元气。柯韵伯谓："参、术所不能君，甘草又与之相反，故取十枣以君之，一以顾其脾胃，一以缓期峻毒。"得快利后，糜粥自养，一以使谷气内充，一以使邪不复作，此仲景用毒药攻病之法，尽美又尽善也。

柯韵伯：甘遂、芫花、大戟，皆辛苦气寒，而秉性最毒，并举而任之，气同味合，相需相济，决渎而大下，一举而水患可平矣。然邪之所凑，其气已虚，而毒药攻邪，脾胃必弱，使无健脾调胃之品主宰其间，邪气尽而元气亦随之而尽，故选枣之肥大者为君，预培脾土之虚，且制水势之横，又和诸药之毒，既不使邪气之盛而不制，又不使元气之虚而不支，此仲景立方之尽善也。

天心按：本方取甘遂、大戟、芫花等峻利逐水之药以荡涤水邪，故凡水饮停积于胸胁经络之间者，得此均可一扫而空。惟虑其猛悍伤胃，故以大枣为君；但究属攻病之方，如元气虚弱者，不可轻试。笔者曾用本方治水肿、肝硬化腹水、肋膜积水等病，为数颇多，其效甚著。

（2）桂枝汤（见2页）

（3）桂枝加葛根汤（见4页）

（4）桂枝加附子汤（见5页）

（5）桂枝去芍药汤（见6页）

（6）桂枝去芍药加附子汤（见6页）

（7）桂枝麻黄各半汤（见6页）

（8）桂枝二麻黄一汤（见7页）

（9）桂枝二越婢一汤（见7页）

（10）桂枝去桂加茯苓白术汤（见8页）

（11）桂枝加厚朴杏子汤（见9页）

（12）桂枝加芍药生姜各一两人参三两新加汤（见9页）

（13）茯苓桂枝甘草大枣汤（见140页）

（14）小建中汤（见11页）

（15）桂枝去芍药加蜀漆牡蛎龙骨救逆汤（见12页）

（16）桂枝加桂汤（见14页）

（17）桂枝加芍药汤（见10页）

（18）桂枝加大黄汤（见10页）

（19）大青龙汤（见19页）

（20）葛根汤（见27页）

（21）葛根加半夏汤（见28页）

（22）小柴胡汤（见30页）

（23）大柴胡汤（见32页）

（24）柴胡加芒硝汤（见33页）

（25）柴胡加龙骨牡蛎汤（见36页）

（26）柴胡桂枝汤（见34页）

（27）生姜泻心汤（见161页）

（28）甘草泻心汤（见111页）

（29）黄芩汤（见74页）

（30）黄芩加半夏生姜汤（见75页）

（31）黄连汤（见78页）

（32）旋覆代赭汤（见199页）

（33）当归四逆汤（见195页）

（34）当归四逆加吴茱萸生姜汤（见196页）

（35）桂枝加附子汤（见5页）

（36）炙甘草汤（见112页）

（37）吴茱萸汤（见178页）

（38）麻黄连轺赤小豆汤（见24页）

（39）半夏泻心汤（见158页）

# （四十二）胶饴（饴糖）

《千金要方》：饴糖味甘气温，无毒。补虚冷，益气力，止肠鸣、咽痛，消痰，润肺，止嗽。

黄宫绣：饴糖气味甘温，据书言能补脾润肺，化痰止嗽。仲景建中汤用此以补中缓脾，盖米麦本属脾胃之谷，而饴糖属谷麦所造，凡脾虚而肺不润者，用此气味甘缓，以补脾气之不足；兼因甘润，以制肺燥之有余。是以脾虚而痰不化，故可用此以除痰；脾虚而嗽不止，亦用此以除嗽；即中虚而邪不解，亦得用此以发表；中虚而烦渴时见，亦得用此以除烦止渴……然饴糖经炼成，湿而且热，其在气虚痰盛，中虚火发，固可用此湿除。若使中满气逆，实火实痰，非惟治痰，且更动痰，非惟治火，且更生火。小儿多食，尤易损齿生虫，不可不慎！

《皇汉医学》：胶饴之医治作用，酷似甘草之治急迫作用，二者迫相伯仲，通用于表里、阴阳、虚实各证。本品性大温，惟可用于虚证，然阳实、阴虚及寒实证，不可用之。有适于里证，不适于表证。又甘草无营养成分，而本品有丰富之滋养成分，亦是其别也。

天心按：胶饴即饴糖，为米之制成品，"稼穑作甘"，此物可为代表，乃甘温补中药，有补虚定痛、和中润肠的功能，可解附子、乌头之毒，并主外感风寒咳嗽。据笔者经验，凡外感风寒，鼻塞声重而咳嗽者，用饴糖三四两，加开水适量燉烊，乘热服之，甚效。孙氏谓消痰、润肺、止嗽，或即指此而言。现代药理研究，饴糖含有麦芽糖及小量蛋白质。《伤寒论》中用胶饴的仅小建中汤一方，则取胶饴之甘，以建中气也，兹列此方于下。

小建中汤（见11页）

# （四十三）蜂蜜

《本经》：味甘，平，无毒。主心腹邪气，诸惊痫痉，安五脏诸不足，益气补中，止痛解毒，除众病，和百药；久服轻身，不饥不老。

张璐：蜂采无毒之花酝酿而成。生则性凉清热，故能治心腹之邪气；熟则性温补中，安五脏诸不足。甘而和平，故能解毒；柔而润泽，故能润燥；缓以去急，故能主心腹肌肉疮疡之痛。仲景治阳明结燥，大便不通，用蜜煎导法，取其能通结燥而不伤肠胃也。

天心按：蜂蜜为甘凉润补药，有益气补中、滑肠润燥的功能，兼能缓解急迫，故有止痛的效力。一般都用作辅佐药，各种药酒及膏、丸多用之，盖取其和药、滋补以及缓留药力的作用。仲景用蜂蜜有三意：一为通肠润燥，如蜜煎方；一为缓留药力，如大陷胸丸；一为改变他药之性，如炙甘草。现代药理研究，蜂蜜主要含有果糖、葡萄糖，还有蔗糖、无机盐、酶、有机酸、少量糊精、蛋白质、树胶样物质、蜡、色素、芳香性物质及花粉粒，用治溃疡病有效。蜂毒可抗风湿，有镇痛作用。《伤寒论》中用蜂蜜的，除了蜜炙甘草这里不再赘述外，尚有六方，分述如下。

（1）蜜煎方：治阳明病，津液内竭，便结不胜攻下者。

食蜜七合

上一味，于锅器内微火煎，当须凝如饴状，搅之勿令焦着，欲可丸，并手捻作挺，令头锐，大如指，长二寸许。当热时急作，冷则硬，以纳谷道中，以手急抱，欲大便时去之。疑非仲景意，已试甚良。又大猪胆一枚，泻汁，和少许法醋，以灌谷道内，如一食顷，当大便出宿食恶物，甚效。

《金匮玉函经》、成无己本"于锅器内"均作"内锅器中"，"微火煎"作"微火煎之"。"当须"作"稍"字，"欲可丸"作"俟可丸"，无"疑非"等九字。又"和少许法醋"俱作"和醋少许"，"谷道内"作"谷道中"。成无己本更无"宿食恶物，甚效"六字。

王肯堂：凡多汗伤津，或屡汗不解，或尺中脉迟弱，元气素虚人，便欲下而不能出者，并宜导法，但须分：津液枯者，用蜜导；邪热盛者，用胆导；湿热痰饮固结，姜汁、麻油浸栝楼根导。

王晋三：蜜煎外导者，胃无实邪，津液枯涸，气道结塞，燥屎不下，乃用蜜煎导之。虽曰外润魄门，实导引大肠之气下行也，故曰土瓜根亦可导。猪胆导者，热结于下，肠满胃虚，承气等汤恐重伤胃气，乃用猪胆之寒，苦酒之酸，收引上入肠中，非但导去有形之垢，并能涤尽无形之热。

天心按：凡因多汗伤津，或屡经汗、下，以致大便燥结不通，而其人元气素虚，或尺脉迟弱，当用下剂而不胜攻下者，不论何病，均可用导法。如因火热旺盛者，宜用猪胆汁；湿热挟痰者，宜用土瓜根导；津液枯涸者，则宜蜜煎导，此则不可不辨也。

（2）猪肤汤（见106页）

（3）乌梅丸（见202页）

（4）理中丸（见165页）

（5）麻子仁丸（见89页）

（6）大陷胸丸（见150页）

# （四十四）粳米

《本经》：味甘、苦，平，无毒。益气，止烦，止渴，止泄。

《蜀本草》：温中，和胃气，长肌肉。

缪希雍：粳米即人常食之米，感天地中和之气，同造化生育之功，为五谷之长，人相赖以为命者也。经曰："安谷则昌，绝谷则亡。"仲景曰："人受气于水谷以养神，水谷尽而神去。"自上古树艺至今，不可一日无此也。禀土德之正，其味甘而淡，其性平而无毒，虽专主脾胃，而五脏生气、血脉、精髓，因之以充溢；周身筋骨、肌肉、皮肤，因之而强健。《本精》益气、止烦、止泄，特其余事耳。

天心按：粳米味甘淡，无苦味，《本经》谓味苦平，此"苦"字当为"甘"字之误。本品为营养要品，有补肺脾、益肠胃、长肌肉、滋气血、生精髓的功能，专作滋补养生用；入药则取其补胃气，陈仓米尤良。喻嘉言治痢的有名方剂仓廪汤，即以本品名方。仲景白虎汤、竹叶石膏汤等均用之，亦取其有滋养胃气之功也。《伤寒论》中用粳米的共四方，分述于下。

（1）白虎汤（见54页）

（2）白虎加人参汤（见56页）

（3）竹叶石膏汤（见96页）

（4）桃花汤（见187页）

# （四十五）杏仁

《本经》：味甘，温，有小毒。主咳逆上气，雷鸣喉痹，下气，产乳金疮，寒心奔豚。

李东垣：杏仁与紫菀，均属宣肺郁、利小便，而紫菀主肺经之血。杏仁主肺经之气也。杏仁与桃仁，俱治便秘，而杏仁治脉浮气喘，昼便行难。桃仁治脉沉发狂，夜便行难也。

阎立陞：杏仁味甘苦，气温，有小毒……入手太阴肺经，清肺之药也；复入阳明大肠，润大肠之燥。故肺气不利而咳逆喘急，肺受风寒而咳嗽有痰，肺气郁闭而大肠燥结，是皆气滞于肺之症也，用之不惟有理气润肺之功，而且有润肠治燥之效。盖肺与大肠相表里，脏通则腑通，脏润则腑润也。审此，则杏仁之能治气润燥，意可见矣。而且能散风解肌，消积理结，有发散之义，故仲景麻黄汤，及王朝奉治伤寒气喘上逆。并用杏仁者，为其利气泻肺而又解肌也。考之元素，谓其能除肺热，治上焦风燥，利胸膈气逆，润大肠气闭，斯无剩义矣。

天心按：杏仁系降气润肺药，有润肺理嗽、降气定喘的功能，并能润大肠燥结。习惯上都用于咳嗽和喘逆，故凡伤风咳嗽之症，以本品加入发表药中，则收效较速。后世治伤风咳嗽之杏苏散，即以杏仁与苏叶为君。有甜、苦二种：甜杏仁味甘，性较纯，专用于内伤劳嗽，亦可作食饵；苦杏仁味苦，外感方中多用之。吉益氏谓仲景用杏仁，主治胸间停水、喘咳，旁治短气、结胸、心痛、形体浮肿，但观《伤寒论》中有云："喘家作桂枝汤，加厚朴杏子佳。"又小青龙汤后说："喘者，去麻黄，加杏仁。"则知仲景用杏仁，主要在于降逆定喘。现代药理研究，杏仁含有杏仁苷，经酶的水解，产生氢氰酸，对呼吸中枢有镇静作用，但服用过多易中毒。中毒时，民间用杏树皮去粗皮二两煎服，有一定效果。《伤寒论》中用杏仁的有九方，加减法中用杏仁的亦有一方，共十方，分述如下。

（1）桂枝麻黄各半汤（见6页）

（2）桂枝二麻黄一汤（见7页）

（3）桂枝加厚朴杏子汤（见9页）

（4）麻黄汤（见18页）

（5）麻黄杏仁甘草石膏汤（见21页）

（6）大青龙汤（见19页）

（7）大陷胸丸（见150页）

（8）麻子仁丸（见89页）

（9）麻黄连轺赤小豆汤（见24页）

（10）小青龙汤（加减法，见20页）

# （四十六）贝母

《本经》：味辛，平，无毒。主伤寒烦热，淋沥邪气，疝瘕，喉痹，乳难，金疮，风痉。

李士材：贝母味苦微寒，主烦热心下满，润肺消燥痰，散项下瘿疬，传恶疮收口。俗以半夏有毒，用贝母代之，不知贝母寒润，治肺家燥热之药。半夏温燥，治脾胃湿痰之药，两者天渊，何可代乎？

张山雷：贝母与半夏俗医恒以为通用之药，一见咳嗽有痰，往往互相更换，庞杂乱投。实则一燥一润，一以促脾，一以清肺，各有一长，岂容相混？汪石山谓俗以半夏有毒，代以贝母，不知贝母主肺家之火，半夏主脾胃之湿，何可相代？若虚劳咳嗽，吐血、衄血，肺痿、肺痈，妇人乳痈，及痈疽诸郁之证，半夏嫌燥，以贝母为向导可也。若脾胃湿盛生痰，因而气逆上凌，岂贝母所能代乎？张景岳亦谓半夏、贝母，俱治痰嗽，但半夏兼治脾、肺，贝母独善清金；半夏用其辛，贝母用其苦；半夏用其温，贝母用其凉；半夏散寒，贝母清热，性味阴阳，大有不同，俗以代用，其谬孰甚！缪仲淳亦谓寒痰、湿痰，非贝母可治。李士材又谓肾虚水泛成痰，非贝母司。而石顽亦谓贝母寒润，治肺家燥痰；半夏性燥，治脾家湿痰，二者天渊，何可混用？诸说皆最明晰，辨之极细。惟虚劳咳嗽一证，如其邪热甚炽，消烁肺金，贝母清降，固犹可用……如至虚甚，不独象贝苦降非其所宜，即川贝之淡，亦含寒润之性，伤中败脾，当知顾虑……考贝母之名，自濒湖《纲目》之前，尚无川、象之分，景岳之《本草正》，则已于贝母之外，别出土贝母一条，至石顽《逢原》，则曰川产者味甘最佳，西者味薄次之，象山者味苦又次之；一种大而苦者，仅能解毒。象贝之名，始见于此。然据其所言，以一种大者特提，即景岳所谓土贝母也，颇似石顽之所称川者、西者、象山者，皆不如土贝母之大。然今则市肆通行，象贝、土贝、大贝，其形皆大，绝不与川贝相类矣。赵氏《拾遗》又引《百草镜》曰：出川者曰川贝，有一种出巴东者独大，出陕西者名西贝，又号大贝……则皆土贝之类矣。然则川产之小者为一种，而各处及象山所产者为一种，不必于象贝之外，更别立一土贝母之名矣……象贝之用，世恒以消痰止嗽辅佐之品，司空见惯，往往视为无足轻重，不知降气化痰，且能除热解结，其力颇猛，抑且消坚核，治痈肿、疬疡、痰核，其效甚捷，则其性之峻利，尤可想见。故用之得当，其功奇捷；用之过剂，其害亦巨。且苦寒降泄，无不败脾伤胃，而人多忽之，亦不可不察者也。

《新中药》：贝母为化痰药，其化痰之药理，全在收敛微血管，使支气管壁之分泌减少，则痰自稀，痰稀则嗽自愈（咳嗽本为驱痰外出之救济作用）。惟痰饮重者，宜用麻醉剂，非贝母所能胜任矣。贝母之治出血，亦在收敛作用，而近世医工，多不取用，盖古义浸失矣。寒实结胸，徐灵胎云即痰饮，痰饮之主证为咳嗽、吐痰、气喘，虽与结胸不侔，然该方以桔、贝以化痰，巴豆以平喘（按：巴豆能使肠部蠕动亢进，分泌加多，引起下部之充血，脏器下部充血，上部血量势必减少，而神经之感觉力，亦因以迟钝，喘乃得止），对于痰饮，确属相宜。人谓仲景方审证用之必效，观于此益信矣！

天心按：贝母味苦，《本经》谓味辛，《别录》兼苦是也。为化痰理嗽药，有润肺清火、化痰理嗽的功能，兼能散郁解毒。因其性微寒，故通常都用此治咳嗽多痰兼有火象者，并用作解郁散结及外科瘰疬、疮疡、痈肿等证。川贝与象贝，功用大致相同，惟虚劳咳嗽及肺火旺盛而多痰者，宜用川贝；伤风咳嗽多痰暨外科疮疡诸证，悉以象贝为宜。仲景用贝母于白散方中，乃取贝母合桔梗以排除胸膈间的痰饮郁结，俾随巴豆而下，则寒实结胸之病自愈。现代药理研究，川贝母含有川贝碱、炉贝碱、青贝碱等多种生物碱，浙贝母含有浙贝母碱、去氢浙贝母碱、浙贝宁等多种生物碱。《伤寒论》中用贝母的仅白散一方，兹述之于下。

白散（见48页）

# （四十七）五味子

《本经》：味酸，温，无毒。主益气，咳逆上气，劳伤羸瘦，补不足，强阴，益男子精。

黄宫绣：五味味虽有五，而酸咸居多，其性亦温，故书载能敛气滋水，益气生津，补肾明目，强阴涩精，止呕除泻，除烦止渴，消肿解酒，收耗散之气，瞳子散大，为保肺滋肾要药。盖气发于肾，出于肺，若阴虚火气，则气散而不收，而烦渴、咳嗽、遗精、盗汗等症，因之互见，皆必用酸咸，则气始有归宿，而病悉除。至云能以除热者，是即气收而火不外见之意也；所云暖水脏者，是即肾因保温，而气得暖以藏也。但寒邪初冒，脉实有火者禁用。

杨时泰：五味治嗽，惟久嗽及虚劳嗽用之，补与收相驭而行，更无踌躇。若嗽而未至于喘，即嗽而气不逆者，便宜酌量；至为痰湿之阻气，与湿热之病乎气，以致病乎主气者，便当虑其妄投之害矣！凡病因虚而热，或久热而虚，关于肺肾相因以为病者，用五味乃无上妙药。大抵元气受伤之病，邪气胜者，则以散邪为主，即以收阴召阳归元而全正为助。其无邪气而止有虚乏者，则以补正为主，亦即有收之一法，合而奏效。其有元气虚损，遂因虚郁而化热者，则有清补一法。而收与散并行，其散不敌收之半，乃为得之，此义不独治嗽为然。又凡元气耗散之甚者，非惟补益可恃，而收之一法，更有捷功。

天心按：五味子系收敛滋补药，有敛肺、涩肾、固精、止汗的功能，并用作祛痰止嗽药。一般都用于久嗽、久泄、遗精、易汗等症之属于肺肾虚损所致者。仲景用五味子，主要是治咳嗽，小青龙汤中五味子与细辛、干姜同用，有收有散，用治各种咳嗽之偏于寒性者，确有显效。陈修园谓细辛、干姜、五味子三味为治嗽的要药，亦不为无见。现代药理研究，五味子含有五味子素、五味子醇、糖分、苹果酸、枸橼酸、树脂状物质及维生素A、C。果肉中含少量酒石酸，种子中含脂肪油，其灰分含有铁、锰、矽、磷等矿物质。对金黄色葡萄球菌、绿脓杆菌、乙型链球菌等，都有不同程度的抑制作用。对中枢神经系统及呼吸中枢有显著的兴奋作用，但不影响血压。对子宫不论在体或离体均有兴奋作用。能促进代谢和提高视觉、听觉、皮肤等感受力，调节胃液分泌，促进胆汁分泌。所以，常用本品治疗神经衰弱、视力减退以及慢性痢疾等，更有用于催产者。《伤寒论》中用五味子的仅有一方，加减法中用的有二方，共三方，分述于下。

（1）小青龙汤（见20页）

（2）小柴胡汤（加减法，见30页）

（3）四逆散（加减法，见37页）

# （四十八）枳实

《本经》：味苦，寒，无毒。主大风在皮肤中，如麻豆苦痒，除寒热结，止利，长肌肉，利五脏，益气轻身。

李时珍：枳壳、枳实，气味功用俱同，上世亦无分别，魏、晋以来，始分实、壳之用。洁古张氏，东垣李氏，又分治高治下之说。大抵其功皆能利气，气下则痰喘止，气行则痞胀消，气通则痛刺止，气利则后重除，故以枳壳利胸膈，以枳实利肠胃。然张仲景治胸痹痞满，以枳实为要药。诸方治下血痔痢，大肠秘寒，里急后重，又以枳壳为通用，则枳实不独下，而枳壳不独高也。

黄宫绣：枳实气味，与枳壳苦、酸、微苦无异，但实小性酷，下气较壳为迅，故书载有倒墙倒壁之功，不似枳壳体大气散，而仅有利肺开胸宽肠之味耳。是以气在胸中，则立枳壳；气在胸下，则用枳实。气滞则用枳壳，气坚则用枳实。虽古有云，枳壳治气，枳实治血，然气行则血自通，究皆利气之品，而非通血之剂耳。故同白术则调胃，同大黄则可推荡。若气虚痞满而用枳实、枳壳，则与抱薪救火者无异矣！

天心按：枳实、枳壳，同是一物，不过枳实采用较早，体较小，故性亦较为猛烈。枳壳则采时较迟，体亦较大，性亦稍缓，实则二者同为一物，故其功用，亦相伯仲。习惯上治胸部以上和大肠中气，都用枳壳，治腹中气则用枳实。枳壳和枳实，都为宽胸下气药，有下气消痞、宽胸化痰的功能，兼有健胃消积的作用。故凡胸腹痞闷，饮食不消，及一切肠胃气壅不行者，悉能治之。惟宜于实证，虚人则宜斟酌用之。仲景用枳实，亦不外下气、消痞。吉益氏谓仲景用枳实，主治结实之毒，旁治胸满、胸痹，腹满、腹痛。现代药理研究，枳实含有挥发油、黄酮类，对痢疾杆菌、葡萄球菌、链球菌等都有一定的抑制作用。枳壳则对结核杆菌有抗菌作用。此外，枳壳煎剂能使子宫收缩增强、紧张度增加，甚至出现强直性收缩，并能增强肠胃节律性蠕动。

所以如用大剂量枳壳治子宫下垂、疝坠、脱肛等症，确有一定疗效。《伤寒论》中用枳实的共七方，分述如下。

（1）枳实栀子豉汤：治大病差后劳复者。

枳实三枚（炙），栀子十四个（擘），豉一升（绵裹）

上三味，以清浆水七升，空煮取四升，内枳实、栀子，煮取二升，下豉，更煮五六沸，去滓，温分再服，覆令微似汗。若有宿食者，内大黄如博棋子大五六枚，服之愈。

《千金要方》《千金翼方》"清浆水"俱作"酢浆"。《金匮玉函经》"内大黄如博棋子大五六枚"作"加大黄五六枚"。又《千金要方》和《外台秘要》都作"一枚"。

汪琥：劳复证，以劳则气上，热气浮越于胸中也。故用枳实以为君，以宽中下气；栀子为臣，以除虚烦；香豉为佐，以解劳热，煮以清浆水者，以瘥后复病，宜助肾气也。

王邈达：大病瘥后，阴气尚虚，阳气初复。阴尚虚，故易动热；阳初复，故易致逆。劳则阳浮而热逆，阴虚不能恋之，故热逆于上而表热，热逆于下而里结也。方以泄热之枳实为君，佐以降逆之栀子，使以滋阴之香豉，则阴得滋而热泄逆降，其病自愈矣。若有宿食者，亦只于本汤中少加大黄以润下之，则宿食当自去，而内外俱解矣。煎用清浆水者，即碎米水浸二宿，而成清酸之水，以其能清火而益胃也。以七升空煮，只取四升者，因生鲜之水易下趋，熬熟之水能中留也。益见仲景之处方，不仅于药品与分量，与或汤，或丸，或散加之意，即煎用与煮取之法，亦各有深意在也。

天心按：本方具有泄热除烦、下气和胃的作用，乃治大病后食复之主方，如兼见宿食停滞之证者，则加少许大黄以荡涤之，自无不愈矣。

（2）大柴胡汤（见32页）

（3）栀子厚朴汤（见70页）

（4）大承气汤（见84页）

（5）小承气汤（见85页）

（6）麻子仁丸（见89页）

（7）四逆散（见37页）

# （四十九）厚朴

《本经》：味苦，温，无毒。主中风、伤寒头痛寒热与惊悸，气血痹，死肌，去三虫。

李士材：厚朴苦温，体重而降，脾胃药也。温中下气，是其本功。凡健脾宽胀，消痰止吐，消食止痛，体重而降，厚肠利水，皆温中之力也。又能泻胃实，故平胃散收之，寒胀必需，乃结者散之之义。然气峻猛，虚者勿多与也。

陈修园：厚朴气温，禀木气而入肝；味苦无毒，得火味而入心；然气味厚主降，降则温而专于散，苦则专于泄，故所主皆为实证。中风有便溺阻隔证，伤寒有下之微喘证，有发汗后腹胀满证、大便秘结证，头痛有浊气上冲证，俱宜主以厚朴也……宽胀下气，经无明文，仲景因其气味苦温而取用之，得《本经》言外之旨也。

杨时泰：厚朴味苦中觉得有微甘，所以直归中土而散结气。苦味从温，所以能就气分而散之。凡病乎寒湿之邪者，实为的对。其病乎湿热者，有苦寒以清热燥湿，而假此苦温以散其结，亦罔不奏功。至先哲首以除胀满为言，惟虚而无邪之胀满，不宜混用，若寒湿实邪，固其正治。即湿热为病，如浓味积热，及外感郁热者，苦寒药中，可假厚朴以除之。或中气虚而患湿热，则必审虚与实，孰多孰少，更审乎时之久暂，以定攻补之多少，此味又未可去也。如苦寒除邪之味多，而健脾者少，用此散湿热之结，恐苦寒直攻，不能径散也。又如苦甘健脾之味多，而除热者少，用此化补益之骤，恐苦甘径补，不能直受也。即此推之，他病凡可投厚朴者，悉如斯矣。

天心按：厚朴为下气宽胀药，有健脾化湿、下气消胀的功能，凡胸腹胀满由于气壅者，本品都适用；亦治痢疾，故治痢方中多用之。吉益氏谓仲景用厚朴主治胸腹胀满，旁治腹痛。笔者曾治一胡姓病者，大病之后，胸腹胀闷，胃纳衰减，脉虚无力，投以香砂六君子汤加厚朴，先用浙产厚朴自二钱加至六钱，症状依然不减。后以原方易以川产厚朴一钱，仅服二剂而愈。古人谓厚朴以川产者良，确非虚语。于此，亦足说明所谓道地药材者亦不得不有所讲究也。现代药理研究，厚朴含有厚朴酚、异厚朴酚、挥发油、生物碱（木兰箭毒碱等）、皂苷，对痢疾杆菌、革兰氏阳性菌、白喉杆菌、枯草杆菌、结核杆菌、伤寒及副伤寒杆菌、霍乱弧菌、大肠杆菌、变形杆菌、百日咳杆菌等都有抑制作用。廖延雄研究，本品对多种细菌均有抗菌作用，其抗菌力不因热而破坏。《伤寒论》中用厚朴的共六方，分述于下。

（1）厚朴生姜半夏甘草人参汤：治伤寒发汗后，腹胀满者。

厚朴半斤（炙，去皮）　生姜半斤（切）　半夏半升（洗）　甘草二两　人参一两

上五味，以水一斗，煮取三升，去滓，温服一升，日三服。

《金匮玉函经》《千金翼方》"上五味"后有"咬咀"二字。又《千金翼方》、成无己本甘草后有"炙"字。

钱天来：厚朴味苦辛，性温，下气开滞，豁痰泄实，故能平胃气而除腹满。张元素之治寒胀而与热药同用，乃结者散之之神药也。此虽阳气已伤，因未经误下，故虚中有实，以胃气未平，故以之为君；生姜宣通阳气，半夏蠲饮利膈，故以为臣；参、甘补中和胃，所以益汗后之虚耳，然非胀满之要药，所以分量独轻。由此推之，若胃气不甚虚亏，而邪气反觉弱者，当消息而去取之，未可泥为定法也。观《金匮》之腹痛胀满，仲景以厚朴三物、七物二汤治之，皆与枳实、大黄同用，则虚实之分可见矣。

徐灵胎：发汗后，则邪气已去，而犹胀满，乃虚邪入腹，故以厚朴除胀满，余则补虚助胃也。

天心按：本方消中有补，乃治虚中有实而腹胀满者之主方，凡胀满属于纯虚纯实者，均非本方所宜。故在应用时，当消息其虚实微甚，随宜而增减之。

（2）桂枝加厚朴杏子汤（见9页）

（3）栀子厚朴汤（见70页）

（4）大承气汤（见84页）

（5）小承气汤（见85页）

（6）麻子仁丸（见89页）

# （五十）薤白

《本经》：味辛苦滑，无毒。主金疮疮败。轻身不饥，耐老。

黄宫绣：薤亦动滑药耳。故书皆载调中助阳，散血疏滞，定喘，安胎，利产，及汤火损伤。缘薤味辛则散，散则能使在上寒凝立消；味苦则降，降则能使在下寒凝立下；气温则散，散则能使在中寒泣立除；体滑则通，通则能使久瘤寒滞立解。是以下痢可除，瘀血可散，喘急可止，水肿可敷，胸痹刺痛可愈，胎产可治，汤火及中恶卒死可救，实通气，滑窍，助阳佳品也。功有类于韭，但韭则入血行气，及补肾阳。此则专通寒滞，及兼滑窍之为异耳。

谢安之：薤白为菜类寻常之食品，用之利窍宣阳，泄泻活血，颇奏奇效。敝县诸医弃之不用，甚可惜也。考仲景方用薤白考四：一为栝楼薤白白酒汤；二为栝楼薤白半夏汤；三为枳实薤白桂枝汤；四为四逆散，泄利下重者，以薤白煮水调散服之。观上四方，其气味效能，可想而知，但仲景对于胸痹，甚有发明，所谓胸痹之病，喘息咳唾，胸背痛，短气，寸口脉沉而迟，关上小紧数。又曰：胸痹不得卧，心痛彻背，胸中气塞，心下痞气，气结在胸，胸满胁下逆抢心，无不以薤白配枳实、厚朴、桂枝、栝楼。白酒、半夏等药，以通秽浊之气，以散阴寒之结，心胸之气得以调和，周身之血得以环转。独四逆散用之治泄利下重者，阻郁于下，故加薤白以通之，是从治之法，不可以其阻结而用攻下。惟钱氏对于四逆散之加味，疑为未必皆出于仲景，柯氏疑为叔和编辑之误，恐二吴想象如是，实未试用；但鄙人累见胸痹及下重等症，按法煮服薤白，无不奏效也。《本经》主治金疮之败，轻身不饥，耐老，辛苦温无毒，似韭而叶阔，黄帝云："薤不可同牛肉作羹，食之成瘕。"又俗谓："生用能引涕唾。"杜甫诗云："衰年关鬲冷，味暖并无忧。"可见辛温而散胸膈之结气。又陶宏景谓仙方，王孟英谓辛温散结，定痛，宽胸，止带，安胎，活血，治痢等症，及服食家皆须之。张石顽谓诸方中风寒水肿，生捣敷之，能吐胃中痰食，虫积，屡验。《金匮》救卒死，捣汁灌耳中效。薤叶治脚气喘急，喻嘉言、叶天士辈谓其宣阳疏滞而不伤胃气，亦为中风门左宜右有之捷品。此外，如王肯堂治产后胸中烦热气滞之薤白粥，王孟英治霍乱之独行方，张文仲治伤寒下利如烂肉汁，赤滞伏气腹痛之豉薤汤（即仲景栀子豉汤加薤白一两）。《仪礼·士相见礼》曰："葱薤之属，食之止卧。"刘禹锡诗："薤叶照人呈夏簟。"《塘上行》："念君常苦悲，夜夜不能寐。莫以鱼肉贱，弃捐葱与薤。"总之，薤白辛温滑利，上能开胸痹，下能泄大肠气滞，实肺与阳明药也。然多食发热，神昏目暗，能发宿疾，无滞者亦当禁用，俗谓补虚，尤是途说。深望医界同志，勿以寻常菜蔬之品，或因价贱，不足以治大病，弃而不用。并望吾县医家及病家，万勿误认薤字为韭字，以致物品功用各殊，如起而研究，药理昭然，病证亦特效，则幸甚矣！

天心按：薤白为辛温滑利药，有通阳泄滞的功能，为胸痹要药，仲景治胸痹，独取此药者，非无因也。惟各药铺中所备之薤白，已非真品，大都以野生之胡葱头代之，此风相沿已久，不知始于何人。胡葱之气味，虽与薤白相似，但究系两种不同之物，故其功用，亦难一概而论，医家病家，皆习焉而不察，致使真薤白之功能，长期淹没不彰，岂非咄咄怪事？尚望医药界同人，共起而正之，幸甚幸甚！《伤寒论》中用薤白的仅四逆散加减法中用之，兹述之于下。

四逆散（加减法，见37页）

# （五十一）白术

《本经》：味苦，温，无毒。主风寒湿痹、死肌、痉、疸，止汗，除热，消食。作饼饵，久服轻身延年，不饥。

张元素：白术除湿益气，和中补阳，消痰逐水，生津止渴，止泻利，消足胫湿肿，除胃中热、肌热，得枳实消痞满气分，佐黄芩安胎清热。

李士材：白术味甘性温，得中宫冲和之气，故补脾胃之药更无出其右者。土旺则能健运，故不能食者、食停滞者、有痞积者，皆用之也。土旺则能胜湿，故患痰饮者、肿满者、湿痹者，皆赖之也。土旺则清气善升，而精微上逢，浊气善降，而糟粕下输，故吐泻者，不可阙也。《别录》以为利腰脐间血者，因脾胃统摄一身之血，而腰脐乃其分野，借其养正之功，而瘀血不敢稽留矣。张元素谓其生津止渴者，湿去而气得周流，而津液生矣。谓其消痰者，脾无湿则痰自不生也。安胎者，除胃中热也。嫌其燥，以蜜水炒之；嫌其滞，以姜汁炒之。

天心按：白术为健脾利水燥湿药，确为补脾胃的专药。故凡泄泻久痢、胸腹胀满、痰湿壅滞、饮食衰减、病后浮肿等因于脾胃虚弱者，用之都有良效。其味甘而微苦，《本经》谓味苦，或系传写之误，《别录》谓味甘是也。古方术不分苍、白，而陶宏景始有赤、白之分，并指出白术叶大有毛而作桠，根甜而少膏。赤术叶细无毛，根少苦而多膏。所言赤术，即今之苍术是也。二术主治略同，惟苍术性燥，白术稍润，故燥湿宜苍术，补脾胃宜白术，此其大较也。现代药理研究，白术含有挥发油，主要成分为苍术醇和白术酮，并含维生素A。有利尿作用，能促进电解质，特别是钠的排出，其利尿作用，可能是通过对肾小管重吸收的抑制。动物实验证明，白术有轻度降血糖的作用。苍术含有挥发油，主要成分为苍术醇、苍术酮，并含较多的维生素A、B。有明显的排钾、钠的作用。用苍术三钱，防风三钱，松香四钱，鹤虱四钱，黄柏三钱，共研末，点燃熏神经性皮炎有效。因苍术含有大量维生素A、B，故用治夜盲症。《伤寒论》中用白术的共十方，分述于下。

（1）桂枝去桂加茯苓白术汤（见8页）

（2）五苓散（见141页）

（3）附子汤（见174页）

（4）甘草附子汤（见111页）

（5）去桂加白术汤（见175页）

（6）理中丸（见165页）

（7）真武汤（见173页）

（8）茯苓桂枝白术甘草汤（见142页）

（9）桂枝人参汤（见11页）

（10）麻黄升麻汤（见24页）

# （五十二）赤小豆

《本经》：味甘、酸，平，无毒。主下水肿，排痈肿脓血。

黄宫绣：赤小豆甘酸色赤，心之谷也。其性下行入阴，通小肠而利有形之病，故与桑白皮同为利水燥湿之剂。是以水气内停，而见溺闭腹肿，手足挛痹，痈肿疮疽，非此莫治。且能止湿解酒，通胎下乳。至《十剂》取此为燥，亦以水行而燥自生之意，并非因其药性本燥而言也。故书又载多服则令人津液枯槁而燥，取紧小赤黯色者良。

王孟英：赤豆干平而补心脾，行水消肿，化毒排脓，多食耗液者，百日内忌之。以紧小赤黯色者入药，其稍大而鲜红，淡红色者，止为食用，故本草以赤小豆名之。后人以广产木本半红半黑之相思子亦有红豆之名，遂至误用。

天心按：赤小豆系燥湿利水药，有消肿利小便的功能，发芽后则能托毒排脓，故《金匮》当归赤小豆散用之，一般都因治水肿及疮疡。笔者曾令腹水患者，常用赤小豆煮粥食之，其效甚佳。近人邓可则说："赤小豆为二种同名之药，主治迥别，有辨之者，惜勿明也。其一种为菽类，即《本经》中所载，味甘酸平，无毒，主下水肿，排痈肿脓血者，今称之为杜赤豆，以示别也；然医者仍用赤小豆之旧名。其一种为非菽类，半红半黑，名蟹眼豆，时珍谓为苦平，有小毒，吐人，研服即当吐，名之曰相思子，列之于木类，而药肆中则以赤小豆名之，吴鞠通辨焉而未改也，反谓此种不入药，未见过甚。余考此二种，盖在古同名，而以味别……不观夫《伤寒》经方药味下之注乎？其于瓜蒂散中之赤小豆，则注曰酸温；其于麻黄连轺赤小豆汤中，则注曰甘平，即此可知其为二种同名，而以味别无疑。其酸温而与瓜蒂散同为吐剂者，俗称蟹眼豆是也，时珍以为相思子误也。相思子之形如扁豆子，纯赤无杂色，出常熟。其甘平而与麻黄连轺同为清湿之方者，今之称为杜赤豆是也。二方之治疗服法，判若天渊，即二种之性味主治，亦如指掌者也。但成氏之后，注《伤寒》家，删去此注，以致千余年，皆以赤小豆为一种，反以蟹眼豆为不入药，即吐剂如瓜蒂散之赤小豆，亦且注为菽类，牵引附会，与治疗实相悖。其所以致误之由，实以《本经》赤小豆味兼甘酸，而药肆所用蟹眼豆时珍又称苦平，一似《伤寒》方中药下所注为赘疣，故置而不论，而删去之，徒以《本经》为敷衍，斯不求于有，而反求于无。不知甘与酸，虽《本经》并举；而温与平，则《伤寒》独异。且菽类之赤小豆，其味实甘，当归赤小豆散下血用之，所以补统血之脏，《本经》称酸者，衍文也。而释经之家，乃有生则微酸，熟则甘平，其望文生义，强词夺理，可晒如斯。若非菽类之赤小豆，味实酸涩，时珍所称苦平者，未当也。盖时珍于酸苦每不能别，如白芍《本经》称为苦，而时珍误为酸之类。然酸苦总主涌泄，断无甘平而名为吐剂者，此可证明经方方中之赤小豆，实为二种同名。以二物为一物，既拘其名，而不知其用。以蟹眼豆为相思子，又强为合，而不知其误。蟹眼豆入药，相思子原不入药也。以伪传伪，欲求其真，恶可得乎？故特拈出而矫正之。"亦可供参考。现代药理研究，赤小豆含有蛋白质、脂肪、碳水化合物、钙、磷、铁、核黄素和三萜皂苷，对脚气病、心脏病、肾性水肿及肝硬化腹水有一定疗效。《伤寒论》中用赤小豆的共二方，分述如下。

（1）麻黄连轺赤小豆汤（见24页）

（2）瓜蒂散（见102页）

# （五十三）茯苓

《本经》：味甘，平，无毒。主胸胁逆气，忧恚惊邪，恐悸，心下结痛，寒热烦满，咳逆，口焦舌干，利小便。久服安魂养神，不饥延年。

黄宫绣：茯苓色白属肺；味甘入脾，味淡渗泄，故书皆载上渗脾肺之湿，下伐肝肾之邪。其气先升后降，凡人病因水湿而见气逆烦满，心下结痛，呃逆呕吐，口苦舌干，水肿淋结，忧患惊恐，及小便或涩或多者，服此皆能有效。故入四君则佐参、术以渗脾家之湿；入六味则使泽泻以行肾邪之余，最为除水利湿要药。书曰健脾，即水去而脾自健之谓也；又曰定魂，即水去而魄自安之意也。且水既去，则小便自开，安有癃闭之虑乎？水去则湿已消，安有小便多见之谓乎？故水去则胸膈自宽，而结痛烦满不作；水去则津液自生，而口苦舌干悉去。惟水衰精滑，小便不禁，非由水湿致者，切忌，恐其走表泄气故耳。苓有赤、白之分，赤入小肠，白入膀胱，白微有补，赤则止泻湿热，一气一血，自不容混如此。至皮专治水肿腹胀，以皮行皮之义。

贾九如：茯苓"苓"字，世俗讹传，《史记》及《仙经》，皆名"茯灵"。假松之真液而生，受松之灵气而结，禀坤阴最厚，味独甘淡，甘则能补，淡则能渗，甘淡属土，用补脾阴，土旺生金，兼益肺气。主脾胃不和，泄泻腹胀，胸胁逆气，忧思烦满，胎气不安，魂魄惊跳，膈间痰气。盖甘补则脾胃受益，中气既和，则津液自生，口焦、舌干、烦渴亦解。又治下部湿热，淋沥水肿，便溺黄水，腰脐不利，停蓄邪水。盖淡渗则膀胱得养，肾气既旺，则腰脐间血自利，津道流行，益肺于上源，补脾于中部，令脾肺之气从上顺下，通调水道，以输膀胱，故小便多而能止，涩而能利。惟痘疮起浆时禁用，恐渗泄不能贯浆。其赤茯苓淡赤微黄，但不堪入肺，若助脾行痰，与白者同功，因松种不一，故分赤、白，原无白补赤泻之分。

天心按：茯苓为淡渗利水药，有健脾除湿、通利小便的功能，故凡气逆烦满、水肿淋沥、头眩心悸、泄泻呕吐、小便不通等由于水湿为患者，都不可缺；兼能宁心安神，故又能治心神不安及失眠等症。《本经》无茯苓、茯神之分，《别录》始分之，二者功用亦无甚轩轾，惟习惯上凡欲安神者，则用茯神，余则都用茯苓，以茯神心中抱木也。又有赤、白之分，一般都以赤者入泻剂，白者入补剂，病在血分者用赤，病在气分者用白。治水肿多用茯苓皮，盖取皮能达皮之义，如通治水肿方之五皮饮，即用茯苓皮，是其例也。仲景用茯苓，都主水饮。现代药理研究，茯苓含有茯苓酸、茯苓糖、三萜酸类，其皮长于利水消肿；内部血色者，长于健脾渗湿；淡红色者，长于清热利湿；抱松根生者为茯神，长于宁心安神。《伤寒论》中用茯苓的共十一方，加减法中用的共四方，合计十五方，分述于下。

（1）茯苓桂枝甘草大枣汤：治伤寒发汗后，脐下悸，欲作奔豚者。

茯苓半斤　桂枝四两（去皮）　甘草二两（炙）　大枣十五枚（擘）

上四味，以甘澜水一斗，先煮茯苓，减二升，内诸药，煮取三升，去滓，温服一升，日三服。作甘澜水法：取水二斗，置大盆内，以杓扬之，水上有珠子五六千颗相逐，取用之。

《金匮玉函经》"甘澜水"作"甘烂水"。《千金要方》无"甘澜"二字，仅"用水一斗"。

章虚谷：茯苓取其味淡以泄水邪，既重用为君，而又先煮，则更淡而力胜也。肾为寒水脏，肾气上逆，欲作奔豚，故佐甘草、大枣，培土以制水。桂枝通太阳经腑之气，则寒水之邪，随茯苓从膀胱而泄矣。

《医宗金鉴》：此方即苓桂术甘汤去白术加大枣倍茯苓也。彼治心下逆满，气上冲胸。此治脐下悸，欲作奔豚。盖以水停中焦，故用白术；水停下焦，故倍茯苓。脐下悸，是邪上干于心也，其病由汗后而起，自不外乎桂枝之法，仍以桂枝、甘草补阳气，生心液；倍茯苓以君之，专伐肾邪；用大枣以佐之，益培中土；以甘澜水煎，取其不助水邪也。土强自可制水，阳健则能御阴，欲作奔豚之病，自潜消而默化矣。

天心按：本方与茯苓甘草汤、苓桂术甘汤，都为治疗水邪为患之方，惟茯苓甘草汤之主证为厥而心下悸，苓桂术甘汤为主证为心下逆满，气上冲胸。本方证之主证为脐下悸，欲作奔豚，前二者乃水邪在中焦之候，故一以生姜以温胃，一以白术以健脾。后者则系水邪在下焦之所致，故倍加茯苓以伐肾邪，用大枣以培土制水也。三方之药品，虽仅一二味之出入，而主治则各不同，可见仲景用药，悉从辨证论治入手。

（2）茯苓甘草汤：治伤寒厥而心下悸，及汗出不渴者。

茯苓二两　桂枝二两（去皮）　甘草一两（炙）　生姜三两（切）

上四味，以水四升，煮取二升，分温三服。

《金匮玉函经》：茯苓"二两"作"三两"。

王晋三：茯苓甘草汤治汗出不渴，其义行阳以统阴，而有调和营卫之妙。甘草佐茯苓，渗里缓中并用，是留津液以安营；生姜佐桂枝，散外固表并施，是行阳气而实卫，自无汗出亡阳之虞矣。

《医宗金鉴》：是方乃仿桂枝、五苓二方之义，小制其法也。有脉浮数汗出之表，故主以桂枝。去大枣、芍药者，因有小便不利之里，恐滞敛而有碍于癃闭也。五苓去术、泽、猪苓者，因不渴不烦，里饮无多，惟小便一利可愈，恐过于燥渗伤阴也。

天心按：本方系扶阳利水之剂，有温胃散水的效力，用治水停中焦，小便不利，不烦不渴，心下悸而四肢厥逆者，其效甚佳。

（3）五苓散：治小便不利，烦渴，或水饮内停，脐下悸，亦主湿泻。

猪苓十八铢（去皮）　泽泻一两六铢　白术十八铢　茯苓十八铢　桂枝半两（去皮）

上五味，捣为散，以白饮和服方寸匕，日三服，多饮暖水，汗出愈。如法将息。

《金匮玉函经》、成无己本"桂枝"均作"桂"，"捣为散"作"捣为末"。又成无己本泽泻"铢"字后有"半"字，无"如法将息"四字。《千金要方》"白饮和服"作"水服"，"多饮暖水"作"多饮水"。《千金翼方》"捣为散"作"各为散，更于血中治之"。

张锡驹：散者，四散之义也。茯苓、泽泻、猪苓，味淡而渗泄者也；白术助脾气以转输；桂枝从肌达表，外窍通而内窍利矣。故曰多饮暖水，汗出愈也。

谢观：此为治水热小便不利之主方，君泽泻之咸寒，走水腑而泻热邪；

臣二苓之淡渗，通水道而泻水热；佐白术之苦燥，健运脾土以输水；使桂之辛温，佐化三焦以行水。泽泻得二苓，则下降利水之力足；白术得桂，则上升通阳之效捷。欲其发散表邪，则用桂枝而热饮；欲解膀胱虚寒，则用桂而热饮；欲利小便则冷饮，使泽泻得力；欲吐则温服而复以热汤探之。惟不可投于阴虚泉竭之虚证。

天心按：本方系气化失调，水停下焦，小便不利之方，故用泽泻、二苓以利水，白术以崇土制水，尤妙在用桂以助下焦之气化。《内经》说："膀胱者，州都之官，津液藏焉，气化则能出矣。"仲景五苓散中用桂，即本此义。后人不察，以本方去桂，名之曰四苓散，殊失制方之真谛。凡因水邪为患，以致泄泻、浮肿、霍乱、脐下悸而头昏目眩者，投以本方，都有显效。笔者曾用本方治长夏湿泄及水肿病初起者，为数甚多，均能得心应手。又用本方送清宁丸治一小便癃闭已四日之患者，历经中、西医治疗无效，并经导尿数次，点滴全无之患者，一服后即小便如注，连解三四壶尿而愈，真良方也。

（4）茯苓四逆汤：治伤寒汗、下后，病仍不解而烦躁者。

茯苓四两　人参一两　附子一枚（生用，去皮，破八片）　甘草二两（炙）干姜一两半

上五味，以水五升，煮取三升，去滓，温服七合，日二服。

《金匮玉函经》"味"字后有"㕮咀"二字，煮取"三升"作"一升二合"，"去滓"后作"分温再服，日三服"。《千金翼方》"三升"作"二升"。

柯韵伯：茯苓四逆固阴以收阳，茯苓感天地太和之气化，不假根而成，能补先天无形之气，安虚阳外脱之烦，故以为君。人参配茯苓，补下焦之元气；干姜配生附，回下焦之元阳。调以甘草之甘，比四逆为缓，固里宜缓也。

曹颖甫：用茯苓、人参增胃液以濡上燥，合四逆汤以温下寒，而发其蒸气，使蒸气与胃液相接，则水火既济，而烦躁愈矣。

天心按：本方为回阳救阴而设，盖以误用汗、下后，不但损其阳，并亦伤其阴，故用四逆回其阳，加人参、茯苓以益其阴，一举而阴阳之虚俱复，而烦躁自除矣。亦治寒霍乱之重证以及吐泻后肢冷筋惕，烦躁，不热不渴，小便不利，心下痞硬而脉沉细者。

（5）茯苓桂枝白术甘草汤：治伤寒若吐、若下后，心下逆满，气上冲胸，

起则头眩，脉沉紧，发汗则动经，身为振振摇，及心下有痰饮，胸胁支满，目眩者。

茯苓四两　桂枝三两（去皮）　白术、甘草各二两（炙）

上四味，以水六升，煮取三升，去滓，分温三服。

《金匮玉函经》《金匮要略》白术"二两"俱作"三两"，《千金要方》"水六升"后有"宿渍"二字，"分温三服"作"服一升，日三，小便当利"。

《医宗金鉴》：此汤救麻黄之误汗，其邪尚在太阳，故主以桂枝，佐以甘草、苓、术，是扶阳以举步涤饮也。

陈修园：术、草和脾胃以运津液，苓、桂利膀胱以布气化。

天心按：本方治汗、下后伤其脾阳，水饮停于中焦，因而出现心下逆满，气上冲胸，起则头眩等症，方用苓、术利水健脾。桂枝降逆温阳，兼助膀胱之气化。甘草补中气之不足。《金匮要略》谓："治痰饮当以温药和之。"即此意也。如见胸胁支满、目眩，以及短气等心下有痰饮之证者，或周身面目浮肿等由于脾阳不足所致者，本方都有效。

（6）桂枝去桂加茯苓白术汤（见8页）

（7）猪苓汤（见145页）

（8）真武汤（见173页）

（9）附子汤（见174页）

（10）麻黄升麻汤（见24页）

（11）柴胡加龙骨牡蛎汤（见36页）

（12）四逆散（加减法，见37页）

（13）小柴胡汤（加减法，见30页）

（14）理中丸（加减法，见165页）

（15）小青龙汤（加减法，见20页）

# （五十四）猪苓

《本经》：味甘，平，无毒。主痎疟，解毒，蛊疰不祥，利水道。久服轻身耐老。

廖希雍：猪苓《本经》谓其味甘，应兼淡，气平而无毒，气味俱薄。其主痎疟者，疟必由暑，暑必兼湿，淡以利窍，引暑湿之气从小便出，所以分消之也。淡渗之性，故利水道，湿胜则身重，湿去则身轻，利窍之药，必能走泄精气，其曰久服耐老，必无是理矣。

邹澍：茯苓、猪苓，得木气而生于地下，既不苗萌挺茎，又不溃腐消败，是其却湿可知。乃复久而不变，则非殊能却湿，且能化湿气为生气矣。虽然，茯苓可利水道，猪苓亦利水道，则凡木之苓皆能利水道，是猪苓不必定以生生枫下者，且茯苓、猪苓尽可混用。乃仲景书中，茯苓、猪苓各自为功，又每相连为用，似若断难相混者，何哉？盖亦可察物理而知之矣。夫松之概挺拔劲正，枫之概柔弱易摇，松之理粗疏，枫之理坚细，松之叶至冬益翠而不凋，枫之叶至冬鲜赤而即落，是其一柔一刚，显然殊致。茯苓属阳，治停蓄之水不从阳化者；猪苓属阴，治鼓荡之水不从阴化者。是故仲景以猪苓名方者，其所治之证曰："阳明病，脉浮发热，渴欲饮水，小便不利者，猪苓汤主之。"曰："少阴病，下利，咳而呕、渴，心烦不得眠者，猪苓汤主之。"曰："诸病在脏，欲攻之，当随其所得而功之，如渴者，与猪苓汤。"曰："呕吐而病在膈上，后思水者，猪苓散主之。"统而核之，莫不有渴。若五苓散，则其治有渴者，有不渴者，至茯苓入他方所治之病，则不渴者居多。盖渴者，水气被阳逼迫，欲得阴和而不能也，与猪苓，使起阴气以和阳化水，譬之枫叶已丹，遂能即落也。

贾九如：猪苓味淡，淡主于渗，入脾以通水道，用治水泻湿泻，通淋除湿，消水肿，疗黄疸，独此最捷，故云与琥珀同功；但不能为主剂，助补药以实脾，领泄药以理脾，佐温药以暖脾，同凉药以清脾，凡脾虚甚者，恐泄元气，慎之！

天心按：猪苓系淡渗利水药，其性味功用与茯苓大致相同，如与茯苓同用，确有相辅相成之妙。惟猪苓功专利水，少含补性，故其应用不及茯苓之广，一般都用作利尿剂，凡有水湿所引起的泄泻、水肿、淋病、黄疸等证，有渴而小便少，或癃闭不通者，均为本品的适应证。临床观察，其利小便的效力，亦颇显著。吉益氏认为仲景用猪苓，主治渴而小便不利，诚是。现代药理研究，猪苓含有粗蛋白、粗纤维、可溶性糖分、醚溶性浸出物、麦角甾醇，有明显的利尿作用，并能促进钠、氯、钾等电解质的排出，这可能主要是由于能够抑制肾小管重吸收机能的结果。《伤寒论》中用猪苓的共二方，分述于下。

（1）猪苓汤：治阳明病，脉浮发热，渴欲饮水；少阴病，下利六七日，咳而呕、渴，心烦不得眠。

猪苓（去皮）　茯苓　泽泻　阿胶　滑石（碎），各一两

上五味，以水四升，先煮四味，取二升，去滓，内阿胶烊消，温服七合，日三服。

《外台秘要》"阿胶"后有"炙"字，"滑石"后有"绵裹"二字。

张隐庵：夫脉浮发热，乃心肺之阳热外浮；小便不利，乃脾胃之水津不化。泽泻、猪苓助脾土之水津以上行，滑石、茯苓导胃腑之阳热以下降，阿胶乃阿井之济水煎驴皮而成胶。夫心合济水，肺主皮毛，能解心肺之热气以和于阴。夫心气和则脉浮可愈，肺气和则发热自除，水津上行而渴止，阳热下降而小便利也。

谢观：仲景制猪苓一汤，以行阳明、少阴二经水热，然其旨全在益阴，不专利水。盖伤寒表虚，最忌亡阳，而里热又虑亡阴。亡阴者，亡肾中之阴与胃家之津液也。故阴虚之人，不但大便不可轻动，即小水亦忌下通，盖阴虚过于渗利，则津液反致耗竭，方中阿胶质润，养阴以滋燥；滑石性滑，去热而利水；佐以二苓之渗泻，既疏浊热，而不留其瘀壅；亦润真阴，而不苦其枯燥，是利水而不伤阴之善剂也。故太阳利水用五苓者，以太阳职司寒水，故加桂以温之，是暖肾以行水也。阳明、少阴之用猪苓，以二经两关津液，

特用阿胶、滑石以润之，是滋养无形以行有形也。利水虽同，寒温迥别，惟明者知之。

天心按：本方乃养阴利水之剂，用治渴而小便不利之由于阴虚有热、水津不化所致者，最为合辙。如因出汗过多，症见渴而小便少，则为多汗伤津之证，本方即在禁用之列。笔者曾用本方加减，治疗阴虚而见小便不利，以及久患尿血涩痛者多人，其效极佳。

（2）五苓散（见141页）

# （五十五）泽泻

《本经》：味甘，寒，无毒。主风寒湿痹，乳难，消水，养五脏，益气力，肥健。久服耳目聪明，不饥，延年轻身，面生光，能行水上（按：此语颇不经，想系后世方土增入，时珍已指其非，甚为正确）。

缪希雍：泽泻味甘寒，《别录》益之以咸。肾与膀胱相表里，咸能入肾，甘能入脾，寒能去热，盖淡渗利窍之药也。其主风寒湿痹，消水，养五脏，皆以利水燥湿，则脾得所养，则五脏皆得所养。益气力、肥健者，皆水利则湿去，湿去则脾强之功效也。又云主腹痞满、淋沥、膀胱三焦停水，其能利水祛湿，益无疑矣。泄精者，湿热下流，客肾与膀胱，是民火扇君火也，故精摇而泄，病在脾胃，湿热尽则泄精自止矣。止消渴者，单指湿热侵脾，脾为邪所干，则不能致津液也。总之，其性利水除湿，则因湿热所生之病靡不除矣。

《理虚元鉴》：肺金为气化之源，伏火蒸灼，则水道必污，污则金气不行而金益病。且水停不流，则中土濡湿，而奉上无力，故余治劳嗽吐血之证，未有不以导水为先务者，每称泽泻有神禹治水之功，夫亦尝究其命名之义矣。盖泽者，泽其不足之水；泻者，泻其有余之火。惟其泄也，故能使生地、白芍、阿胶、人参，种种补益之品，得其前导，则补而不滞。惟其泽也，故虽走浊道而不走清道，不若猪苓、木通、腹皮等味之消阴破气，直走无余。要知泽泻一用，肺、脾、肾三部咸宜，所谓功同神禹者此也。

天心按：泽泻为利水除湿药，有利湿热、消水肿、通五淋、治泻痢的功能，一般都用作利尿及治水肿药，泄泻和痢疾亦多用之，著名奇方六味地黄丸亦用本品。绮石先生谓其对肺、脾、骨三部咸宜，不为无因。吉益氏谓仲景用泽泄，主治小便不利、眩冒，旁治渴，都属水饮为患之证。现代药理研究，本品含有生物碱、泽泻醇、挥发油，以及树脂、蛋白质、淀粉等，有人分析，其中含有抗脂肪肝成分，有降低血糖、血压及利尿、降低胆固醇的作用。《伤寒论》中用泽泻的共三方，分述于下。

（1）五苓散（见141页）

（2）猪苓汤（见145页）

（3）牡蛎泽泻散（见184页）

# （五十六）滑石

《本经》：味甘，寒，无毒。主身热泄澼，女子乳难，癃闭，利小便，荡胃中积聚寒热，益精气。久服轻身，耐饥，长年。

张璐：滑石利窍，不独利小便也。上能散表，下利水道，为荡热散湿，通利六腑九窍之专剂，取甘淡之味，以清肺胃之气下达膀胱也，详《本经》诸治，皆清热利窍之义。河间益元散，通治表里上下诸热。解时气则以葱豉汤下。催生则以香油、浆水调服。暑伤心包，则以本方加辰砂末一分，使热从手足太阳而泄也。惟元气下陷，小便清利及精滑者，勿服。久病阴精不足内热，以致小水短少赤涩，虽有泄泻，皆为切禁。

缪希雍：滑石，石中之得充气者也，故味甘淡，气寒而无毒。滑以利诸窍，通壅滞，下垢腻。甘以和胃气，寒以散积热，甘寒滑利，以合其用，是为祛暑散热，利水除湿，消积滞，利下窍之要药。《本经》用以主身热泄澼、女子乳难，荡胃中积聚寒热者，解足阳明胃家之热也，利小便癃闭者，通膀胱利阴窍也。《别录》通九窍津液，去留结，止渴，令人利中者，湿热解则胃气和而津液自生，下窍通则诸壅自泄也。丹溪用以燥湿，分水道，实大肠，化食毒，行积滞，逐瘀血，补脾胃，降心火，偏主石淋，皆此意耳。

天心按：滑石系清暑利湿药，有滑利大肠、小肠的功能，能使湿热之邪从小便而去。乃清暑利湿要药，河间治暑的有名方剂六一散，即以滑石为君。故凡一切泻痢、淋浊、黄疸、水肿等由于湿热为患者，用之均有效。吉益氏谓仲景用滑石，主治小便不利，旁治渴，实取其利水除湿也。现代药理研究，滑石主要含有硅酸镁，有时含微量氧化铝、氧化镍等杂质，内服能保护肠管黏膜，有消炎止痛的作用。撒布创面能形成被膜，有保护创面，吸收分泌物，促进结痂的作用。《伤寒论》中用滑石的仅一方，兹述之于下。

猪苓汤（见145页）

# （五十七）甘遂

《本经》：味苦，寒，有毒。主大腹疝瘕，腹满，面目浮肿、留饮宿食，破癥坚积聚，利水谷道。

缪希雍：甘遂禀天地阴寒之气以生，故其味苦。其气寒而有毒，亦阴草也。水属阴，各从其类，故善逐水。其主大腹者，即世所谓水蛊也。又主疝瘕腹满、面目浮肿及留饮，利水道谷道，下五水，散膀胱留热，皮中痞气肿满者，谓诸病皆从水湿所生，水去饮消湿除，是拔其本也。洁古谓味苦性寒，苦胜湿，寒胜热，直达水气所结之处，乃泄水之圣药，水结胸非此不除，故仲景大陷胸汤用之；但有毒，不可轻用，其性之恶，可概见已。

张山雷：甘遂苦寒，攻水破血，力量颇与大戟相类，故《本经》《别录》主治腹满浮肿，下水，留饮，破癥坚积聚，亦与大戟主治大同小异。但兼能消食，通利谷道，稍与大戟不同，攻坚之力殆尤为过之。所主疝瘕，盖以湿热壅结者言之，而寒气凝滞之证非其所宜。《别录》又申之以热气肿满一句，则此之能泄水肿，皆以湿热实证言，而脾肾虚寒以致水道不利诸证，误用此药，实为鸩毒，从可知也。五水者，盖言五脏经脉中停留饮水气耳。

天心按：甘遂为甘寒峻利药，有逐饮泻水的功能，使从大、小便而去，为治留痰积饮的专药。甄权谓其能泻十二种水痰，去痰水，可谓深知甘遂的功能者。故凡一切腹满浮肿，如水肿、臌胀之类，以及停痰积饮等证，审其体格壮实，可胜攻下者，用本品都有显效。惟其性极峻猛，宜中病即止，不可过剂，免犯虚虚之戒。笔者除用本品治疗水肿、臌胀等实证屡获卓效外，曾治一妇人，神识时蒙，妄言痴笑，到处跑跑，历治无效，脉来滑实有力，身体亦壮实，知为痰火为患，遂用温胆汤加胆星、菖蒲，送控涎丹三钱，连泻痰水垢污物十余次而愈。又同道林君治一妇人产后四日，腹胀满如鼓，大、小便不通，气喘急，瘀露不多，胀闷欲死，投以《金匮要略》大黄甘遂汤，湿下血水甚多而愈。惟本品服后，恒易呕吐，是其所短耳。现代药理研究，甘遂具有泻下、利尿、抗肿瘤、抗氧化、抗生育、免疫抑制等作用。甘遂炮炙或用醋制，可减低其毒性及泻下作用。《伤寒论》中用甘遂的共三方，分述于下。

（1）大陷胸汤：治伤寒六七日，结胸热实，脉沉而紧，心下痛，按之石硬者。

大黄六两（去皮）　芒硝一升　甘遂一钱匕

上三味，以水六升，先煮大黄取二升，内芒硝，煮一两沸，内甘遂末，温服一升，得快利止后服。

《千金要方》《千金翼方》大黄后均无"去皮"二字，甘遂后都有"末"字。《外台秘要》甘遂后亦有"末"字。成无己本"一钱匕"作一钱。

尤在泾：大陷胸与大承气，其用有心下与胃中之分。以愚观之，仲景所云心下者，正胃之谓；所云胃中者，正大小肠之谓也。胃为都会，水谷并居，清浊未分，邪气入之，夹痰杂食，相结不解，则成结胸。大小肠者，精华已去，糟粕独居，邪气入之，但与秽物结成燥粪而已。大承气主肠中结粪，大陷胸并主心下水食。燥粪在肠，必借推逐之力，故须枳、朴。水饮在胃，必兼破饮之长，故用甘遂。且大承气先煮枳、朴，而后纳大黄，大陷胸先煮大黄而后内诸药。夫治上者制宜缓，治下者制宜急，而大黄生则行速，熟则行迟，盖即一物而其用又不同如此。

柯韵伯：水结之所，必成窠臼，甘遂之苦辛，所以直达其窠臼也。然太阳之气化，不行于胸中，则阳明之胃腑亦因热而成实，必假大黄、芒硝解心胸之结滞，又保肠胃无伤。此太阳里病之下法。

天心按：本方以甘遂配硝、黄，其药力实较大承气汤以枳、朴配硝、黄为猛峻，设非脉证俱实者，断难轻试。即遇大结胸证，亦当中病即止，以免正气受伤，变生他证也。

（2）大陷胸丸：治伤寒发热误下，成结胸者。

大黄半斤　葶苈子半升（熬）　芒硝半升　杏仁半升（去皮尖，熬黑）

上四味，捣筛二味，内杏仁、芒硝，合研如脂，和散，取如弹丸一枚，别捣甘遂末一钱匕，白蜜二合，水二升，煮取一升，温顿服之，一宿乃下；如不下，更服，取下为效。禁如药法。

《金匮玉函经》《千金要方》《千金翼方》《外台秘要》等白蜜均作"一两"。

柯韵伯：此水结胸因于气结，用杏仁之苦温，以开胸中之气，气降则水下矣。气结因于热邪，用葶苈之大寒，以清气分之热，源清而流洁矣。小其制以为丸，和白蜜以缓之，使留恋于胸中，过一宿乃下，是以攻剂为和剂者也。

谢观：此方以大黄、芒硝泻胸中之热；甘遂、葶苈泻胸腹之水；杏仁行水中之气；稍以白蜜之甘缓和之，于利水攻积之力甚捷。然非身体壮实者，不宜轻服。

天心按：本方乃大陷胸汤加杏仁、葶苈、白蜜三味而成，其攻下之力，原不减于大陷胸汤，惟大陷胸汤证为从心下至少腹痛满不可近，本方证则为项亦强，如柔痉状。程知谓前者为胸上结硬，势甚连于下者；后者为胸上结硬，势甚连于上者，因其势甚连于上，故用大陷胸汤加杏仁、葶苈，佐甘遂以遂胸肺之结饮，再加白蜜之甘以缓之，并改汤为丸，取其缓导下行，不若大陷胸汤证之势甚连于下者，可用大陷胸汤一扫而清也。此仲景深得《内经》"补上治上制以缓"之旨。

（3）十枣汤（见120页）

# （五十八）大戟

《本经》：味苦，寒，有小毒。主蛊毒，十二水，腹满急痛，积聚，中风皮肤疼痛，吐逆，头痛，发汗，利大小便。

张璐：大戟性禀阴毒，峻利首推，苦寒下走肾阴，辛散上泻肺气，兼横行经脉，故《本经》专治蛊毒、十二水、腹满急痛等证，皆浊阴填塞所致，然惟暴胀为宜。云中风者，是指风水肤胀而言，否则传写之误耳。夫大戟、甘遂之苦以泄水者，肾所主也。痰涎之为物，随气升降，无处不到，入于心，则迷窍而成癫痫、妄言妄见；入于肺，则塞窍而成咳唾稠黏、喘急背冷；入于肝，则留伏蓄聚而成胁痛干呕、寒热往来；入于经络，则麻痹疼痛；入于筋骨，则颈项、胸背、腰胁、手足牵引隐痛，《三因方》并以控涎丹主之。大戟能泻脏腑之水湿，甘遂能行经隧之水湿，白芥子能散皮里膜外之痰气，惟善用者能收奇功也……其脾、胃、肝、肾虚寒，阴水泛滥，犯之立毙，不可不审。

张山雷：大戟乃逐水峻剂，上古已以戟名，其猛可知。濒湖谓其味辛苦，戟人咽喉，似未允当。《本经》主蛊毒，以蛊乃南方大热大毒之虫类，非苦寒峻下，不足以解；十二水、腹满、急痛、积聚，盖谓十二经之水湿积聚，以致外肿内满，而为急痛耳。然苟非体充邪实者，亦不可概投。"中风皮肤疼痛"六字，当作一句读，盖指风湿热之袭于肌腠者，则辛能疏散，而苦寒又专泄降，是以治之，非泛言外受之风寒，石顽谓指风水肤胀，亦颇有理。吐逆，是指水饮停于上焦，而不能下泄以致上逆者，此以辛苦泄破，通达下降，是以主之。《别录》主颈腋痈肿，皆痰饮凝络之症治。头痛，亦指饮邪凝聚，水气上凌者而言。发汗，则驱除水湿之溢于肌腠者耳。利大小便，固通泄攻破之专职矣。

天心按：大戟为苦寒峻下逐水药，其效能和甘遂大致相同，能泻五脏、六腑的水饮，故专用于胀满水肿及痰饮诸证，惟其性猛悍，故虚弱之人，宜慎用之。现代药理研究，本品主要含二萜类、三萜类、黄酮类、鞣质类等成分，具有泻下、利尿、抗肿瘤、抗炎等药理作用，并有一定的毒性。《伤寒论》中用大戟的仅十枣汤一方，兹述之于下。

十枣汤（见120页）

# （五十九）芫花

《本经》：味苦，温，有小毒，主咳逆上气，喉鸣喘，咽肿短气，蛊毒鬼疟，疝瘕痈肿，杀虫鱼。

黄宫绣：芫花味辛而苦，气温有毒，亦反甘草，主治颇与大戟、甘遂同，皆能达水饮窠囊隐僻之处。然此味苦而辛，苦则内泄，辛则外搜。故凡水饮痰癖，皮肤胀满，喘急痛引胸胁，咳嗽胀疟，里外水闭，危迫殆甚者，用此毒性至紧，无不立应。不似甘遂苦寒，止泄经隧水湿，大戟苦寒，止泄脏腑水湿。莞花与此气味虽属相同，而性较此多寒之有异耳。此虽取效甚捷，误用多致夭折。

《本草述》：芫花内搜肠胃，外达毛孔……与大戟仿佛以致其用，但苦寒、辛温，不惟上下区分，即恐决逐与开散，似犹未可一视。《直指方》云："破癖须用芫花，行水后便养胃可也。"

天心按：芫花为辛温峻下逐水药，其效能与甘遂、大戟相似，故此三物，均为逐水猛药，所以主治亦大致相同，故常相辅为用。据笔者临床体会，其逐水的效力，当推甘遂为第一，凡遇腹水胀满过甚时，得此等药后，经泻下多次，腹水就能很快消退，往往症状亦可随之改善，惟施用时必须掌握病人的虚实，或先攻后补，或先补后攻，或攻补兼施，酌量其先后，灵活地运用，自然无误了。现代药理研究，芫花含有黄酮类化合物、二萜原酸酯类化合物、绿原酸类化合物、木脂素类化合物。芫花、甘遂、大戟三药，芫花毒性较大，甘遂次之，大戟最小，此三药如与甘草同用，确能增强毒性。有人曾用芫花与异烟肼合用治疗已破溃的淋巴结核，获得显著效果。又配合腹水草，用治血吸虫病晚期腹水有一定效果。如用芫花叶治疗精神病，疗效亦佳。《伤寒论》中用芫花的仅十枣汤一方，兹述之于下。

十枣汤（见120页）

# （六十）莞花

《本经》：味苦，寒，有毒。主伤寒温疟，下十二水，破积聚、大坚癥瘕，荡涤肠胃中留癖、饮食，疗寒热邪气，利水道。

张璐：莞花苦辛，能破积聚癥瘕，治痰饮咳逆，去咽喉肿闭。《本经》治伤寒温疟者，取苦寒以攻蕴积伏匿之邪也。言下十二经水，又治饮食寒热邪气者，以其苦寒峻利，饮食之邪亦得荡涤，而寒热自除也。仲景用此止利以行水，水去则利止矣。又小青龙汤云：若微利者，去麻黄加莞花，盖亦取其利水也。愚按：芫花、莞花，虽有辛温开表、苦寒走渗之不同，而破结逐水之功用仿佛，《本经》虽无芫花利水之说，而仲景十枣汤专行利水，是以药肆皆不辨混收，医家亦不辨混用，犹夫食谷得以疗饥，食黍亦可疗饥，混用可无妨碍。

邹澍：伤寒表不解，心下有水气，干呕发热而咳，若微利者，去麻黄加莞花如鸡子大，熬令赤色。注云："下利者不可攻其表，汗出必胀满，去麻黄，恶发汗。"夫太阳与阳明合病下利者，与葛根汤，其中未尝无麻黄，不虑其胀满何哉！盖葛根汤所治证，其表但有风寒，风寒者标在外，本亦在外。小青龙汤证，则本虽风寒，标已化水，风寒虽仍在外，水饮则已内连。若徒发其外，则在外之风寒才散，内连之水气必随出于表，于是水入经隧而胀满，不可与葛根汤同论也。虽然治水之出于表者，有防己，有大戟；治水之为咳喘者，有芫花，此则用莞花者何？盖防己主伤寒温疟热气，此则未化热也。

大戟治风与水在皮肤疼痛，此则不疼痛也。芫花治因水咳喘，仅能下气，不能治利，故主以茇花。然主治惟与芫花为近，故后世或有以芫花代者焉。于此见茇花与芫花功用略同，而芫花惟下气行水，茇花兼破饮食积聚、利水道，差有别矣。

天心按：茇花亦为苦寒峻下药，其功用与芫花大致相同，但今一般药铺中大都不备，询之药铺中人，亦都只知有芫花而不知茇花，可见此二药相混已久。芫花和茇花，性味虽有不同，但同为逐水之剂，故虽混用，尚无大害。仲景用茇花，其目的则在于治利，以茇花利水而兼能破饮食之积聚也。《伤寒论》中用茇花的，仅于小青龙汤加减法中用之。其加减法为：

小青龙汤（加减法，见20页）


# （六十一）商陆


《本经》：味辛、苦，有毒。主水肿、疝瘕、痹，杀鬼精物。

李士材：商陆酸辛有毒，通大小肠，疏泄水肿，攻消疾癖，捣烂敷肿毒喉痹……白者可入汤散，赤者但堪外贴。古赞云："其味酸辛，其形类人，其用疗水，其效如神。"与大戟、甘遂异性同功。虚者不可用，止用贴脐，利小便，即消肿也。

邹澍：李濒湖谓商陆沉降而阴，其性下行，专于治水，与大戟、甘遂异性同功也。夫所贵于治《本经》者，为能审名辨物，知其各有所宜耳。若商陆之功，不过与大戟、甘遂埒，则用大戟、甘遂已耳，又何取于商陆哉？夫大戟、甘遂味苦，商陆味辛，苦者取其降，辛者取其通，降者能行逆折横流之水，通者能行壅淤停蓄之水，取义既殊，功用遂别，岂得以此况彼也。仲景书中十枣汤用大戟、甘遂，大陷胸汤、甘遂半夏汤、大黄甘遂汤均用甘遂，不用大戟，则甘遂之与大戟，固自有异矣；独于大病瘥后，腰已下有水气者，牡蛎泽泻散中偏取商陆，谓非商陆有异于大戟、甘遂乎。商陆不用赤花赤根，独有取于白花白根者。盖以其色之白恰配其味之辛，以为攻坚破顽之用，下病者上取，上病者下取，必先使商陆、葶苈从肺及肾开其来源之壅，而后牡蛎、海藻之软坚，蜀漆、泽泻之开泄，方能得力。用栝楼根者，恐行水之气过驶，有伤上焦之阴，仍使之从脾吸阴还归于上，与常山之蛇，击其首则尾应，击其尾则首应者不殊也。是故商陆之功，在决壅导塞，不在行水疏利。明乎此，则不与其他行水之物同称混指矣。

天心按：商陆系辛平峻下逐水药，有泻水的功能，故亦为治水肿、臌胀的要药。其性虽猛，但较之大戟、甘遂，实为缓和，而其退肿的效力，亦颇显著，惟其毒性，则比甘遂等为甚。笔者曾用商陆四钱，治一肝硬化腹水的患者，服后即出现面红如醉、心跳加速等中毒现象。又用商陆二钱，治一水肿患者，服后亦有类似情况出现，不过程度上较前稍轻而已。是否由于使用的商陆品种不纯，抑或由于某些患者对商陆有过敏反应，都难肯定，故用时宜审慎。据报道，有用本品合猪肉或杜仲同用以治水肿，可谓深得攻补兼施之妙。现代药理研究，商陆含有商陆毒素、氧化肉豆蔻酸及皂苷等，对皮肤真菌有抑制作用。广东的姜科商陆，又名樟柳头，泻水力较缓，使用较安全，用量较大，可用五钱至二两。《伤寒论》中用商陆的仅牡蛎泽泻散一方，兹述之于下。

牡蛎泽泻散（见184页）

# （六十二）葶苈

《本经》：味辛，寒，无毒。主癥瘕积聚结气，饮食寒热，破坚逐邪，通利水道。

徐灵胎：葶苈滑润而香，专泻肺气，肺为水源，故能泻肺，即能泻水。凡积聚寒热从水气来者，此药主之。又说：大黄之泻从中焦始，葶苈之泻从上焦始，故《伤寒论》中承气汤用大黄，而陷胸汤用葶苈也。

张山雷：葶苈子苦降辛散，而性寒凉，故能破滞开结，定逆止喘，利水消肿。《本经》主治，皆以破泄为义，至《别录》则专通水道矣。甄权谓疗肺壅上气、咳嗽，止喘促，除胸中痰饮；濒湖谓通月经；景岳谓泄气闭，善逐水，乃气行而水自行也。故肺中水气膹满胀急者，非此不除。石顽谓其专泄肺气，而能通膀胱之气化，盖惟上窍闭塞，下窍不通，因而积水泛滥，为喘满、为肿胀、为积聚，辛以散之，苦以泄之，大寒以沉降之，则下行逐水，即泄肺气，即通膀胱，为其体轻而性降也。惟寒泄之品，能通利邪气之有余，不能补正气之不足，苟非实热郁室，自当知新顾忌。《别录》久服令人虚，本是至理，然肺家痰火壅塞，及寒饮弥漫，喘急气促，或为肿胀等证，亦必赖此披坚执锐之才，以成捣穴犁庭之绩。自徐之才论十剂之泄以去闭，偶以大黄、葶苈二物并举……遂令俗人不辨是否，畏如蛇蝎，即寻常肺气喘满，痰饮窒塞之证，亦几有不敢轻试之意。其亦知实在性质，不过"开泄"二字，且体质本轻，故能上行入肺，而味又甚淡，何至猛烈乃尔？临证以来，所用甚夥，开肺之效，久已共见，而伤肺之类，尚是无闻。抑且通调水道，固有其功，而伤肺作泻，未见其罪。乃古书多与大黄并论者，则皆因徐氏偶举之例，而听者不察，和而唱之，竟为应声之虫，无识盲从，可胜浩叹！盖亦试以二物分煮而尝之，当恍然于气味厚薄之何似矣。

天心按：葶苈为泻肺行水药，有下气定喘、祛痰利水的功能，专用于痰饮壅肺，而致咳嗽喘逆及胸膈中留痰积饮等证。又治水肿病由于肺不行水者。古人多谓葶苈性猛，医者往往畏不敢用，实际上葶苈原非猛悍之药，张氏之说是也。笔者曾见患水肿者数人，广服诸药不效，后用葶苈一味，每周葶苈一二钱，加大枣五六枚煎服，日服二次，连服数十日而愈，足见葶苈用治水肿，确有一定的疗效；并治肺痈初起，痰涎壅盛者。现代药理研究，葶苈子中含有强心苷类、硫苷类，具有改善心血管功能、抗肿瘤等作用。《伤寒论》中用葶苈的共有二方，分述于下。

（1）大陷胸丸（见150页）

（2）牡蛎泽泻散（见184页）

# （六十三）半夏

《本经》：味辛，平，有毒。主伤寒寒热，心下坚，胸胀，咳逆，头眩，咽喉肿痛，肠鸣下气，止汗。

陈修园：半夏气平，禀天秋金之燥气而入手太阴；味辛有毒，得地西方酷烈之味而入手足阳明。辛则能开诸结，平则能降诸逆也。伤寒寒热、心下坚者，邪结于半表半里之间，其主之者，以其辛而能开也。胸胀咳逆、咽喉肿痛、头眩上气者，邪逆于颠顶胸膈之上，其主之者，以其辛平而能润燥也。又云止汗者，另著有辛中带涩之功也。仲景于小柴胡汤用之以治寒热，泻心汤用之以治胸满肠鸣，少阴咽痛亦用之，且呕者必加此味，大得其开结降逆之旨，用药悉遵《本经》，所以为医中之圣。又曰：今人以半夏功专祛痰，概用白矾煮之，服者往往致吐，且致酸心少食，制法相沿之陋也。古人只用汤洗七次去涎，今人畏其麻口，不敢从之。余每年收干半夏数十斤，洗去粗皮，以生姜汁、甘草水浸一日夜，洗净，又用河水浸三日，一日一换，滤起蒸熟晒干，切片，隔一年用之，甚效。盖此药是太阴、阳明、少阴之大药，祛痰却非专长。仲景诸方加减，俱云呕者加半夏，痰多者加茯苓，未闻以痰多加半夏也。

黄宫绣：半夏书言辛温有毒，体滑性燥，能走能散，能燥能润，和胃健脾，补肝润肾，业已道其主治大要矣。第不详悉注明，犹未有解。盖半夏味辛，辛则液化而利便，故云能润肾燥也。脾苦湿，必得味辛气温以为之燥。半夏辛温，能于脾中涤痰除垢，痰去而脾自健，故云能以健脾也。胃为痰气壅塞，则胃不和之极，半夏既能温脾以除痰，又合生姜暖胃以除呕。若合柴、苓以治少阳寒热往来，则胃更见和谐，故云能以和胃也。如气逆能下，郁结能开，暴死以末吹鼻能救，不眠以半夏汤通其阴阳得卧，胸胀合瓜蒌等药名小陷胸汤以除。少阴咽痛生疮，语声不出，合鸡子黄、苦酒名苦酒汤以服，亦何莫非半夏之妙用，而为开窍利湿之药？但阴虚火盛，热结胎滑，痰涌等证，则非所宜。

天心按：半夏为化痰燥湿药，有降逆止咳、祛痰除湿的效能，一般都用于湿痰旺盛、咳逆、呕吐等证，并善降冲气之上逆。与生姜同用，镇呕的效力极佳，故除因火热上冲的呕吐不宜半夏外，其他治呕方中，半夏都不可或缺。其性虽燥，但燥中有润，所以《局方》半硫丸，即用半夏合硫黄以通阻塞的便秘，其效甚著，足证前人所说能燥能润，非虚语也。但今药铺中所用之半夏，都制以白矾。白矾涌吐之物，半夏为止呕良药，制以白矾，则止呕之力大减，殊失半夏之效能，陈氏所说是也。近人姜春华先生谓半夏生食则味麻戟喉，确可使人音哑，但经煎煮后，则无斯弊。故半夏之毒，在于生食，而不在于生用，与杏仁生食可使人中毒，煎服则无防碍，其理颇相类似也。可见半夏即使生用，而通过煎煮之后，便可解其毒性，如佐以少量生姜，则更为安全，以生姜能制半夏之毒也。仲景用半夏，主要是用作止呕，观其用半夏诸方，大都有呕吐一证，其最著的则为葛根加半夏汤、黄芩加半夏汤之类，如葛根汤证下说"但呕者，葛根加半夏汤主之"，黄芩汤证下说"欲呕者，黄芩加半夏生姜汤主之"，其义自明。现代药理研究，半夏含有生物碱、少量挥发油、脂肪油、淀粉、黏液等，从中可知其效用。《伤寒论》中用半夏的共有十八方，分述于下。

（1）半夏泻心汤：治伤寒心下痞及呕而肠鸣者。

半夏半升（洗） 黄芩、干姜、人参、甘草（炙）各三两 黄连一两 大枣十二枚（擘）

上七味，以水一斗，煮取六升，去滓，再煎取三升，温服一升，日三服。须大陷胸汤者，方用前第二法。一方用半夏一升。

《金匮玉函经》大枣"十二枚"作"十六枚"，《金匮玉函经》、成无己本"再煎"均作"再煮"，《外台秘要》半夏后有"一方五两"四字，成无己本无"须"字及后十一字。

柯韵伯：即小柴胡汤去柴胡加黄连、干姜也。不往来寒热，是无半表证，故不用柴胡。痞因寒热之气结成，用黄连、干姜之大寒大热者，为之两解，且苦先入心，辛以散邪耳。此痞因于呕，故君半夏。生姜能散水气，干姜善散寒气，凡呕后痞硬，是上焦津液已干，寒气留滞可知，故去生姜而倍干姜。痞本于心火内郁，故仍用黄芩佐黄连以泻心也。干姜助半夏之辛，黄芩协黄连之苦，痞硬自散，用参、甘、大枣者，调既伤之脾胃，且以壮少阳之枢也。

谢观：心下痞者，胃中有湿热郁滞也，故上行则为呕，下行则为肠鸣。方中君半夏以和胃，而以干姜之辛温开之，芩、连之苦寒泄之，再以参、草、大枣之甘温补之，则湿滞消而胃气复。尤妙在去滓再煎，收干其水分，使胃中易于运化，而成消痞降逆之用。

天心按：本方系治少阳误下成痞之方，故仍用小柴胡汤加减，所谓治病必求其本也。凡湿热壅滞中焦，证见心下痞满，肠鸣而呕者，投以本方，莫不奏效。此笔者历用而不失一者，不必少阳误下而后可用也。

（2）半夏散及半夏汤：治少阴病，咽中痛。

半夏（洗）　桂枝（去皮）　甘草（炙）

上三味，等份，各别捣筛已，合治之。白饮和服方寸匕，日三服。若不能散服者，以水一升，煎七沸，内散两方寸匕，更煮三沸，下火，令小冷，少少咽之。半夏有毒，不当散服。

《金匮玉函经》"筛"字后无"已"字，"两方寸匕"作"一二方寸匕"，"更煮"作"更煎"，无"半夏有毒，不当散服"八字。

钱天来：咽中痛，则阳邪较重，故以半夏之辛滑，以利咽喉而开其黏饮，乃用桂枝以解卫分之风邪，又以甘草和之。

徐灵胎：治上之药，当小其剂。《本草》半夏治喉咽肿痛，桂枝治喉痹，此乃咽喉之主药，后人以二味为禁药，何也？

天心按：咽痛一证，一般均属燥热者居多，治宜寒凉降火为主；但也有由于寒邪外来所致者，则宜辛温之剂而治之，本方即为此等证而设。若不究病因，不辨寒热，一见咽痛，便用寒凉，未有不致误者，徐氏之说，实可发人深省。

（3）小青龙汤（见20页）

（4）葛根加半夏汤（见28页）

（5）小柴胡汤（见30页）

（6）大柴胡汤（见32页）

（7）柴胡加芒硝汤（见33页）

（8）柴胡加龙骨牡蛎汤（见36页）

（9）柴胡桂枝汤（见34页）

（10）小陷胸汤（见99页）

（11）生姜泻心汤（见161页）

（12）甘草泻心汤（见111页）

（13）黄芩加半夏生姜汤（见75页）

（14）黄连汤（见78页）

（15）旋覆代赭汤（见199页）

（16）厚朴生姜半夏甘草人参汤（见133页）

（17）竹叶石膏汤（见96页）

（18）苦酒汤（见204页）

# （六十四）生姜

《本经》：味辛，温，无毒。久服去臭气，通神明。

张璐：生姜辛温而散，肺脾药也。散风寒，止呕吐，化痰涎，消胀满，治伤寒头痛、鼻塞、咳逆上气、呕吐等病，辛以散之，即《本经》去臭气、通神明，不使邪秽之气伤犯正气也。同大枣行脾之津液而和营卫，凡药中用之，使津液不致沸腾，不独专于发散也。煨熟则降而不升，止腹痛泄利，扶脾气，散郁结，故逍遥散用之。同蜂蜜熬熟，治风热咳逆痰结，取蜜之润，以和辛散之性也。生姜捣汁则大走经络，与竹沥则去热痰，同半夏则治寒痰。凡中风、中暑（按：中暑不可用生姜）及犯山岚雾露毒恶卒病，姜汁和童便灌之立解，姜能开痰下气，童便降火也。甄权云："捣汁和蜜食，治中热呕逆，不能下食。"取姜以治呕，蜜以和胃也。姜为呕家圣药，盖辛以散之，呕乃气逆不散，以其能行阳散气也。

《本草问答》：生姜其气升散，而又能降气止呕者，因其味较胜，且系土中之根，是秉地火之味而归于根，故能降气止呕。虽能升散，而与麻、桂之纯升者不同，故小柴胡、二陈汤，皆用之以止呕。

天心按：生姜系辛温发表药，有发散风寒、止呕促胃的功能，一般都用作佐使药，每与大枣同用，入表剂中，可助表药以驱邪；入补剂中，亦可助补药以补脾胃，并善止呕吐。孙思邈说："生姜为呕家圣药。"诚非虚语，故治呕方中多用之。亦能逐痰涎，凡中风痰涎壅盛者，每以生姜汁合竹沥同用，其效极佳。吉益氏谓仲景用生姜，主治结滞水毒，旁治呕吐哕，下利厥冷，烦躁腹痛，胸痛，腰痛等证，亦信而有征。现代药理研究，生姜含有挥发油，油中成分为姜醇、姜烯、柠檬醛、甲基庚烯酮、壬醛、沉香萜醇、右旋龙脑、姜油醇、佳味酚、正庚醛，能增强血液循环，刺激胃液分泌，兴奋肠管，促进消化。姜的滤液在试管内能杀灭阴道滴虫。《伤寒论》中用生姜的共三十七方，加减法中用的共二方，合计三十九方，分述于下。

（1）生姜泻心汤：治伤寒解后，胃中不和，心下痞硬，胁下有水气，腹中雷鸣下利。

生姜四两（切）　甘草三两（炙）　人参三两　干姜一两　黄芩三两　半夏半升（洗）　黄连一两　大枣十二枚（擘）

上八味，以水一斗，煮取六升，去滓，再煎取三升，温服一升，日三服。附子泻心汤，本云加附子。半夏泻心汤、甘草泻心汤，同体别名耳。生姜泻心汤，本云理中人参黄芩汤，去桂枝、术，加黄连并泻肝法。

《金匮玉函经》、成无己本无"附子泻心汤"及其后五十字。

《医宗金鉴》：名生姜泻心汤者，其义重在散水气之痞也。生姜、半夏散胁下之水气，人参、大枣补中州之土虚，干姜、甘草以温里寒，黄芩、黄连以泻痞热。备乎虚、水、寒、热之治，胃中不和下利之痞，焉有不愈者乎？

吴仪洛：本方即半夏泻心汤加生姜四两，仲景治伤寒汗解后胃中不和，心下痞硬，干噫食臭，完谷不化，胁下有水气，腹中雷鸣下利。盖客气上逆，伏饮搏膈，故痞硬；中气不和，故干噫；胃虚火盛，邪热不杀谷，故完谷不化；胁下有水气，土弱不能制水，故腹中雷鸣下利，谓之协热利，为汗后胃虚，外损阳气，故加生姜以散邪涤饮，益胃复阳。

天心按：泻心汤有五，均为治痞之方。程郊倩说："痞虽虚邪，然表气入里，怫郁于心阳之分，寒亦成热矣。寒已成热，则不能外出，而热非实，秽又不能下行，惟用苦寒从其部而下之，仍虑下焦之阴邪上入，兼辛热以温之，阴阳两解，不攻痞而痞自散，所以寒热互用。若阴痞不关阳郁，即郁而未成热，只是上下阴阳部分拒格而成，泻心之法概不可用也。"观泻心五方，除大黄黄连泻心汤治热邪壅聚之痞，故用大黄、黄连以清热泄痞外，寒热杂陈，阴阳两解者即居其四，且此四方，亦各有所主，如附子泻心汤，系治邪热有余，阳虚不足，故君附子以扶阳泄痞。甘草泻心汤乃治一再误下，胃气大虚，客气上逆，故君甘草以补胃泄痞。半夏泻心汤系治柴胡证误下而成痞，故仍用小柴胡汤加减以开结泄痞。本方则治汗后胃虚不和，水气不化，故重用生姜和胃散水以泄痞也。

（2）桂枝汤（见2页）

（3）桂枝加葛根汤（见4页）

（4）桂枝加附子汤（见5页）

（5）桂枝去芍药汤（见6页）

（6）桂枝去芍药加附子汤（见6页）

（7）桂枝麻黄各半汤（见6页）

（8）桂枝二麻黄一汤（见7页）

（9）桂枝二越婢一汤（见7页）

（10）桂枝去桂加茯苓白术汤（见8页）

（11）桂枝加厚朴杏子汤（见9页）

（12）大柴胡汤（见32页）

（13）柴胡加芒硝汤（见33页）

（14）柴胡加龙骨牡蛎汤（见36页）

（15）柴胡桂枝汤（见34页）

（16）栀子生姜豉汤（见69页）

（17）黄芩加半夏生姜汤（见75页）

（18）旋覆代赭汤（见199页）

（19）厚朴生姜半夏甘草人参汤（见133页）

（20）茯苓甘草汤（见141页）

（21）桂枝加芍药生姜各一两人参三两新加汤（见9页）

（22）小建中汤（见11页）

（23）桂枝去芍药加蜀漆牡蛎龙骨救逆汤（见12页）

（24）桂枝加桂汤（见14页）

（25）桂枝加芍药汤（见10页）

（26）桂枝加大黄汤（见10页）

（27）大青龙汤（见19页）

（28）葛根汤（见27页）

（29）葛根加半夏汤（见28页）

（30）小柴胡汤（见30页）

（31）当归四逆加吴茱萸生姜汤（见196页）

（32）真武汤（见173页）

（33）桂枝附子汤（见15页）

（34）去桂加白术汤（见175页）

（35）炙甘草汤（见112页）

（36）吴茱萸汤（见178页）

（37）麻黄连轺赤小豆汤（见24页）

（38）理中丸（加减法，见165页）

（39）通脉四逆汤（见172页）

# （六十五）干姜

《本经》：味甘，温，无毒。主胸满咳逆上气，温中止血，出汗，逐风湿痹，肠澼下利。生者尤良。

张元素：干姜大辛大热，其用有四：通心助阳，一也；去脏腑沉寒痼冷，二也；发诸经之寒气，三也；治感寒腹痛，四也。肾中无阳，脉气欲绝，黑附子为引，水煎服之，名姜附汤，亦治中焦寒邪，寒淫所胜，以辛散之也。又能补下焦，故四逆汤用之。干姜本辛，炮之稍苦，故止而不移，所以能治里寒，非若附子行而不止也。理中汤用之者，以其回阳也。

黄宫绣：干姜其味本辛，炮制则苦，大热无毒，守而不走，凡胃中虚冷，元阳欲绝，合以附子同投，则能回阳立效。故书则有"附子无姜不热"之句，与仲景四逆、白通、姜附汤皆用之。且同五味，则能通肺气而治寒嗽；同白术，则能燥湿而补脾；同归、芍，则能入气而生血。故凡因寒而入，而见脏腑痼闭，关节不通，经络阻塞，冷痹，寒痢，反胃膈绝者，无不借此以拯救。除寒炒黑，其性更纯，味变苦咸，力主下走，黑又止血，辛热之性虽无，而辛凉之性尚在，故能去血中之郁热而不寒，止吐血之妄行而不滞，较之别药，徒以黑为能止血为事者，功胜十倍矣。血寒者可多用，血热者不过三四分为向导而已。

天心按：干姜为辛温逐寒药，有温中、祛寒、消痰、燥湿的功能。凡因肺胃内寒引起的各种疾病，如饮食衰减、久泻不愈、腹痛、呕吐、咳嗽多痰以及吐血、衄血等证，本品确为要药。尤其是亡阳欲脱，危在顷刻者，与附子同用，立可挽回。其性守而不走，故其药效，多在肠胃与肺部，不比附子之走而不守，力雄而遍及全身也；但较附子为缓和，故产后生化汤中用之，因其甘温无毒，故寒性之人，虽久服亦少流弊。《伤寒论》中用干姜的共二十二方，加减法中用的共二方，合计二十四方，亦不外温肺胃、止呕泻以及止咳、回阳救逆等作用。用于温胃止呕泻的，如干姜黄芩黄连人参汤、理中丸之类；用于温肺止咳的，如小青龙汤；用于回阳救逆的，如四逆汤、干姜附子汤之类。各方分述于下。

（1）干姜黄芩黄连人参汤：治伤寒寒格，食物入口即吐，并治胃虚客热痞满。

干姜、黄芩、黄连、人参各三两

上四味，以水六升，煮取二升，去滓，分温再服。

章虚谷：伤寒本自寒下，复吐下之，寒格，更逆吐下。本来中宫虚寒，误行吐下，反动厥阴相火，与寒气格拒，更逆吐下，故以人参、干姜温中助气；芩、连泻三焦之相火，使阴阳气和，则吐下自止。此但中焦受伤，故不用附子，与少阴之格阳证不同也。

陆渊雷：凡朝食暮吐者，责其胃寒；食入即吐者，责其胃热。胃热故用芩、连。本方证胃虽热而肠则寒，故芩、连与干姜并用。

天心按：本方治伤寒误吐下后，不但下利加甚，又出现食入即吐之证，王太仆说："食入即吐，是有火也。"可见本方证除了因误吐、下而导致里阳虚的下焦虚寒外，而且是上焦有热，故用参、姜以温中祛寒，芩、连以清热，则吐利自疗矣。

（2）干姜附子汤：治太阳病，下之后，复发汗，昼日烦躁不得眠，夜安静，不呕不渴，无表证，脉沉微，身无大热者。

干姜一两　附子一枚（生用，去皮，切八片）

上二味，以水三升，煮取一升，去滓，顿服。

《千金翼方》"服"字后有"即安"二字。

柯韵伯：茯苓四逆汤，固阴以救阳；干姜附子汤，固阳以配阴，二方皆从四逆加减，而有救阳救阴之异。茯苓四逆，比四逆为缓，固里宜缓也；姜附者，阳中之阳也，用生附而去甘草，则势力更猛，比四逆为峻，回阳当急也。一去甘草，一加茯苓，而缓急自别。

谢观：太阳底面便是少阴，太阳证误下之，则少阴之阳既虚。又发其汗，则一线之阳难以自主。阳旺于昼，阳虚欲援同气之救助而不可得，故烦躁不得眠；阴旺于夜，阳虚必俯首不敢争，故夜则安静。又申之曰："不呕不渴，脉沉微，无表证，身无大热。"辨其烦躁之绝非外邪，而为少阴阳虚之的证也，则回阳之姜、附最宜矣。

天心按：本方即四逆汤去甘草而顿服也。因病经吐、下之后，阳气大虚，阴寒独盛，其证实较四逆汤为危急，故去甘草之甘缓，单用姜、附之大力回阳，浓煎顿服，则药力雄厚，自能产效于俄顷。可见仲景用药，不但一丝不苟，即煎服法亦大有讲究也。

（3）理中丸：治中焦虚寒，饮食不化，呕吐泄泻，伤寒直中太阴，自利不渴，寒霍乱吐泻，四肢厥冷，自汗脉虚以及妇人妊娠虚寒等证。

人参、干姜、甘草（炙）、白术各三两

　　上四味，捣筛，蜜和为丸，如鸡子黄许大。以沸汤数合，和一丸，研碎，温服之，日三四，夜二服。腹中未热，益至三四丸，然不及汤。汤法：以四物，依两数切，用水八升，煮取三升，去滓，温服一升，日三服。若脐上筑者，肾气动也，去术，加桂四两。吐多者，去术，加生姜三两；下多者，还用术；悸者，加茯苓二两；渴欲得水者，加术，足前成四两半；腹中痛者，加人参，足前成四两半；寒者，加干姜，足前成四两半；腹满者，去术加附子一枚。服汤后如食顷，饮热粥一升许，微自温，勿发揭衣被。

　　《金匮玉函经》"筛"字后有"为末"二字，"如鸡子黄许大"作"如鸡子黄大"，"日三服"后有"加减法"三字。又《金匮玉函经》《千金要方》《千金翼方》"理中丸"，均作"理中圆"。

　　成无己：心、肺在膈上为阳，肝、肾在膈下为阴，此上、下脏也。脾胃应土，处在中州，在五脏曰孤脏，属三焦曰中焦，自三焦独治在中，一有不调，此丸专治，故名曰理中丸。人参味甘温。《内经》曰："脾欲缓，急食甘以缓之。"缓中益脾，必以甘为主，是以人参为君。白术味甘温，《内经》曰："脾恶湿，甘胜湿。"温中胜湿，必以甘为助，是以白术为臣。甘草味甘平，《内经》曰"五味所入，甘先入脾"。脾不足者，以甘补之，补中助脾，必先甘剂，是以甘草为佐。干姜味辛热，喜温而恶寒者胃也，胃寒则中焦不治。《内经》曰："寒淫所胜，平以辛热。"散寒温胃，必先辛剂，是以干姜为使。脾胃居中，病则邪气上、下、左、右无所不至，故又有诸加减法焉。若脐下筑者，去白术加桂，气壅而不泄，则筑然动。白术味甘补气，去白术则气易散，桂辛热，肾气动者，欲作奔豚也，必食辛味以散之，故加桂以散肾气。经曰以辛入肾，能泄奔豚气故也。吐多者，去白术加生姜，气上逆者，则吐多，术甘而壅，非气逆者之所宜也。《千金方》曰："呕家多服生姜，此是呕家圣药。"生姜辛散，于是吐多者加之。下多者还用术，气泄而不收，则下多，术甘壅补，使正气收而不泄也，或曰"湿胜则濡泄"。术专除湿，于是下多者加之。悸者加茯苓，饮聚则悸，茯苓味甘，渗泄伏水，是所宜也。渴欲得水者加术，津液不足则渴，术甘以补津液。腹中痛者加人参，虚则痛。《汤液本草》曰："补可去弱，人参、羊肉之属是也。"寒多者，加干姜，辛能散也；腹满者，去白术加附子。《内经》曰："甘者令人中满。"术甘壅补，于腹满者则去之。附子辛热，寒气壅郁，腹为之满，以热胜寒，以辛散满，故加附子。《内经》曰："热者寒之，寒者热之。"此之谓也。

谢观：中焦必须温和，方能运化水谷，生发中气。若脾胃阳虚，则中焦失宣发之能力，故下致清谷，上失滋味，五脏均受其病矣。方中人参扶胃，白术扶脾，再以甘草和之、干姜温之，则中气充和，中阳健运，五脏六腑皆可沾受水谷之精气，故名为理中，谓其权衡悉操于中焦也。

天心按：本方为脾胃虚寒之主方，凡脾胃虚寒，饮食减少，久泻久痢，霍乱吐泻等证，如见虚寒之象者，投以本方，立可见效，实温补脾胃之第一良方。寒甚者，可加附子，名附子理中汤。笔者曾用本方加丁香、肉桂，治一湿温病疗后突发除中发呃之患者，仅服数剂，即转危为安。

（4）小青龙汤（见20页）

（5）半夏泻心汤（见158页）

（6）生姜泻心汤（见161页）

（7）甘草泻心汤（见111页）

（8）黄连汤（见78页）

（9）四逆汤（见170页）

（10）四逆加人参汤（见171页）

（11）通脉四逆汤（见172页）

（12）通脉四逆加猪胆汤（见173页）

（13）栀子干姜汤（见70页）

（14）柴胡桂枝干姜汤（见35页）

（15）茯苓四逆汤（见142页）

（16）白通汤（见42页）

（17）白通加猪胆汁汤（见43页）

（18）桂枝人参汤（见11页）

（19）甘草干姜汤（见110页）

（20）桃花汤（见187页）

（21）乌梅丸（见202页）

（22）麻黄升麻汤（见24页）

（23）小柴胡汤（加减法，见30页）

（24）真武汤（加减法，见173页）

# （六十六）附子

《本经》：味辛，温，有大毒。主风寒咳逆邪气，寒湿踒躄，拘挛膝痛，不能行步，破癥坚积聚、血瘕、金疮。

陈中权：同一药也，而一生一熟，力有大小，主治亦异，附子其一例也。附子为甘辛大热之品，助元阳，逐寒湿，为药品中斩关夺门之将，与半夏、大黄，同为药品之佼佼者。每岁输出数十万计，其生熟功能之比较，根据古籍之记载，大致熟附用之温脾、补肾，凡脾肾阳虚，有寒湿等，用之均可治。如伤寒少阴病，麻黄附子细辛汤，用熟附以振肾中之阳。麻黄附子甘草汤，用熟附以补元阳，防汗出大过。太阳病，药甘草附子汤，用附子以补肾阳，皆是也，其主用终关于湿补方面者。生附性味之烈，远过于熟，凡元阳暴亡，霍乱厥热，病在危急之际，非此不救。如少阴病白通汤，用生附以救治阴盛于下，格阳于上之证。通脉四逆，用生附以救阴盛于内，格阳于外之证。霍乱四逆汤，用生附以回阳救逆皆是也，其主用终用于救急方面者。颠倒误用，无益有害。至于强心定漏，亦惟生者能之，以生附大辛大热，有刺激麻醉之性也……生附之治霍乱，确有大效……川东蔓府，湘西、辰沅一带，三伏日即以生附子、猪肉合煮饮之，以防霍乱。若以熟附片进，则无丝毫之效矣……柯韵伯说："今之畏事者，用乌、附数分，必制熟而后敢用，更以芩、连以监制之，焉能挽回危证哉？"此语于医界恶习，可谓慨乎言之。

谢安之：附子之功，伟矣！简单言之，为大燥回阳，补肾命火，逐风寒湿之妙品也。然则仲景用附子，颇能阐发《本经》主治之奥义。盖上而心肺，下而肝肾，中而脾胃，以及血内、筋骨、荣卫，因寒而病者，无不用之。即阳气不足，寒自内生，大汗泻、大喘逆、中风卒倒等证，亦必仗此挽回。陈修园以附子之温，杂于芩、芍、甘草、泽泻中，为冬日可爱之补虚法也；佐于姜、桂、麻、辛中，如夏日可畏之救阳法也。又以附子之辛，桂枝附子汤、桂枝附子去桂加白术汤、甘草附子汤，辛燥以祛除风湿也；附子汤、芍药甘草附子汤，辛燥以祛除风湿也；附子汤、芍药甘草附子汤，辛润以温补水脏也；白通汤、通脉四逆加人尿猪胆汁汤，保复元阳之法也。此外，如脏腑痼冷，经络不通，腹中如扇，以及雷鸣，阳虚阴走，精寒自遗，莫不佐诸药以挽人命于顷刻，仲景真善于用附子矣！吾人考仲景所谓脉象沉微，一身疼痛、四肢厥冷、麻木不仁、恶风寒、致痉挛等语，似呈亡阳症状，可知附子实有强心作用，即具奋兴细脆生活之特能也……余考仲景方，有炮用、生用之不同，一枚至十枚之不等，故《伤寒论》一百十三方，用附子者二十一方，炮用十有二方，如桂枝加附子汤、桂枝去芍药加附子汤、芍药甘草附子汤、真武汤、麻黄附子细辛汤、麻黄附子甘草汤、甘草附子汤、附子泻心汤、桂枝附子汤、桂枝附子去桂加白术汤、乌梅丸、附子汤。又外加减法中用附子者三方，小青龙后，噎者去麻黄加炮附子一枚；四逆散后，腹中痛者加炮附子一枚；理中丸后，腹满者去白术加炮附子一枚。合计用炮附者，其十五方矣，然用必佐麻、桂、芩、连、苓、芍、细辛、大黄等药。其生用如干姜附子汤、四逆汤、白通汤、白通加人尿猪胆汁汤、通脉四逆汤、通脉四逆加猪胆汤、四逆加人参汤、茯苓四逆汤，以上入方是也，然用必以大辛大热之干姜为辅，未见用炮附佐干姜也……

天心按：附子系辛温大热药，有强心作用，能使心脏收缩度增高，对脑垂体、肾上腺皮质系统有兴奋作用。其性走而不守，十二经脉无所不至，用于三阳厥逆、三阴沉寒之证，有斩关夺门、起死加回生之效，为回阳救急之第一要药。故凡霍乱吐泻、四肢厥冷、脉沉微细、大汗亡阳、久泻不止、中风卒倒等体温低落，阳虚欲脱诸证，投以本品，实有立竿见影效果。余如命门火衰，五脏六腑沉寒积冷、痉挛疼痛、慢性水肿、风寒湿痹、筋骨疼痛等，本品均有良效。惟热厥似寒、霍乱由于热结，及一切阳证、火证、阴虚内热、血液衰少者，俱不可用。除回阳救逆及中风卒倒等病势危急者宜用生附外，其余均以熟附为宜，因生附有毒，如用之过量，则有中毒的危险。现代药理研究，附子含有乌头碱、次乌头碱、新乌头碱、塔拉地萨敏（Talatisamine）、川乌碱甲、川乌碱乙等六种结晶性生物碱。其煎剂对猫、犬、蛙的在位心脏亦表现轻度强心作用，此种作用是由于所含的大量钙，除去钙后强心作用即消失。附子生物碱能扩张下肢血管和冠状血管，这是毒蕈碱样或组织胺样作用。附子有显著的抗炎作用，能抑制蛋清、角叉菜胶、甲醛等所致大鼠足跖肿胀，抑制肉芽肿形成及佐剂性关节炎。附子中毒时心肌受损，血压显著下降，四肢厥冷，心率变慢，心脏传导阻滞，出现室性期前收缩，心室纤颤等现象。中毒时用阿托品、普鲁卡因和综合急救措施，并可用绿豆四两、甘草二两煎服以解其毒。如与炙甘草或干姜同煎，可使其生物碱发生变化，则毒性大减。附子、乌头经久煎后，亦可减轻其毒性，故如重用附子、乌头时，必须煎煮三四个小时，以减其毒。《伤寒论》中用附子的共二十方，加减法中用的共三方，合计二十三方，分述于下。

（1）附子泻心汤：治伤寒心下痞，而复恶寒汗出者。

大黄二两　黄连一两　黄芩一两　附子一枚（炮、去皮、破、别煮取汁）

上四味，切三味，以麻沸汤二升渍之，须臾绞去滓，内附子汁，分温再服。

《金匮玉函经》、《千金翼方》、成无己本附子后均作"切"。

舒驰远：此汤治上热下寒之证，确乎有理。三黄略浸即绞去滓，但取轻清之气，以去上焦之热。附子煮取浓汁，以治下焦之寒。是上用凉而下用温，上行泻而下行补，泻其轻而补其重，制度之妙，全在神明运用之中，是必阳热结于上，阴寒结于下用之，乃为的对。若阴气上逆之痞证，不可用也。

曹颖甫：于芩、连、大黄引火下泄外，加附子一枚，以收外亡之阳，则一经微利，结热消而亡阳收矣。

天心按：本方以三黄泻心下之痞热，用附子以温下焦之虚寒，妙在三黄以麻沸汤渍汤须臾，绞去滓，纳别煮附子汁。盖因上则邪热有余，下则阳虚不足，故寒热并用，渍煮各别，泻痞取其轻，扶阳取其重，一举而痞消阳复，恶寒汗出等症自痊矣。凡寒热不和，心下痞满者，本方都可用。

（2）四逆汤：治少阴病，表热里寒，下利清谷，四肢拘急，手足厥冷，脉微欲绝者。

甘草二两（炙）　干姜一两半　附子一枚（生用，去皮，破八片）

上三味，以水三升，煮取一升二合，去滓，分温再服。强人可大附子一枚，干姜三两。

《金匮玉函经》附子后作"生，去皮，破"，无"八片"二字。《千金翼方》甘草"二两"作"一两"。成无己本"上三味"后有"㕮咀"二字。

钱天来：四逆汤者，所以治四肢厥逆而名之也。此以真阳虚衰，阴邪肆逆，阳气不充于四肢，阴阳不相顺接，故手足厥冷也。其以甘草为君者，以甘草甘和而性缓，可缓阴气之上逆。干姜温中，可以救胃阳而温脾土，即所谓四肢皆禀气于胃而不得至经，必因于脾，乃得禀焉，此所以脾主四肢也。附子辛热，直走下焦，大补命门之真阳，故能治下焦逆上之寒邪，助清阳之升发而腾达于四肢，则阳回气暖，而四肢无厥逆之患矣。

《医宗金鉴》：君以甘草之甘温，温养阳气；臣以姜、附之辛温，助阳胜寒。甘草得姜、附，鼓肾阳、温中寒，有水中暖土之功。姜、附得甘草，通关节、走四肢，有逐阴回阳之力。肾阳鼓，寒阴消，则阳气外达而脉升，手足自温矣。

天心按：本方乃回阳救逆之峻剂，主治表里皆寒、四肢厥逆之证，故用生附配干姜，取其大辛大热之性，上行头顶，外彻肌表，通行十二经脉，为斩关夺门之将，更协甘草甘温补中之品，共收酸逆回阳之效。凡误汗亡阳、霍乱吐泻、下利清谷，兼见手足厥冷，脉沉微欲绝者，投以本方，立可见效，故本方可称回阳救逆之第一神方。

（3）四逆加人参汤：治霍乱恶寒，脉微复利，利止亡血。

甘草二两（炙）　附子一枚（生，去皮，破八片）　干姜一两半　人参一两

上四味，以水三升，煮取一升二合，去滓，分温再服。

《千金要方》《外台秘要》人参"一两"均作"三两"。

魏荔彤：于温中之中，佐以补虚生津之品，凡病后亡血津枯者，皆可用也。不止霍乱、不止伤寒下后也。

谢观：霍乱既利而复利，其证恶寒，其脉又微，则阳气之虚可知。然脉

证如是，则利止并非病去，乃因血液竭尽之故，《金匮》所谓水竭则无血也，故曰亡血。方中以四逆汤救其阳，加人参以救其津，标本兼顾，立义甚精。

天心按：本方原为霍乱、伤寒吐利以致阴阳两虚者而设，故用四逆汤以回阳，加人参以生津养血，补阴助阳，一举两得，谢氏谓"立义甚精"，确非虚语。

（4）通脉四逆汤：治少阴病，下利清谷，里寒外热，手足厥冷，脉微欲绝，身反不恶寒，面色赤，或腹痛，或干呕，或咽痛，或利止脉不出者。

甘草二两（炙） 附子大者一枚（生用，去皮，破八片） 干姜三两（强人可四两）

上三味，以水三升，煮取一升二合，去滓，分温再服，其脉即出者愈。面色赤者，加葱九茎；腹中痛者，去葱加芍药二两；呕者，加生姜二两；咽痛者，去芍药加桔梗一两；利止脉不出者，去桔梗加人参二两。病皆与方相应者，乃服之。

《金匮玉函经》无"去葱""去芍药""去桔梗"八字，并无"病皆与方相应者，乃服之"十字。《千金翼方》"乃服"作"乃加减服"。

陈修园：阳气不能运行，宜四逆汤；元阳虚甚，宜附子汤；阴盛于下，格阳于上，宜白通汤；阴盛于内，格阳于外，宜通脉四逆汤。盖以生气既离，亡在顷刻，若以柔缓之甘草为君，岂能疾呼散阳而使返耶！故倍用干姜，而仍不减甘草者，恐散涣之余，不能当姜、附之猛，还借甘草以收全功也。若面赤者，虚阳上泛也，加葱白引阳气以下行；腹中痛者，脾络不和也，去葱加芍药以通脾络；呕者，胃气逆也，加生姜以宣逆气；咽痛者，少阴循经上逆也，去芍药之苦泄，加桔梗之开提；利止脉不出者，谷气内虚，脉无所禀而生，去桔梗加人参以生脉。

曹颖甫：用甘草、干姜以温中焦，生附以温下焦。盖水盛血寒，为少阴本病，故以下利清谷，手足厥逆为总纲，惟兼见脉微欲绝，乃为通脉四逆汤本证。盖胃为生血之原，胃中寒则脉微，惟里寒外热，外内不通，因病戴阳，面色乃赤，故加葱白以通之。血络因寒而瘀，腹中为痛，故加苦平之芍药以泄之；呕者，为胃中有水气，故加生姜以散之；咽痛，为湿痰阻滞，故加有碱性之桔梗以开之。利止脉不出，为里阴虚，故加人参以益之。此又通脉四逆汤因证加减之治法也。

天心按：本方主阴盛于内，格阳于外，内真寒而外假热之要方。盖本方证实较四逆汤证为重，故于四逆汤中加附子而倍干姜，以振脾、肾之阳气，自然利止脉出，方各通脉四逆，谁曰不宜？

（5）通脉四逆加猪胆汤：治霍乱吐下已断，汗出而厥，四肢拘急，脉微欲绝者。

甘草二两（炙）　干姜三两（强人可四两）　附子大者一枚（生，去皮，破八片）　猪胆汁半合

上四味，以水三升，煮取一升二合，去滓，内猪胆汁，分温再服，其脉即来；无猪胆，以羊胆代之。

《金匮玉函经》猪胆汁"半合"作"四合"，《肘后方》作"一合"。

吴仪洛：用通脉四逆以回阳，而加猪胆汁以益阴，庶几将绝之阴，不致为阳药所劫夺也。

谢观：吐已下断者，气血俱虚，水谷俱竭也；汗出而厥，脉微欲绝者，无阳气以行之也；四肢拘急者，无津液以养之也。此时若但以通脉四逆汤倍干姜之勇，似可追返元阳，然犹恐大吐大利之余，骤投大辛之味，内而津液愈涸，外而筋脉愈挛，顷刻死矣！故更佐以猪胆汁之生调，借补中焦之汁，以灌溉于筋脉，俾辛甘与苦甘相济，使阴阳二气顷刻调和，亦犹四逆加人参之意；但人参亦草木之品，不如猪胆汁之血肉之品为效倍神也。尝见霍乱之证，四肢厥逆，脉微欲绝，投以四逆汤、理中汤而无效，反以明矾少放和凉水服之而愈者，亦即猪胆汁之意也。

天心按：本方治霍乱吐下后阳亡阴竭，阴寒内格之证，故用通脉四逆汤以驱阴回阳，更用猪胆以为反佐，此即《内经》"甚者从之"之治法也。

（6）真武汤：治少阴经虚寒证，及太阳病因发汗后而动少阴之气者。

茯苓三两　芍药三两　白术二两　生姜三两（切）　附子一枚（炮，去皮，破八片）

上五味，以水八升，煮取三升，去滓，温服七合，日三服。若咳者，加五味子半升，细辛一两，干姜一两；若小便利者，去茯苓；若下利者，去芍药加干姜二两；若呕者，去附子加生姜，足前为半斤。

《外台秘要》白术"二两"作"三两","上五味"后有"切"字。

张璐：此方本治少阴病水饮内结，所以首推术、附，兼茯苓、生姜之运脾渗水为务，此人所易明也。至用芍药之微旨，非圣人不能。盖此证虽曰少阴本病，而实缘水饮内结，所以腹痛自利，四肢疼重，而小便不利也。若极虚极寒，则小便必清白无禁矣，安有反不利之理哉！则知其人不但真阳不足，真阴亦已素亏，若不用芍药顾护其阴，岂能胜附子之雄烈乎？即如附子汤、桂枝加附子汤、芍药甘草附子汤，皆芍药与附子并用，其温经护营之法，与保阴回阳不殊，后世用药，能获仲景心法者，几人哉？

曹颖甫：用芍药以定痛，茯苓、生姜、术、附以散寒行水，此固少阴病水气在里之治法也。咳者加五味、姜、辛，所以蠲饮；小便利者去茯苓，不欲其利水太过；下利去芍药加干姜，欲其温脾，不欲其苦泄；呕者去附子加生姜，以水在中脘，不在下焦，故但发中脘之阳，而不欲其温肾，此又少阴病水气外泄之治法也。

天心按：本方为误汗亡阳，证见厥逆，筋惕肉𣊑，振之欲擗地者，以及阴寒兼水气之证，腹痛下利，四肢沉重疼痛，小便不利者之主方。故凡少阴寒水相搏，阳虚水气为患之证，用本方以温中除饮，均有显效。笔者常用本方治疗各种水病，如慢性水肿，肝硬化腹水等疾于阴证范围者，其效极佳。

（7）附子汤：治少阴病，口中和，肢冷背寒，体痛，脉沉微；妇人怀娠六七月，脉弦发热，其胎愈胀，腹痛恶寒，少腹如扇者。

附子二枚（炮，去皮，破八片）　茯苓三两　人参二两　白术四两　芍药三两

上五味，以水八升，煮取三升，去滓，温服一升，日三服。

成无己本"附子"后无"炮"字。

柯韵伯：此大温大补之方，乃正治伤寒之药，为少阴固本御邪之剂也。以人参固生气之原，令五脏六腑之有本，十二经脉之有根；用白术以培太阴之土；芍药以滋厥阴之木；茯苓以利少阴之水。水利则精自藏，土安则水有所制，木润则火有所生矣。扶阳以救寒，益阴以固本，此万全之术。此与真武汤似同而实异。此倍术、附，去姜而用参，全是温补以壮元阳。彼用姜而不用参，尚是温散以逐水气。补散之分歧，只在一味之旋转欤。

　　谢观：少阴经位置最深，伤寒传至此间，多至不救。惟有借附子之猛锐，达此最下最深之处，以攻散其邪，故方中以生者二枚为君，取其猛烈之气也。然虑其辛毒太甚，以伤后天之正气，故臣以白术之甘温以扶之，佐以参、芍之酸甘以润之，使以茯苓之淡渗以泄亡，则生附虽窜而不致伤脾，生附虽辛而不致耗液，生附虽毒而有外泄之路。且白术培土，芍药平木，茯苓伐水，水去则火旺而寒自清，木平则土益而固而水有制，互相为助，而生附祛寒之效益彰，脾脏之功用益固，而腹中不快诸证亦均可除矣。

　　天心按：本方为阳虚寒盛而设，故重用辛热之生附为君，并用参、术、茯苓等甘温益气之品以补其虚，且于大堆辛温药中，加入一味芍药，实有刚柔相济，引阳药以入阴散寒之妙。本方除具有温经散寒、补益阳气之作用外，更有逐水镇痛的效能，以方中之苓、术善治水气，术、附又善治风湿痹痛也。《金匮》用本方治妇人怀孕六七月，发热，胎胀腹痛，恶寒，少腹如扇，盖取其温脏以祛寒。《千金》于本方加桂心、甘草，以治湿痹风缓，身痛如折，肉如锥刺刀割，盖取其逐寒镇痛也。

　　（8）去桂加白术汤：治伤寒八九日，风湿相搏，大便硬，小便自利者。

　　附子三枚（炮，去皮，破）　白术四两　生姜三两（切）　甘草二两（炙）　大枣十二枚（擘）

　　上五味，以水六升，煮取二升，去滓，分温三服。初一服，其人身如痹，半日许复服之，三服都尽，其人如冒状，勿怪，此以附子、术并走皮内，逐水气未得除，故使之耳，法当加桂四两。此本一方二法，以大便硬，小便自利，去桂也；以大便不硬，小便不利，当加桂，附子三枚恐多也。虚弱家及产妇，宜减服之。

　　《金匮玉函经》名本方为"求附汤"，生姜"三两"作"二两"，甘草"二两"作"三两"，大枣"十二枚"作"十五枚"。《金匮要略》则名"白术附子汤"，附子"三枚"作"一枚"，白术"四两"作"二两"，生姜、甘草各作"一两"，大枣"十二枚"作"六枚"，"水六升，煮取二升"作"水三升，煮取一升。"《外台秘要》引仲景《伤寒论》说："本云附子一枚，今加之二枚，名附子汤。"又说："此二方但治风湿，非治伤寒也。"《金匮要略》更无"法当"及其后五十二字。

程郊倩：此湿虽盛而津液自虚也，于上汤中去桂，以其能走津液；加术，以其能生津液。

谢观：此乃湿胜于风之证，与风胜于湿，身体疼痛，主桂枝之辛以化之者不同，故加白术之苦以燥之，而去解表之桂也。

天心按：本方系桂枝附子汤去桂加白术而成，桂枝附子汤取桂枝之辛温，以驱在表之风；附子之辛热，以逐在里之湿；含甘、姜、大枣之辛温化阳，共收驱风除湿、温经助阳之效，用治风胜于湿、身体疼痛者，其功甚伟。本方去桂枝之辛散，加白术之燥温，使温邪从小便而出，为治风湿内盛，证见大便硬而小便自利者之主方，谢氏所说"治风湿病湿胜于风之证"是也。

（9）桂枝加附子汤（见5页）

（10）桂枝去芍药加附子汤（见6页）

（11）麻黄附子细辛汤（见22页）

（12）麻黄附子甘草汤（见23页）

（13）干姜附子汤（见165页）

（14）茯苓四逆汤（见142页）

（15）白通汤（见42页）

（16）白通加猪胆汁汤（见43页）

（17）甘草附子汤（见111页）

（18）桂枝附子汤（见15页）

（19）芍药甘草附子汤（见51页）

（20）乌梅丸（见202页）

（21）四逆散（加减法，见37页）

（22）理中丸（加减法，见165页）

（23）小青龙汤（加减法，见20页）

# （六十七）吴茱萸

《本经》：味辛，温，有小毒。主温中下气，止痛，除湿血痹，逐风邪，开腠理，咳逆寒热。

张璐：吴茱萸气味俱厚，阳中之阴。其性好上者，以其辛也；又善降逆气者，以味厚也。辛散燥热而燥，入肝行脾。《本经》主温中下气止痛、咳逆寒热，专取辛温散邪之力；又言除湿血痹、逐风邪、开腠理者，以风寒湿痹靡不由脾胃而入，辛温开发，表里宣通，而无拒闭之患矣。至于定吐止泻，理关格中满、脚气疝瘕，制肝燥脾风，厥气上逆，阴寒膈塞，气不得上下，腹胀下痢，及冲脉为病、逆气里急，并宜苦热以泄之。东垣云："浊阴不降，厥气上逆，甚而胀满者，非吴茱萸不可治。"仲景吴茱萸汤、当归四逆加吴茱萸生姜汤，治厥阴病及温脾，皆用之。寇氏言其下气最速，肠虚人服之愈甚，凡病非寒滞者勿服……其治暴注下重、呕逆吐酸、肝脾火逆之证，必兼苦寒以降之，如左金丸，治肝火痰运嘈杂最效。

邹澍：据仲景之用吴茱萸，外则上至颠顶，下彻四肢，内则上治呕，下治利，其功几优于附子矣。不知附子、吴茱萸，功力各有所在，焉得并论附子之用以气，故能不假系属，于无阳处生阳。吴茱萸之用以味，故仅能拨开阴霾，使阳自伸阴自戢耳。历观吴茱萸所治之证，皆以阴壅阳为患，其所壅之处，又皆在中宫，是故干呕、吐涎沫，头痛，食谷欲呕，阴壅阳于上，不得下达也；吐利、手足逆冷、烦躁欲死、手足厥寒、脉细欲绝，阴壅阳于中，不得上下，并不得外达也。《伤寒论》中但言其所以，而未及抉其奥，《金匮要略》则以一语点明之曰："呕而胸满。"夫不壅，何以满？谓之胸满，则与不满有间，可知不在他所矣。然则温经汤独不以吴茱萸为主软，何以其满在腹，且云少腹里急也。此盖有在气、在血之不同，故所处之地亦不同，然其系于壅，一也。或曰："古之人皆以吴茱萸为肝药，今若子言，则似脾药矣，不既显相背耶?"予谓中品之药,以疏通气血而治病,乌得以五脏六腑印定之?且土壅则木不伸而为病,土既疏通,则木伸而病已。盖其施力之所在脾,所愈者实肝病也。谓之为肝药,又何不可之有与?

天心按:吴茱萸为辛热药,气臊入肝,故有温肝降逆,止呕促胃的功能,兼能开郁化滞,为厥阴经温经逐寒之专药。凡呕吐泄泻、手足厥冷、干呕吐涎沫、头痛、脉微欲绝等症,涉及厥阴经者,本品实为要药。此外,如合槟榔,可治寒湿脚气;合黄连,则可平肝制酸;合当归等,可治妇人血寒而滞之月经病;合木瓜,则可治霍乱转筋,四肢厥冷。总之,吴茱萸乃辛热之品,故多用于寒性的疾病,尤其是厥阴病,因治厥阴寒性病,吴茱萸实较姜、附为优也。现代药理研究,吴茱萸含有挥发油,其主要成分为吴茱萸烯、吴茱萸内酯醇,还有吲哚类生物碱、吴茱萸碱、茱萸次碱等,有收缩子宫的作用。体外试验可杀猪蛔虫、蚯蚓、水蛭,对金黄色葡萄球菌、霍乱弧菌有一定的抑制作用。《伤寒论》中用吴茱萸的共二方,分述于下。

(1)吴茱萸汤:治伤寒呕而胸满,或烦躁欲死。

吴茱萸一升(洗) 人参(三两) 生姜六两(切) 大枣十二枚(擘)

上四味,以水七升,煮取二升,去滓,温服七合,日三服。

《金匮要略》《外台秘要》水"七升"均作"五升"。

章虚谷:吴茱萸苦辛而热,气臊入肝,故其平肝气、泄胃浊之功最速。因其厥阴中相火为寒邪所激,直冲犯胃,呕吐涎沫,故又头痛,以厥阴之脉上颠顶也。故以吴茱萸散寒平肝为君,若桂枝等汤,生姜三两,大枣十二枚,以调营卫;此生姜用六两以散逆止呕,使胃浊随吴茱萸而下泄,大枣仍用十二枚,配参以助气和中,取生姜升清降浊,与彼之用姜、枣调营卫者不同。若元阳之气根于肾,由肝胆而行,行于三焦,乃名相火,是故护生阳之气,必以参、附为先。若吴茱萸之热,其苦降辛散重用为君,反致耗散阳和,所以全赖参、枣之甘温固中,则吴茱萸得建平肝泄浊之功,而呕吐、烦躁等证皆可愈。

谢观:仲景救阳诸法,于少阴四逆汤必用姜、附,通脉四逆汤倍加干姜。其生用附子,附子汤又加生附至二枚,或壮微阳使之外达,或招飞阳使之内返,此皆少阴真阳失所,故以回阳为急也。至其治厥阴,则易以吴茱萸而并去前汤诸药，独用人参、姜、枣者，盖人身厥阴肝木，虽为两阴交尽，而一阳之真气实起其中，此之生气一虚，则三阴浊气直逼中上，不惟本经诸证悉具，将阳明之健运失职，以致少阴之真阳浮露而吐利，厥逆烦躁欲死，食谷欲呕，种种丛生矣！吴茱萸得东方震气，辛苦大热，能达木郁，直入厥阴，降其盛阴之浊气，使阴翳全消，用以为君。人参秉冲和之气，甘温大补，能接天真，挽回性命，升其垂绝之生气，令阳光普照，用以为臣，佐姜、枣和胃而行四末，斯则震坤合德，木土不害，一阳之妙用成，而三焦之间无非生生之气。盖于少阴则重固元阳，于厥阴则重护生气，学者当深思而得之矣。

天心按：本方之主要作用为温降肝胃、补中泄浊，用之于少阴病吐利、手足逆冷、烦躁欲死，厥阴病干呕、吐涎沫、头痛以及胃中虚寒而见心下痞硬、胸满呕吐等证，都有效果。同道张君曾治一瀑布胃患者，长期呕吐涎水，日三四次，经中、西医药治疗十余年无效，以本方大剂投之，连服数十剂而愈。愈后数年，迄未复发。

（2）当归四逆加吴茱萸生姜汤（见196页）

# （六十八）蜀椒

《本经》：味辛，温，有毒。主邪气咳逆，温中，逐骨节皮肤死肌，寒湿痹痛，下气。久服头不白，轻身增年。

王孟英：川椒辛热，温中下气，暖肾祛寒，开胃杀虫，除湿止泻，涤秽舒郁，消食辟邪，制鱼腥阴冷诸物毒。辟蝇、蚋、蚊、蚁等虫。多食动火堕胎，阴虚内热者忌之。

张璐：蜀椒辛温小毒……蜀产者微辛不辣，色黄者气味微辛，散心包之火最胜；色红者气味辛辣，壮命门之火最强……其气馨香，能使火气下达命门，故《本经》谓之下气。其主邪气咳逆等证，皆是脾肺二经受病，肺虚则不能固密腠理，外邪客之为咳逆；脾虚则不能温暖肌肉，而为痛痹等证。其治呕吐、服药不纳者，必有蛔在膈间，但于呕吐药中加川椒数十粒，盖蛔闻药则动，遇椒则头伏也，故仲景治蛔厥，乌梅丸用之。又能开痹湿，温中气，助心包命门之火……一人腰痛痰喘，足冷如冰，六脉洪大，按之却软，服八味丸无功，用椒红、茯苓蜜丸，盐汤下，甫二十日而安。

天心按：蜀椒又名川椒，系辛热药，有温中开胃、除湿杀虫的效能，并能助命门真火。故凡胃寒失健、寒湿久痹、腹中冷痛、吐泻蛔厥等证均主之；用于久痹寒湿不仁，为效尤良。恽铁樵先生经验，蜀椒乃痹证中的神经瘫痪之专药。椒目则治寒湿水肿，《金匮》已椒苈黄丸中用之。现代药理研究，本品含有挥发油、生物碱、不饱和脂肪酸等，对大肠杆菌、变形杆菌、霍乱弧菌等有抑制作用。《伤寒论》中用蜀椒的仅乌梅丸一方，兹述之于下。

乌梅丸（见202页）

# （六十九）巴豆

《本经》：辛，温，有毒。主伤寒温疟寒热，破癥瘕结聚坚积，留饮痰癖，大腹水胀。荡炼五脏六腑，开通闭塞，利水谷道，去恶肉，除鬼毒蛊疰邪物，杀虫鱼。

张璐：巴豆辛热，能荡练五脏六腑，不特破癥瘕结聚之坚积，并可治伤寒湿疟之寒热，如仲景治寒实结胸用白散，深得《本经》之旨。世本作温疟，当是湿疟，亥豕之谬也。其性峻利，有破血排脓、攻痰逐水之力，宜随证轻重而施。生用则峻攻，熟用则温利，去油用霜则推陈致新，随证之缓急，而施反正之治。峻用则有戡乱却病之功，少用亦有抚绥调中之妙，可以通肠，可以止泻，此发千古之秘也。一老妇人，久病溏泄，遍服调脾升提止涩诸药，则泻反甚，脉沉而滑，此脾胃久伤、冷积凝滞所致，法当以热下之，则寒去利止。自后每用以治泄痢积聚诸病，多有不泻而病瘥者，妙在得宜耳。苟用不当，则犯损阴之戒矣。

李士材：巴豆禀阳刚雄猛之性，有斩关夺门之功，气血未衰，积邪坚固者，诚有神功，老羸衰弱之人，轻妄投之，祸不旋踵。巴豆、大黄，同为攻下之剂，但大黄性冷，腑病多热者宜之；巴豆性热，脏病多寒者宜之。故仲景治伤寒传里恶热者，多用大黄，东垣治五积属脏者，多用巴豆，世俗未明此义，往往以大黄为王道之药，以巴豆为劫霸之药，不亦谬乎？若急治为水谷道路之剂，去皮心膜油生用；若缓治为消坚磨积之剂，炒之紫黑用；炒至烟将尽，可以止泻，可以通肠，用之合宜，效如桴鼓，此千古之秘，人所未知。

天心按：巴豆为辛热峻下药，有攻坚破积的功能，凡五脏六腑之沉寒冷积、癥瘕积聚，以及寒痰癖饮，冷痢冻积等证，非用此辛温峻利之品不为功；但其性极猛悍，涉虚者宜慎用。李士材治王肯堂晚年久泻不愈，历治无效，用本品攻去冷积而愈。笔者亦曾治一人，于夏暑期中，少腹忽起一肿块，状如覆碗，皮色不变，疼痛，触之更甚。小便如常，大便秘结，脉沉迟有力，当用阴阳攻积丸加减，用巴豆霜八分，泻下如猪肝状物十余次而愈。又本品合大黄等治疗疮初起，大便秘结者极效；合干漆等治肝硬化腹水（臌胀），亦佳。吉益氏谓仲景用巴豆，主治心腹胸膈之毒，旁治心腹卒痛，胀满吐脓。仲景白散用巴豆治寒实结胸，则取巴豆之辛温峻利，以扫除胸中之寒痰结聚耳。现代药理研究，巴豆含有脂肪油，名巴豆油，油中成分为巴豆树脂，尚含巴豆毒素、巴豆苷及一种类似蓖麻碱的有毒生物碱，有剧烈的刺激性，因刺激肠黏膜而引起泻下。巴豆油内服半滴，口腔和咽喉有灼热感，呕吐，半小时后排便，继则水泻；涂于皮肤则发泡，注射于皮下可发生蜂窝织炎。《伤寒论》中用巴豆的仅白散一方，兹述之于下。

白散（见48页）

# （七十）海藻

《本经》：味苦咸寒，无毒。主瘿瘤结气，散颈下硬核、痈肿、癥瘕坚气、腹中上下鸣。

李珣《海药本草》：海藻治奔脉气、脚气，水气浮肿，宿食不消，五膈痰壅。

黄宫绣：海藻书载反甘草，能治颈项一切瘰疬，症疝及痰饮脚气、水肿等证。其故奚似，盖缘苦能泄结，寒能除热，咸能软坚。海藻气味俱备，与甘草本属不合，凡其水因热成，而致隧道闭塞，小便不通，硬结不解者，用此坚软结泄，邪退热解，使热尽从小便而出，而病自无不愈也。至有病非实结，最不宜用，非独海藻为然，即凡海中诸药，无不如是。海带有如海藻而粗，柔韧而长，主治无异。昆布亦同海藻、海带，俱性带滑且雄，凡瘿坚如石者，非此不除，且其下气最速，久服多令人瘦。

天心按：海藻系咸寒散结药，有利水消痰，软坚泻热的功能，为瘿瘤、瘰疬专药。亦主疝气、水肿，故孙思邈《千金方》中多用之。据笔者经验，海藻对瘿瘤、瘰疬等，确有显效。近人报告，曾用《千金方》大腹水肿方，治愈类脂性肾病（水肿病之一种）一例，方中亦有海藻，足证海藻对水肿病自有其适应证，古人经验可贵也。现代药理研究，本品含多糖、甘露醇、碘，碘的含量较丰富，对单纯性甲状腺肿有较好的疗效；对家兔吸血虫病的实验治疗表明，对肝脏病变组织有一定疗效；对皮肤真菌有抑制作用。《伤寒论》中用海藻的仅牡蛎泽泻散一方，兹述之于下。

牡蛎泽泻散（见184页）

# （七十一）牡蛎

《本经》：味咸，平，微寒，无毒。主伤寒寒热，温疟洒洒，惊恚怒气，除拘缓鼠瘘，女子带下赤白。久服强骨节，杀邪鬼，延年。

黄宫绣：牡蛎咸涩微寒，功专入肾，软坚化痰散结，收涩固脱，故瘰疬结核、血瘕、崩漏、咳嗽、盗汗、遗尿、滑泄、燥渴、温疟等症，皆能见效。然咸味独胜，走肾敛涩居多，久服亦能寒中。

张锡纯：牡蛎味咸而涩，性微凉，能软坚化痰，善消瘰疬，止呃逆，固精气，治女子崩带。《本经》谓其主温疟者，因温疟但在足少阳，故不与太阳相并为寒，但与阳明相并为热。牡蛎之生，背西向东，为足阳明对宫之药，有自然感应之理，故能入其经而祛其外来之邪。主惊恚怒气者，因惊则由于胆，怒则由于肝，牡蛎咸寒属水，以水滋木，则肝、胆自得其养，且其性善收敛有保合之力，则胆得其助而惊恐自除，其质类金石有镇安之力，则肝得其平而恚怒自息矣。至于筋原属肝，肝不病而筋之或拘或缓者自愈，故《本经》又谓其除拘缓也。又说：牡蛎所消之瘰疬，即《本经》所谓鼠瘘。《本经》载之，尽人皆能知之，而其所以能消鼠瘘者，非因其咸能软坚也。盖牡蛎之原质，为碳酸钙化合而成，其中含有沃度（亦名海典），沃度者善消瘤赘瘰疬之药也。

天心按：牡蛎系收涩固脱药，其性咸寒，有化痰软坚、敛汗固精的功能，尤善消瘿瘤瘰疬，故古人治疗瘿瘤瘰疬之方多用之，以本品含有碘质，而其咸又能软坚也。临床上应用颇多，凡遗精盗汗、遗尿滑泻、崩漏等证，由于精气不固者，本品都有效；并能潜阳降逆，故镇静安神之剂，如辅以本品与龙骨，往往奏效更速。亦可作胃病嗳酸疼痛者之制酸定痛药。现代药理研究，牡蛎含有80%~95%碳酸钙、磷酸钙和硫酸钙，并含镁、铝、氧化铁等。《伤寒论》中用牡蛎的共四方，分述于下。

（1）牡蛎泽泻散：治大病差后，从腰以下有水气者。

牡蛎（熬）　泽泻　蜀漆（暖水洗，去腥）　葶苈子（熬）　商陆根（熬）　海藻（洗，去咸）　栝楼根各等份

上七味，异捣，下筛为散，更于臼中治之，白饮和服方寸匕，日三服。小便利，止后服。

成无己本"葶苈子"作"葶苈"，"更于臼中"作"更入臼中"。

钱天来：牡蛎咸而走肾，同渗利，则下走水道；泽泻利水入肾，泻膀胱之火，为渗湿热之药；枯姜根解烦渴而行津液，导肿气；蜀漆能破其癖，为驱痰逐水必用之药；苦葶苈泄气导肿，去十种水气；商陆苦寒，专于行水，治肿满小便不利；海藻咸能润下，使邪气自小便出也。

《医宗金鉴》：此方施之于形气实者，其肿可随愈也。若病后脾虚，不能制水，肾虚不能行水，即又当别论，慎不可服也。

天心按：本方为大病后腰以下有水气浮肿者而设。盖腰以下肿，法当利小便，而大病后之浮肿，每多脾、骨虚弱，水气不化之证，故如见胸腹胀满，食少便溏，少气多汗，面色不华，舌苔白嫩，脉沉细弱等症者，本方慎不可施；惟大病后，由于下焦之气化失常，湿热壅滞，以致出现腰以下浮肿者，脉必沉滑有力，本方才为的对。虚实之辨，最宜审慎。

（2）桂枝去芍药加蜀漆牡蛎龙骨救逆汤（见12页）

（3）柴胡加龙骨牡蛎汤（见36页）

（4）桂枝甘草龙骨牡蛎汤（见13页）

# （七十二）龙骨

《本经》：味甘，平，无毒。主心腹鬼疰，精物老魅，咳逆，泄利脓血，女子漏下，癥瘕坚结，小儿热气惊痫。

黄坤载：龙骨味咸微寒，性涩，敛神魂而定惊悸，保精血而收滑脱。《伤

寒》桂枝甘草龙骨牡蛎汤，治太阳伤寒火逆、下后，因烧针烦躁者。火逆之证，下之亡其里阳，又后烧针发汗，亡其表阳，神气离根，因之烦躁不安，龙骨敛神气而除烦躁也。柴胡加龙牡汤，治少阳伤寒下后，胸满烦惊，谵语，小便不利，一身尽重，不可转侧者，以下败里阳，胆气拔根，是以生惊。胆木逆冲，是以胸满；相火升炎，故心烦而语妄；水泛土湿，故身重而便癃。龙骨敛魂而镇逆也。

徐灵胎：龙得天地纯阳之气以生，藏时多，见时少。其性至动而能静，故其骨最黏涩，能收敛正气。凡心神耗散，肠胃滑脱之疾，皆能已之。阳之纯者，乃天地之正气，故在人身亦但敛正气，而不敛邪气。所以仲景于伤寒之邪气未尽者，亦用之。后之医者于斯义，盖未之审也。

张锡纯：龙骨味淡，微辛，性平，质最黏涩，具有翕收之力（以舌舐之即吸舌不脱，有翕收之力可知），故能收敛元气，镇安精神，固涩滑脱。凡心中怔忡、多汗淋漓、吐血衄血、二便下血、遗精白浊、大便滑泻、小便不禁、女子崩带，皆能治之。其性又善利痰，治肺中痰饮咳嗽，咳逆上气。其味微辛，收敛之中仍有开通之力，故《本经》谓其主泻利脓血，女子漏下，而又主癥瘕坚结也。又说：愚于伤寒、温病，热实脉虚，心中怔忡，精神骚扰者，恒与黄肉、石膏并用，即可奏效……龙为天地之元阳所生，是以元气将涣散者，重用龙骨即能敛住，此同气感应之妙用也。且元气之脱，多由肝经（肝系下与气海相连，故元气之上脱者必由肝经），因肝主疏泄也。夫肝之取象为青龙，亦与龙骨为同气，是以龙骨之性，既能入气海以固元气，更能入肝经以防其疏泄元气……且为其能入肝，敛戢肝木，愚于忽然中风肢体不遂之证，其脉甚弦硬者，知系肝火肝风内动，恒用龙骨同牡蛎加于所服药中以敛戢之，至脉象柔和，其病自愈。

天心按：龙骨系收涩固脱药，其功用与牡蛎颇多相似之处，有收敛神气、镇摄浮阳、固精止泻、安神定魄诸功能，一般都用作固脱镇静药。其收涩固脱的效力，迥非牡蛎所能比，故为救逆的要药。外用生肌长肉及外伤止血甚佳，故外科生肌收口药中多用之。笔者曾目击一人，颈后生小疖，于换膏药时，突然出现疮内出血，血出如箭，其人甚慌，仓猝间无药可治。乃于附近药铺中取五化龙骨一块，约三四钱，杵为细末以敷之，外加包扎，其血立止，后竟自行结痂而愈。现代药理研究，龙骨含碳酸钙、磷酸钙，尚含铁、钾、钠、氯、硫酸根等。钙能促进血液凝固，减少血管壁的渗透性，并能抑制骨骼肌的兴奋。《伤寒论》中用龙骨的共三方，分述于下。

（1）桂枝甘草龙骨牡蛎汤（见13页）

（2）桂枝去芍药加蜀漆牡蛎龙骨救逆汤（见12页）

（3）柴胡加龙骨牡蛎汤（见36页）

# （七十三）赤石脂

《本经》：味甘酸辛，大温，无毒。主养心气，明目，益精。疗腹痛肠澼，下痢赤白，小便利，及痈疽疮痔，女子崩中，漏下，产难，胞衣不出。久服补髓好颜色，益智不饥，轻身延年。

缪希雍：赤石脂味甘酸辛，气大温，无毒。气薄味厚，入手阳明大肠，兼入手足少阴经。经曰："涩可去脱。"大小肠下后虚脱，非涩剂无以固之，故主腹痛肠澼，及小便利，女子崩中漏下也。甘温有入血益血之功，故主养心气及益精补髓，好颜色也。血足则目自明，心气收摄则得所养而下交于肾，故有如上功能也。痈疽因营气不从所生，痔疮因肠胃湿热所致，甘温能通畅血脉，下降能涤除湿热（按：湿热病非赤石脂所宜，此说不妥），故主之也……凡泄利肠澼，久则下焦虚脱，无以闭藏，其他固涩之药，性多精浮，不能达下，惟石脂体重而涩，直入下焦阴分，故为久利肠澼之要药。

张璐：赤石脂功专止血固下。仲景桃花汤治下利便脓血者，取石脂之重涩，入下焦血分而固脱，干姜之辛温，暖下焦气分而补虚，粳米之甘温，佐石脂而固肠胃也。火热暴注，初痢有积热者勿用。《本经》养心气，明目益精，是指精血脱泄之病而言，用以固敛其脱，则目明精益矣。疗腹痛肠澼等疾，以其开泄无度，日久不止，故取涩以固之也。治产难胞衣不出，乃指日久去血过多，无力进下，故取重以镇之也。东垣所谓胞衣不出，涩剂可以下之，设血气壅滞而胞衣不出，又非石脂所宜也。

天心按：赤石脂系甘温收涩固下药，有涩肠止泻痢的功能，凡久泻、久痢及女子崩中漏下等久而不愈，有虚寒滑脱之症状者，本品都有效。《伤寒论》中用赤石脂的有桃花汤和赤石脂禹余粮汤二方，分述于下。

（1）桃花汤：治少阴病，下利不止，便脓血，及温病脉濡小，热撤里虚，下利稀水或脓血者。

赤石脂一斤（一半全用，一半筛末）　干姜一两　粳米一升

上三味，以水七升，煮米令熟，去滓，温服七合，内赤石脂末方寸匕，日三服。若一服愈，余勿服。

《金匮要略》《千金翼方》"温"字后均无"服"字。又《千金翼方》"煮米令熟"后有"汤成"二字。

成无己：涩可去脱，赤石脂之涩，以固肠胃；辛以散之，干姜之辛，以散里寒；粳米之甘，以补正气。

谢观：此治少阴直中寒证之法，少阴经虚寒，致肠内亦虚寒，不能固血而外泄，故以石脂涩之，干姜温之，粳米补之。虚甚者，虽参亦可加入，明其并无热滞，与白头翁及葛根芩连之证截然不同也。

天心按：本方原系治少阴病，下利便脓血之属于虚寒者之主方。盖下利便脓血，证有寒热之殊，虚寒者，脉必沉迟细弱，所下之物，色泽暗晦，或血色浅淡，气味不臭，泻时滑脱不禁，无里急后重与肛门灼热之感，宜用本方。若血色鲜明，气味极臭，里急后重，暴注窘迫，肛门灼热，脉数有力者，则系实热之证，误用本方，祸不旋踵！

（2）赤石脂禹余粮汤：治伤寒下利不止，滑脱不禁，脉沉细无力。

赤石脂一斤（碎）　太一禹余粮一斤（碎）

上二味，以水六升，煮取二升，去滓，分温三服。

《金匮玉函经》、成无己本均无"太一"二字。又成无己本"上二味"作"以上二味"，无"分温"二字。

成无己：本草云"涩可去脱"，石脂之涩以收敛之；重可去怯，余粮之重以镇固。

柯韵伯：夫甘、姜、参、术，可以补中宫大气之虚，而不足以固大肠脂

膏之脱，故利在下焦者，概不得以理中之剂收功也。夫大肠之不固，仍责在胃；关门之不闭，仍责在脾。土虚不能制水，仍当补土……二石皆土之精气所结，且石脂色赤入丙，助火以生土，余粮色黄入戊，实胃而涩肠，用以治下焦之标，实以培中宫之本也。此证土虚而火不虚，故不宜于姜、附，本条云："复利不止者，当利其小便。"可知与桃花汤异局矣。凡下焦虚脱者，以二物为本，参汤调服最效。

天心按：本方仅用赤石脂、禹余粮二味组成，此二味均为固涩要药，用治久泻滑脱不禁之证，其效极佳。笔者曾治一久泻患者，屡服温补脾、肾之药无效，后于方中加入此二味，即收全功。

# （七十四）禹余粮

《本经》：味甘，寒，无毒。主咳逆，寒热烦满，下赤白，血闭癥瘕，大热。炼饵服之不饥，轻身延年。

张璐：重可以去怯，禹余粮之重为镇固之剂，手足阳明血分药。其味甘，故治咳逆寒热烦满之病。其性涩，故主赤白带下，前后诸病。仲景治伤寒下利不止，心下痞硬，利在下焦，赤石脂禹余粮丸主之，取重以镇痞逆，涩以固脱泄也。

徐灵胎：禹余粮色黄质腻，味甘，乃得土气之精以生者也，故补益脾胃，除热燥湿之功为多。又说：凡一病各有所因，治病者必审其因而治之，所谓求其本也。如同一寒热也，有外感之寒热，有内伤之寒热，有杂病之寒热，若禹余粮之所治，乃脾胃湿滞之寒热也。后人见本草有治寒热之语，遂以治凡病之寒热，则非惟不效，而且有害。自宋以来，往往蹈此病，皆本草不讲之故耳。

天心按：禹余粮系重涩固下药，其功用大致与赤石脂相似，故仲景赤石脂禹余粮汤中二药同用，取二药相辅相成，以治伤寒下利不止，共收下焦滑脱不禁的效果。惟二药之性，则有寒温之异，故所主亦稍有所殊耳。本品为氢氧化物类矿物褐铁矿，主要成分为碱式氧化铁[FeO(OH)]，并夹有泥土及有机质等。《伤寒论》中用禹余粮的共二方，其中禹余粮丸一方已缺，故仅存赤石脂禹余粮汤一方，兹述之于下。

赤石脂禹余粮汤（见187页）

## （七十五）水蛭

《本经》：味咸、苦，平，有毒。主逐恶血、瘀血、月闭，破血瘕积聚，无子，利水道。

杨时泰：水蛭以蠕动噉血之物，与虻虫功用相似，故仲景方往往相辅而行。自有抵当汤、丸治伤寒蓄血，而后来治蓄血诸证，不因于伤寒者，亦不能外此二味，只随证以为加减而已。《简易方》治痛风血结，亦有用水蛭者，毋亦以兹物得水精气，而血固水所化乎？不然，何独不合虻虫以用之也？

张锡纯：水蛭味咸色黑，气腐性平，为其味咸，故善入血分；为其原为噬血之物，故善破血；为其气腐，其气味与瘀血相感召，不与新血相感召，故但破瘀血而不伤新血。且其色黑下趋，又善破冲任中之瘀，盖其破瘀血者乃此物之良能，非其性之猛烈也。《本经》谓主妇人无子，因无子者多系冲任瘀血，瘀血去自能有子也。特其味咸为水味，色黑为水色，气腐为水气，纯系水之精华生成，故最宜生用，甚忌火炙……凡食血之物，皆能破血，然他食血之物，皆以嘴食血，而水蛭以其身与他物紧贴，即能吮取他物之血，故其破瘀血之力独优也。近世方书多谓水蛭必须炙用，不然则在人腹中能生殖若干水蛭害人，诚属无稽之谈。曾治一妇人，经血调和，竟不产育。细询之，少腹有症瘕一块，遂单用水蛭一两，香油炙透为末，每服五分，日两次，服完无效。后改用生者，如前服法，一两犹未服完，症瘕全消，逾年即生男矣。

惟气血亏损者，宜用补助气血之药佐之。

天心按：水蛭系逐瘀破血药，有消瘀散结的功能，故专用作破血通经药。其祛瘀破结的效力，实非桃仁、红花之类所能比，凡一切由瘀血积结而成的各种疾病，用本品确有良效。外用活水蛭以吸吮痈毒红肿疼痛，其效亦佳。陈藏器说"啮赤白游疹，及痈肿毒肿"，即指此而言。现代药理研究，水蛭含有水蛭素，是由碳、氯、氮、硫元素组成的酸性物质，有抗凝血作用，有人用于脾切除后血小板增多症。《伤寒论》中用水蛭的共二方，分述于下。

（1）抵当汤　治伤寒蓄血，发狂善忘，少腹硬满，小便自利，大便色黑，身体发黄，脉沉而结，及妇人经水不利，脉证俱实者。

水蛭（熬）、虻虫各三十个（去翅足，熬）　桃仁二十个（去皮尖）　大黄三两（酒洗）

上四味，以水五升，煮取三升，去滓，温服一升。不下，更服。

《金匮玉函经》、成无己本大黄"酒洗"作"酒浸"，"上四味"后有"为末"二字。《千金翼方》桃仁"二十个"作"二十二个"，大黄"三两"作"二两破六片"。

王晋三：蓄血者，至阴之属，真气运行而不入者也，故草木不能独治其邪，务必以灵幼嗜血之虫为向导。飞者走阳路，潜者走阴路，引领桃仁攻血，大黄下热，破无情之血结，诚为至当不易之方，毋惧乎药之险也。

谢观：太阳有经与气之分，亦有外与表之别。桃仁承气汤证，热结膀胱，乃太阳肌腠之邪，从背脊而下结于膀胱，故曰外不解者不可攻，盖肌腠为外也。抵当汤证，瘀热在里，乃太阳肤表之邪，从胸中而下结于少腹也，表气通于胸，当太阳主气之期，表气仍在，脉当浮，而病当内结于胸，今反不结胸，而脉微沉者，知表邪从胸而下入于阴分也。阴不胜阳，故发狂；热在下焦，故少腹硬满，硬满而小便自利，便知其不在无形之气分，而在有形之血分也。方中用虻虫、水蛭，一飞一潜之吮血物，在上之热，随经而入，飞者抵之；在下之血，为热所瘀，潜者当之，故曰抵当。若妇人经水不利，脉证俱实者宜之；否则，当养其冲、任之源，不可攻下。

天心按：本方为逐瘀破血峻剂，若非瘀结较甚，身体壮实者，诚难轻试；但遇积瘀较重之证，亦非本方不为功。惟用本方时，亦宜中病而止，不可太过。

（2）抵当丸：治伤寒有热，少腹满，小便反利者。

水蛭二十个（熬）　虻虫二十个（去翅足，熬）　桃仁二十五个（去皮尖）　大黄三两

上四味，捣分四丸，以水一升，煮一丸，取七合服之，晬时当下血，若不下者更服。

《金匮玉函经》《外台秘要》、成无己本桃仁"二十五个"均作"三十个"，《千金要方》作"二十二个"。"上四味，捣分四丸"作"上四味为末，分为四丸"。又《金匮玉函经》虻虫"二十个"作"二十五个"。《千金翼方》桃仁后有"熬"字。

吕搽村：同一抵当而变汤为丸，另有精义……盖病从伤寒而得，寒主凝泣，血结必不易散，故煮而连滓服之，俾有形质相着得以逗留血所，并而逐之，以视汤之专取荡涤者，不同也。

曹颖甫：丸之力缓，故晬时方下血，亦以其无发狂、如狂之恶候，故易汤为丸耳。

天心按：本方与抵当汤药味完全相同，故主治亦同，所不同者，改汤为丸耳。柯韵伯说："名号为丸，犹煮汤焉。"以本方证较之抵当汤证稍轻，故小其制而煮汤连滓服之，实有汤、丸并用之义存乎其中。

# （七十六）虻虫

《本经》：味苦，微寒，有毒。主逐瘀血，破下血积、坚痞癥瘕，寒热，通利血脉及九窍。

缪希雍：蜚虻（虻虫原名），其用大略与䗪虫相似，而此则苦胜，苦能泄结，性善啮牛、马诸畜血，味应有咸，咸能走血。故主积聚癥瘕、一切血结为病，如《经》所言也。苦寒又能泄三焦火邪迫血上壅，闭塞咽喉，故主

喉痹结塞也。今人以其毒多不用，然仲景抵当汤、丸，大黄䗪虫丸中咸入之，以其散脏腑宿血结积有效也。

张隐庵：虻乃吮血之虫，性又飞动，故主逐瘀血积血，通利血脉、九窍。《伤寒论》：太阳病，表不解，随经瘀热在里，抵当汤主之。内用虻虫、水蛭、大黄、桃仁。近时儿医治痘不起发，每加牛虻，此外未之用也。

天心按：虻虫系逐瘀散血药，其功用大致与水蛭、䗪虫等相同，以其有毒性，故除用作破瘀通经外，其他绝少采用。据笔者经验，凡妇女经血不调以及经闭不行等证，审其确系瘀积者，投以本品和水蛭，其效甚佳。《伤寒论》中用虻虫的共二方，分述于下。

（1）抵当汤（见190页）

（2）抵当丸（见191页）

# （七十七）桃仁

《本经》：味苦、甘，平，无毒。主瘀血、血闭、癥瘕、邪气，杀小虫。

李东垣：桃仁苦重于甘，气薄味厚，手足厥阴经血分药也。苦以泄滞血，甘以生新血，故破瘀血者用之。其功有四：治热入血室，一也；泄腹中滞血，二也；除皮肤血热燥痒，三也；行皮肤凝滞之血，四也。

贾九如：桃仁味苦，能泻血热，体润能滋肠燥。若连皮研碎多用，走肝经，主破蓄血，逐月水，及遍身疼痛，四肢木痹，左半身不遂，左足痛甚者，以其舒经活血行血，有去瘀生新之功。若去皮捣烂少用，入大肠，治血枯便闭，血燥便难，以其濡润凉血和血，有开结通滞之力。

天心按：桃仁为祛瘀润燥药，有破瘀生新、润燥通肠的效能，一般都用作破血药，如跌打损伤、身体疼痛、大便燥结、妇人经水不调、产后腹痛等证，凡属血瘀血滞者，本品都有效。又能治咳嗽，其功与杏仁相似，惟杏仁入气分，桃仁则入血分，故治嗽方多用杏仁。因其有祛瘀生新之功，故产后生化汤中亦用之。现代药理研究，桃仁含有多种苷类及有机酸，具有祛瘀血、抗炎、抗过敏、驱虫等作用。《伤寒论》中用桃仁的共三方，分述于下。

（1）桃核承气汤：治太阳病不解，热结膀胱，其人如狂，小腹急结，及妇人败血留经或经闭者。

桃仁五十个（去皮尖）　大黄四两　桂枝二两（去皮）　甘草二两（炙）芒硝二两

上五味，以水七升，煮取二升半，去滓，内芒硝，更上火，微沸下火，先食温服五合，日三服，当微利。

《金匮玉函经》煮服法作"先煮四味，煮取二升半，去滓，内硝，更煮微沸，温服"。

钱天来：《神农本草经》谓桃仁"主瘀血血闭"，洁古云"治血结血闭，通润大肠，破蓄血"。大黄下瘀血积聚，荡涤肠胃，推陈致新；芒硝走血软坚，"热淫于内，治以咸寒"之义也；桂之为用，通血脉，消瘀血，尤其所长也；甘草所以保脾胃，和大黄、芒硝之寒峻耳。

陈修园：桃得阳春之生气，其仁微苦而涌泄，为行血之缓药，得大黄以推陈致新，得芒硝以清热消瘀，得甘草以主持于中，俾诸药遂其左宜右有之势。桂枝用至二两者，注家以为兼解外邪，而不知辛能行气，气行而血乃行也。

天心按：本方为治下焦蓄血，少腹急结，其人如狂，小便自利者之主方，亦治妇人经前腹痛，或经闭不行，癥瘕积聚，以及跌打损伤，瘀血内留作痛，并主产后恶露不下，吐血、衄血、血淋等由于瘀血内阴为患者。故本方实属攻里之剂，方中桂枝不过取其辛通，非为解表而设，钱、陈二氏所说是也。

（2）抵当汤（见190页）

（3）抵当丸（见191页）

# （七十八）当归

《本经》：味甘，温，无毒。主咳逆上气，温疟寒热，癣在皮肤中，妇人漏下绝子，诸恶疮疡金疮。煮汁饮之。

张山雷：当归是血家气药，以辛升运行为用，以温和煦煦为功，气血虚寒者得之，则血随气行，而归其所当归，此当归命名之正义也。昔人每谓身能补血，头能止血，全能和血，彻上彻下，可补可攻，头尾之攻守不同，斯攻守之效自别，吾国药学之精细，所以异乎西人之专论物质，而无投不利者，其神髓在是。归身主守，补固有功，归尾主通，逐瘀自验，而归头禀上行之性，便血溺血，崩中淋带等之阴随阳陷者，升之固宜。若吐血衄血之气火升浮者，助以温升，岂不为虎傅翼？是止血二字之所当因证而施，固不可拘守其止之一字而误谓其无所不可。且凡失血之证，气火冲激，扰动血络，而循行不守故道者，实居多数，当归之气味俱厚，行则有余，守则不足，亦不可过信"归所当归"一语，而有循名失实之咎。即如《局方》四物一汤，举国医家，孰不知其是血家圣药。且自海藏种种加味，而六合诸方，可谓五花八门，无美不备，极尽医林能事。究竟即以四物之性，已是走者太走，守者太守，各有专主，未必水乳交融，更何论信手拈来者之合宜与否，此则泥于迹象，太嫌呆板，去神化二字瞠乎远矣！

张锡纯：当归味甘微辛，气香液浓，性温，为生血、滋血之主药，而又能宣通气分，使气血各有所归，故名当归。其力能升（因其气浓而温）、能降（因其味浓而辛），内润脏腑（因其液浓而甘），外达肌表（因其味辛而温），能润肺金之燥，故《本经》谓其主咳逆上气，能缓肝木之急，故《金匮》当归芍药散治妇人腹中诸疼痛；能补益脾血，使人皮肤华泽生新，兼能化瘀，故能治周身麻痹、肢体疼痛、疮疡肿痛；活血兼能止血，故能治吐血、衄血（须用醋炒，取其能降也），二便下血（须用酒炒，取其能升也）；润大便兼能利小便，举凡血虚血枯、阴分亏损之证，皆宜用之。惟虚劳多汗、大便滑泻者禁用。又说：当归之性虽温，而血虚有热者，亦可用之，因其能生血即能滋阴，能滋阴即能退热也。其表散之力虽微，而颇善祛风，因风着人体恒致血痹，血活痹开，而风自去也。至于女子产后受风发搐，尤宜重用当归。因产后之发搐，半由于受风，半由于血虚（血虚不能荣筋），当归既能活血以祛风，又能生血以补虚，是以愚治此等证，恒重用当归一两，少加散风之品以佐之，即能随手奏效。

天心按：当归为辛温补血药，有补血、活血、滑肠润燥的功能，其应用甚广，徐灵胎谓："当归为补血之圣药。"又谓："血家必用之药。"故凡血虚、血燥、血闭、血脱，以及各种疾病涉及血分者，本品都可用，尤其妇人调血通经之剂，更不可缺，故亦为妇科之要药。笔者曾治一产后破伤风患者，牙关紧闭，颈项四肢强硬，呈哭笑面容，时有阵发性痉挛抽搐，并有不自主的呻吟喊叫，重用当归一两五钱，合平肝熄风镇痉药，连服十余剂而愈，足证张氏之说是不谬。现代药理研究，当归含有挥发油、水溶性生物碱、蔗糖等，对子宫有兴奋和抑制两种作用。兴奋子宫的作用为非挥发性成分所致，抑制子宫的作用为挥发性成分所致。有抗维生素E缺乏症的作用，及抗血栓、抗炎、抗菌等作用。仲景当归四逆汤以当归为君，则取当归有温通血行的效力，使血脉通畅，用之则可治因血行受阻以致发生四逆之证者。《伤寒论》中用当归的共二方，分述于下。

（1）当归四逆汤：治伤寒传入厥阴，手足厥寒，脉细欲绝者。

当归三两　桂枝三两（去皮）　芍药三两　细辛三两　甘草二两（炙）通草二两　大枣二十五枚（擘）（一法，十二枚）

上七味，以水八升，煮取三升，去滓，温服一升，日三服。

《金匮玉函经》细辛"三两"作"一两"，成无己本大枣"二十五枚"作"二十五个"。

王晋三：当归四逆汤不用姜附者，阴血虚微，恐重竭其阴也，且四逆虽寒，而不至于冷，亦惟有调和厥阴，温经复营而已，故用酸甘以缓中，则营气得至太阴而脉生；辛甘以温表，则卫气得行而四末温，不失辛甘发散之理，仍寓治肝四法，如桂枝之辛以温肝阳，细辛之辛以通肝阴，当归之辛以补肝，甘、枣之甘以缓肝，白芍之酸以泻肝，复以通草利阴阳之气，开厥阴之络。

曹颖甫：方用当归以补血，细辛、通草以散寒行水，所以助心营而起欲绝之脉也；合桂枝汤去生姜而倍大枣，所以扶脾阳而温手足之厥及肌肉之寒也。

天心按：本方有补血、散寒、温通血脉的效能，故主手足厥寒，脉细欲绝者。盖脉细为血少之征，故本方证实由血虚寒郁，血行不畅，以致四肢失于温养，所以出现四肢厥寒、脉细欲绝等证。若脉微欲绝，则系亡阳之证，治宜四逆辈，本方就不适用了。故凡冷气侵入营络，腰腿手足疼痛，以及痛经由于寒气凝滞者，本方均能主之。

（2）当归四逆加吴茱萸生姜汤：治脉细肢厥，内有久寒者。

当归三两　芍药三两　甘草二两（炙）　通草二两　桂枝三两（去皮）细辛三两　生姜半斤（切）　吴茱萸二升　大枣二十五枚（擘）

上九味，以水六升，清酒六升，和煮取五升，去滓，温分五服。一方，水酒各四升。

《金匮玉函经》吴茱萸"二升"作"二两"。《千金翼方》细辛"三两"作"二两"。《医宗金鉴》生姜"半斤"作"三两"，吴茱萸"二升"作"半斤"。又《金匮玉函经》《千金翼方》"上九味"后均作"用水、酒各四升，煮取三升，分四服"。

王晋三：厥阴四逆，证有属络虚不能贯于四末而为厥者，当用归、芍以和营血。若久有内寒者，无阳化阴，不用姜、附者，恐燥劫阴气，变出涸津亡液之证，只加吴茱萸从上达下，生姜从内发表，再以清酒和之，何患阴阳不和，四肢不温也耶？

曹颖甫：若其人内有久寒，心下水气，不免渗入于胃，胃底胆汁不能相容，又必抗拒而见呕逆，故于前方（指当归四逆汤）中加吴茱萸以止呕，加生姜以和胃。

天心按：本方系治当归四逆汤证之内有久寒者，其温通血行之力，实较当归四逆为胜。笔者曾治一右足静脉回流障碍，皮肤发紫、疼痛，行走不便，西医诊断为静脉炎，以本方大剂投之，每剂当归用至三四两，连服数十剂，症状日见减轻，疗效极为显著。

# （七十九）阿胶

《本经》：味甘，平，无毒。主心腹内崩，劳极洒洒如疟状，腰腹痛，四肢酸疼，女子下血，安胎。久服轻身益气。

张璐：阿井本淄水之源，色黑性轻，故能益肺补肾。煎用乌驴，必阳谷山中验其舌黑、其皮表里通黑者，用以熬胶，则能补血、止血。《本经》治心腹内崩、下血、安胎，为诸失血要药。劳证咳嗽喘急，肺痿肺痈，润燥滋大肠，治下痢便脓血，所谓阴不足者补之以味也。

徐灵胎：阿井为济水之伏流……阿井之水，较其旁诸水重十之一二不等。人之血脉宜伏而不宜见，宜沉不宜浮，以之成胶，真止血调经之上药也。其必以驴皮煎者，驴肉能动风，肝为风脏而藏血，乃借风药以引入肝经也。又凡皮皆能补脾，脾为后天生血之本而统血，故又为补血药中之圣品。

天心按：阿胶为滋阴补血药，有润肺柔肝、养阴补血的功能，并为止血要药。故凡血枯血燥、吐血咳血、肠风痔痢、便血崩漏等一切阴虚火旺者，用本品以滋阴清火，最为合辙。阿胶虽能止血，但对于大出血患者，若不审其原因，随证施治，欲以一味阿胶治之，实难奏效。且阿胶之名，原以阿井之水所煎而得，而阿井之废已久，则今之所谓阿胶者，已徒有其名而无其实，故其效力，自不能与古代之真正阿胶等量齐观也；但据临床实验，用之于一般虚劳咳血、妇人经血过多、崩漏以及阴虚劳热等证，确有所长。笔者常用胶红饮治疗崩漏不止，历治无效，由于血虚挟瘀者，每收良效。吉益氏谓仲景用阿胶，主治诸血，兼治心烦不得眠。现代药理研究，阿胶有补血作用，能使失血性贫血动物红细胞及血红蛋白增长加速；能预防和治疗进行性肌营养障碍，其机制是阿胶能防止食物中维生素E的氧化；能改善钙质平衡，促进钙的吸收。《伤寒论》中用阿胶的有炙甘草汤、猪苓汤、黄连阿胶汤等三方，主要都用作养阴补血，其主心烦不得眠之黄连阿胶汤，亦不过取阿胶以养阴清火，非阿胶能治一切心烦不得眠之也。兹将此三方，分述于下。

（1）炙甘草汤（见112页）

（2）猪苓汤（见145页）

（3）黄连阿胶汤（见78页）

# （八十）旋覆花

《本经》：味咸，温，有小毒。主结气、胁下满、惊悸，除水，去五脏间寒热，补中下气。

《本草经解》：旋覆气温，禀天春和之木气，入足厥阴肝经。味咸，有小毒，得地北方阴惨之水味，入足少阴肾经，气味降多于升，阴也。温能散结，咸能软坚，故主结气胁下满也。水气乘心则惊悸，咸温下水，所以并主惊悸也。去五脏间寒热者，五脏藏阴者也，痰蓄五脏，则脏阴不藏而寒热矣，咸温可以除痰，所以去寒热也。补中者，中为脾胃，水行痰消，则中宫脾胃受补也。下气者，咸能润下也。因有小毒，所以服之必烦也。

徐灵胎：此以味为治，凡草木之味，咸者绝少。咸皆治下，而能治上焦者尤少，惟此味咸而治上，为上、中二焦之药。咸能软坚，故凡上、中二焦凝滞坚结之疾，皆能除之。凡体轻气芳之药，往往能消寒热，盖寒热之疾，无不因郁遏而成，《内经》云："火郁则发之。"轻芳之体能发散，故寒热除也。

天心按：旋覆花系下气消痰药，有祛痰、软坚、下气的功能，故能治由于痰气壅遏而致气逆噫气、嗳气诸证。仲景旋覆代赭汤用本品以消痰下气，合代赭石之重镇降下，则痰壅气逆之噫气自除。后世金沸草散以旋覆花为君，用治外感风寒咳嗽，则取旋覆花有轻芳发散之性，并具消痰下气之力也。据笔者的临床经验，其消痰下气的效能，确甚显著，故祛痰下气方中多用之。现代药理研究，本品具有平喘、镇咳、抗菌、杀虫等作用。《伤寒论》中用旋覆花的仅一方，兹述之于下。

旋覆代赭汤：治太阳病，汗、吐、下解之后，心下痞硬，噫气不除者。

旋覆花三两　人参二两　生姜五两　代赭一两　甘草三两（炙）　半夏半升（洗）　大枣十二枚（擘）

上七味，以水一斗，煮取六升，去滓，再煮取三升，温服一升，日三服。

《金匮玉函经》、成无己本代赭后均有"石"字。又成无己本生姜"五两"后有"切"字，"上七味"作"上作七味"。

周禹载：旋覆花能消痰积，软痞，治噫气。代赭石止反胃，除五脏血脉中热，健脾，乃痞而噫气者用之，谁曰不宜？于是佐以生姜之辛，可以开结也。半夏，逐饮也；人参，补正也；甘草、大枣，益胃也。予每借之以治反胃、噎食，气逆不降者，靡不神效。

谢观：汗、吐、下解后，邪虽去而胃气已亏矣，胃气既亏，三焦因之失职，清无所归而不升，浊无所纳而不降，是以邪气留滞，伏饮为逆，故心下痞硬，噫气不除。方中以人参、甘草养正补虚，生姜、大枣和脾养胃，所以安定中州者至矣！更以代赭石之重，使之敛浮镇逆；旋覆花之辛，用以宣气涤饮，佐人参以归气于下，佐半夏以蠲饮于上，浊降则痞硬可消，清升则噫气自除。观仲景治少阴水气上凌，用真武汤镇之；治下焦滑脱不守，用赤石脂禹余粮固之。此胃虚气失升降，复用此法理之，则胸中转否为泰，其为归元固下之法，各极其妙如此。

天心按：本方与生姜泻心汤药味大同小异，乃生姜泻心汤去干姜、黄芩、黄连加旋覆花、代赭石汤成，为太阳病解后，心下痞硬、噫气不除者而设。彼因证有寒热，干呕有食臭，肠鸣而下利，故用生姜泻心汤以治之。此则因病解后仅见心下痞硬，噫气不除，而无寒热、食臭、下利等证，知为汗、吐、下后脾胃虚弱，失其升降之所致，故用本方以主之。

# （八十一）代赭石

《本经》：味苦，寒，无毒。主鬼疰、贼风、蛊毒，杀精物恶鬼、腹中毒、邪气、女子赤沃漏下。

李士材：赭石入肝与心包，专主二经血分之病。仲景治汗、吐、下后，心下痞硬噫气，用旋覆代赭汤，取其重以镇虚逆，赤以养心血也。

张锡纯：赭石色赤，性微凉，能生血兼能凉血，而其质重坠，又善镇逆气，降痰涎，止呕吐，通燥结，用之得当，能建奇效。其原质为铁氧化合而成，其结体虽坚而层层如铁锈（铁锈亦铁氧化合），生研服之不伤肠胃，即服其稍粗之末，亦与肠胃无损。且生服则氧气纯全，大能养血，故《本经》谓其治赤沃漏下，《日华》谓其治月经不止也。若煅用之即无斯效，煅之复以醋淬之，尤非所宜。且性甚和平，虽降逆气而不伤正气，通燥结而毫无开破，原无需乎煅也。其形为薄片，迭迭而成，一面点点作凸形，一面点点作凹形者，方堪入药。

天心按：赭石系平肝镇逆药，有镇静止呕、降气定逆的功能，故善降冲分配上逆，凡吐血、衄血、反胃、噎膈等证，由于气逆上冲者，用本品以镇降之，甚效。又善止呕吐，曾治一人病呕吐不止，汤水难入，诸药不效，后重用本品于止呕方中，服后即不呕吐，可见本品镇呕的效力，确有其特长。现代药理研究，代赭石系氧化物类矿物刚玉族赤铁矿，主要含三氧化二铁，采挖后，除去杂石。本品所含铁能促进红细胞、血红蛋白新生，对神经系统有镇静作用。据报道，每日早晚各服生代赭石粉一钱，可治脱发症。如用本品少量长期饲养动物，可发生砷中毒。《伤寒论》中用代赭石的仅一方，兹述之于下。

旋覆代赭汤（见199页）

# （八十二）铅丹

《本经》：味辛，微寒，无毒。止吐逆胃反，惊痫癫疾，除热下气，炼化还成丸。久服通神明。

张璐：铅丹体重性沉，味兼盐矾而走血分，能坠痰止疟。《本经》言止吐逆胃反，治惊痫癫疾，除热下气，取其性重以镇逆满也。仲景柴胡龙骨牡蛎汤用之，取其入胆以祛痰积也；但内无积滞误服，不能无伤胃夺食之患……目暴赤痛，铅丹蜜调贴太阳穴立效。

黄宫绣：铅丹即名黄丹，系用黑铅、硫黄、盐、矾煅炼而成，故味兼咸而走血。其性亦能杀虫解热，坠痰祛积，且更拔毒去瘀，长肉生肌，膏药每取为用。

天心按：铅丹为镇静坠痰药，有镇心定神的功能，兼能杀虫解热，故外用生肌拔毒，外科膏药多用之。《伤寒论》中用铅丹的仅柴胡加龙骨牡蛎汤一方，兹述之于下。

柴胡加龙骨牡蛎汤（见36页）

# （八十三）乌梅

《本经》：味酸，平，无毒。主下气，除热烦满，安心，止肢体痛、偏枯不仁、死肌，去青黑痣、蚀恶肉。

《本草拾遗》：乌梅止渴调中，去痰，治疟疾，止吐逆霍乱，除冷热痢。

黄宫绣：乌梅酸涩而温，似有类于木瓜，但此入肺则收，入肠则涩，入筋与骨则软，入虫则伏，入于死肌、恶肉、恶疮则除，刺入肉中则拔，故于久泻久痢，气逆烦满，反胃骨蒸，无不因其收涩之性而使下脱上逆皆治。且于痈毒可敷，中风牙关紧闭可开，蛔虫上攻眩仆可治，口渴可止，宁不为酸涩收敛之一验乎。不似木瓜功专疏泄脾胃筋骨湿热，收敛脾肺耗散之元，且于诸症初起切忌。

天心按：乌梅系酸涩收敛药，有涩肠敛肺的功能，兼能柔肝杀虫，生津止渴。故凡久泻久痢、久嗽不已，以及崩漏滑脱等证，均可用本品以收敛固脱；虚火上炎，口干舌燥者，可用本品敛虚火而生津液；筋脉弛纵，疼痛不仁者，可用本品以柔肝养筋；中风卒倒，牙关紧闭者，用本品擦牙可开；并常作杀虫安蛔药。现代药理研究，乌梅含有枸橼酸、苹果酸、琥珀酸等，对大肠杆菌、痢疾杆菌、变形杆菌、伤寒杆菌等有一定的抑制作用，更有抗过敏性休克的作用。如用乌梅流浸膏每日服三次，每次五毫升，可治月经过多而无瘀血者。亦可用治鸡眼，其法：乌梅一两，浸盐水内二十四小时，去核，加醋半两，研为软膏，敷患处，用纱布包扎，一日换一次，连用三四日。若用治钩虫，则用乌梅四两，浓煎顿服。《伤寒论》中用乌梅的仅一方，兹述之于下。

乌梅丸：治蛔厥、吐蛔、久痢。

乌梅三百枚　细辛六两　干姜十两　黄连十六两　当归四两　附子六两（炮，去皮）　蜀椒四两（出汗）　桂枝六两（去皮）　人参六两　黄柏六两

上十味，异捣筛，合治之，以苦酒渍乌梅一宿，去核，蒸之五斗米下，饭熟捣成泥，和药令相得，内臼中，与蜜杵二千下，丸如梧桐子大，先食饮服十丸，日三服，稍加至二十丸，禁生冷滑物臭食等。

《金匮玉函经》饭熟后有"取"字，"臭食"作"食臭"。《千金要方》"五斗米"作"五升米"，"泥"字作"塈"字，"和药"作"盤中撑"。成无己本"丸"字作"圆"字。

柯韵伯：君乌梅之酸，是伏其所主也；佐黄连泻心而除痞，黄柏滋肾以除渴，先其所因也。肾者，肝之母，椒、附以温肾，则火有所归而肝得养，是固其本也。肝欲散，细辛、干姜以散之；肝藏血，桂枝、当归引血归经也。寒热并用，五味兼收，则气味不和，故佐以人参调其中气。以苦酒浸乌梅，

同气相求；蒸之米下，资其谷气；加蜜为丸，少与而渐加之，缓以治其本也。仲景此方，本缓厥阴诸证之法。

吴仪洛：此方主胃气虚而寒热错杂之邪积于胸中，所以蛔不安而时时上攻，故仍用寒热错杂之味治之。方中乌梅之酸以安胃，蜀椒之辛以泄滞，连、柏之苦以降气。盖蛔闻酸则定，见辛则伏，遇苦则下。其他参、归以补气血之虚寒，姜、附以温胃中之寒饮，若无饮则不呕逆，蛔亦不上矣。辛、桂以祛陷内之寒邪，若无寒邪，虽有寒饮，亦不致呕逆，若不呕逆，则胃气纵虚，亦不致蛔厥。

天心按：本方为治吐蛔、蛔厥以及由于蛔虫搅扰以致腹痛剧烈者之要方，亦主久痢。笔者曾治一人，绕脐阵痛，四肢厥冷，呕吐苦水，痛甚时则脉伏，诸治无效，以乌梅丸作汤服之，竟一服而安。又常用本方治愈蛔痛之症甚多，尤其对胆道蛔虫病，更有卓效。

# （八十四）苦酒

《本经》：味酸，温，无毒。主消痈肿，散水气，杀邪毒，理诸药，消毒。

缪希雍：醋，惟米造者入药，得温热之气，故从木化。其味酸，气温，无毒。酸入肝，肝主血，血逆热壅，则生痈肿。酸能敛壅热，温能行逆血，故主消痈肿。其治产后血晕，癥块血积，亦此意耳。散水气者，水性泛滥，得收敛而宁谧也；杀邪毒者，酸苦涌泄，能吐出一切邪气毒物也。《日华子》主下气除烦，妇人心痛血气，并产后及伤损、金疮出血迷闷，杀一切鱼肉菜毒，取其酸收而又有散瘀解毒之功也，故外科敷药中多资用。

张璐：醋名苦酒，专取米酿成者，味带酸苦……米醋比诸醋最酽，入药多用，谷气全也。仲景少阴病咽中伤生疮，不能语言，声不出者，苦酒汤主之。内有半夏之辛以发声音，鸡子之甘以缓咽痛，苦酒之酸以敛咽疮也。调敷药则消痈肿，制药味则敛毒性。诸恶狂妄，及产后血晕，烧炭淬醋，以辟恶气也……肝火易动，诸病皆当忌食，酸喜入肝，酸寒收敛，病邪得之，难于发泄耳。

天心按：苦酒为醋之古名，系散瘀消肿药，其性虽收，而收中有散，故外敷可消痈肿积块及跌扑损伤肿痛等，为效极佳。内服亦可固脱，如《医宗金鉴》地榆苦酒煎，即用苦酒合地榆以治妇人久崩不止，亦取苦酒之酸收以防其下脱也。又烧炭淬醋熏鼻，以防产衄血晕，亦有良效。《伤寒论》中用苦酒的共二方，分述于下。

（1）苦酒汤：治少阴病，咽中生疮，不能语言，声不出者。

半夏（洗，破如枣核）十四枚　鸡子一枚（去黄，内上苦酒，着鸡子壳中）

上二味，内半夏，着苦酒中，以鸡子壳置刀环中，安火上，令三沸，去滓，少少含咽之，不差，更作三剂。

《金匮玉函经》"内"字后无"上"字，"着"字作"于"字，"少少"二字作"细"字，"更作"后无"三剂"二字。又《金匮玉函经》、成无己本"枣核"后有"大"字。

李东垣：大抵少阴多咽伤、咽痛之症，古方用醋煮鸡子主咽喉失音，取其酸收，固所宜也。半夏辛燥，何以用之？盖少阴多寒证，取其辛能发散，一发一敛，遂有理咽之功也。

谢观：咽喉舌本，为少阴之脉所系，少阴阴虚火旺而上炎，故咽中生疮，喉咙灼伤，而声音不出。半夏能破结散邪，鸡子能清火润肺，合以苦酒之酸苦涌泄，自然火降邪清，而声音可回复矣。

天心按：钱天来说："前人以一咽疮，而有治法三等之不同，遂致议论纷出。不知其一条咽痛，少阴之邪气轻微，故但以甘橘和之而已；其二条，因经邪未解，痛在咽中，痰热锁闭，故以半夏开豁，桂枝解散；此条则咽已生疮，言语不能，声音不出，邪已深入，阴火已炽，咽已损伤，不必治表，和之无益，故用苦酒汤，以半夏豁其咽之不利，鸡子白以润咽滑窍，且能清气除伏热，皆用开豁润利，收敛下降而已。因终是阴经伏热，虽阴火上逆，决不敢以寒凉用事也。"又唐容川说："此生疮即今之喉痛、喉蛾，肿塞不得出声，今有用刀针破之者，有用巴豆烧焦烙之者，皆是攻破之使不壅塞也。仲景用生半夏，正是破之也。余亲见治重舌，敷生半夏立即消破，即知咽喉肿闭亦能消而破之矣。且半夏为降痰要药，凡喉肿则痰塞，此仲景用半夏之妙。正是破之又能祛痰，与后世刀针、巴豆等法较见精密，况兼蛋清之润，苦酒之泄，真妙法也。今人喉科，大半是此汤余意。"观钱、唐二氏之说，亦可知本方之适应范围了。

（2）乌梅丸（见202页）

# （八十五）清酒

《本经》：味苦甘辛，大热，有毒。主行药势，杀百邪恶气。

缪希雍：酒品类极多，醇酿不一，惟米造者入药用。经云："酒者，熟谷之液也，其气悍。"弘景云："大寒凝海，惟酒不冰。"明其性热独冠群物，制药多用之，以借其势。人饮多则体弊神昏，是其有毒故也。《博物志》云："昔三人冒雾晨行，一人饮酒，一人饮食，一人空腹。空腹者死，饮食者病，饮酒者健。"此酒势辟邪毒恶之效，胜于他物也。藏器主通血脉，厚肠胃，润皮肤，消忧发怒，宣言畅意，无非取其横行经络，走散皮肤，开发宣通之功耳。

张璐：酒严冬不冰，其气悍以侵明，其性热而升走，醉后则体软神昏，振寒战栗。本草止云有毒，不知其温中发热近于相火也。酒类多种，酝酿各异，甘苦悬殊，甘者性醇，苦者性烈，然必陈久为胜。其色红者，能通血脉、养脾胃；色白者，则升清气、益肺胃。至于扶肝气，悦颜色，行药势，辟寒气，其助火邪、资痰湿之性则一。醉当风卧成恶风，醉浴冷水成痹痛，醉饱饮水成癖积，皆宜切慎。

天心按：酒系兴奋麻醉药，有宣行兹势、调和气血的功能。其性辛温走窜，其行迅速，内而经络脏腑，外而肌肤腠理，周身无处不到，故饮酒后，即感心跳亢进，血行加速，全身顿觉温暖，实为驱寒助暖之妙品，但不能过饮，过饮则伤人。亦不宜多饮，多饮则生痰动火，所以古人称嗜饮者为酒家，以酒家必湿热也。如饮少量之酒，亦能益人。其入药则不外行药势，助兹力、解药性之凝滞，以及温通血脉诸种作用而已。故凡药有欲其行速者类，皆用酒洗或酒炒。《伤寒论》中用酒的共五方，考其用意，亦不外上述的各种道理，如用酒、水同煎的，则有甘草汤、当归四逆加吴茱萸生姜汤二方。前者不过取酒以破阴药的凝滞之性，后者则借酒助各药以宣畅血行，共破寒气之凝结。此外，如抵当汤、调胃承气汤、大承气汤等三方中所用的大黄，均用酒洗，亦无非取酒以助药势耳。兹将此五方分述于下。

（1）炙甘草汤（见112页）

（2）当归四逆加吴茱萸生姜汤（见196页）

（3）抵当汤（见190页）

（4）调胃承气汤（见85页）

（5）大承气汤（见84页）

# （八十六）鸡子（黄、白）

《本经》：味甘，微寒，无毒。主目热赤痛，除心下伏热，止烦满咳逆，小儿下泄，妇人产难，胞衣不出，并生吞之，醋浸一宿，疗黄疸，破大烦热。

李时珍：鸡子黄气味俱厚，阴中之阴，故能补形。昔人谓其与阿胶同功，正此意也。

黄坤载：鸡子黄味甘微温，入足太阴脾、足阳明胃经，补脾精而益胃液，止泄利而断呕吐。《伤寒》黄连阿胶汤用之治少阴病，心中烦，不得卧者，以其补脾而润燥也。《金匮》百合鸡子汤用之以治百合病吐之后者，以其涤胃而降逆也；排脓散用之以补中脘生血肉也。又说：鸡子白味甘，气腥，微寒，入手太阴肺经。疗咽喉之肿痛，发声音之喑哑。《伤寒》苦酒汤，治少阴病，咽中生疮，声音不出，用之消肿痛而发声音也。

谢观《中国医学大辞典》：此物（指鸡子白）色白象天，气清而凉，质黏而洁，养分最实，为滋养肺阴之妙品，精液不足者，服之甚良。但宜生饮，如煮熟服，仅有阻碍消化之弊。

天心按：鸡子黄为养阴滋补药，有滋阴补虚的功能，用于阴虚内热者最宜，故黄连阿胶汤中用之。生吞能治产后胞衣不下；熬油服之，治肺结核亦有良效；并善固涩大肠，故可治久泻不愈之重症，张锡纯之效方薯蓣鸡子黄粥，即用怀山药合鸡子黄二味而成。仲景用鸡子黄于黄连阿胶汤中，以治少阴热化之阴虚内热，心烦不得眠，亦取鸡子黄与黄连、阿胶同用，共收养阴清热之功效。且此方不仅为少阴病心烦不得眠之主方，而且杂病中之失眠症，审其由于阴虚火旺所致者，此方亦有卓效。鸡子白乃甘寒滋肺药，有润燥清火的功能，生用治咽喉疼痛，声音嘶哑者，确有良效。观民间及舞台艺人，如遇咽痛声嘶时，恒服生鸡子数枚即愈，此古法之流传于民间者。又治天行赤目，红肿疼痛，取熟鸡子一枚，去壳及黄，将蛋白擘为二片，于夜睡时分罨两目上，外衬鲜菜叶，用布巾扎定，越宿除去，连罨数次，甚效。《伤寒论》中用鸡子黄和鸡子白的各有一方，分述于下。

（1）黄连阿胶汤（见78页）

（2）苦酒汤（见204页）

# （八十七）裈裆

谢观：裈裆乃阴精吹注之的，盖取彼之余气，祛彼之余邪，邪毒原从阴入，复使之从阴出，故小便利，阴头微肿即愈。

天心按：裈裆《本经》不载，乃取中裈近隐处以入，主治阴阳易，其性味如何，历代医家从无道及，想系当时之民间疗法，盖仲景撰《伤寒论》，原说"博采众方"也。然细观阴阳易之病，殊非一味裈裆所能解决，不过取此同气相求之物以作药引而已。《伤寒论》中用裈裆的仅烧裈散一方，兹述之于下。

烧裈散：治阴阳易。

妇人中裈近隐处，取烧作灰。

上一味，水服方寸匕，日三服，小便即利，阴头微肿，此为愈矣。妇人病，取男子裈烧服。

《金匮玉函经》、成无己本俱作"右取妇人中裈近隐处，剪烧灰，以水和服方寸匕，日三服，小便利，阴头微肿则愈。妇人病，取男子裈烧服"。

王肯堂：尝治伤寒病未平，复犯房室，命在须臾，用独参汤调烧裈散，凡服参一二斤余，得愈者三四人，信哉用药不可执一也。

《医宗金鉴》：男女裈裆，浊败之物也，烧灰用者，取其通散，亦同气相求之义耳。服后或汗出，或小便利则愈。阴头微肿者，是所易之毒从阴窍而出，故肿也。

天心按：《巢氏诸病源候论》说："阴阳易病者，是男子、妇人伤寒病新瘥未平复，而与之交接得病者，名为阴阳易也。其男子病新瘥未平复，而妇人与之交接而得病者，名阳易；其妇人病新瘥未平复，而男子与之交接而得病者，名阴易。若二男二女并不相易，所以呼为易者，阴阳相感动，其毒度着如人之换易也。"《伤寒蕴要》说："阴阳易当分寒热而治，若伤在少阴肾经，有寒无热者，以附子汤调下烧裈散；若伤在厥阴肝经，以当归四逆汤加吴茱萸、附子送下烧裈散；如有热者，则以猳鼠矢汤、栝楼根竹叶汤之类，送下烧裈散。"考《伤寒论》原文："伤寒阴阳易之为病，其人身体重，少气，少腹里急，或引阴中拘挛，热上冲胸，头重不欲举，眼中生花，膝胫拘急者，烧裈散主之。"观其所述之证，显属阴阳俱虚，阴虚阳扰之象，岂一味裈裆所能主耶？诸家之说，可资参考。

# 二、《伤寒论》112 张方罗列

《伤寒论》所用的87味药和112张方，都已在前面详细地谈论过了。每味药都被列作标题叙述，很明确，而各张方则被附在各味药中阐述，为使它们能更清楚地呈现，所以在这里就把它们罗列出来，并以方名第一个字的笔画由少到多为序排列，使读者一目了然。在这里面，每个方都被附带指明在本书的哪一页上能看到其详述，以及它们的药物组成情况。

《伤寒论》中的112张方方名索引如下：

二画：

（1）十枣汤（见120页）

组成：芫花（熬）　甘遂　大戟　大枣

三画：

（2）干姜附子汤（见165页）

组成：干姜　附子

（3）干姜黄芩黄连人参汤（见164页）

组成：干姜　黄芩　黄连　人参

（4）大青龙汤（见19页）

组成：麻黄　桂枝　甘草　杏仁　生姜　大枣　石膏

（5）大承气汤（见84页）

组成：大黄　厚朴　枳实　芒硝

（6）大柴胡汤（见32页）

　　组成：柴胡　黄芩　芍药　半夏　生姜　枳实　大枣

（7）大陷胸丸（见150页）

　　组成：大黄　葶苈子　芒硝　杏仁

（8）大陷胸汤（见149页）

　　组成：大黄　芒硝　甘遂

（9）大黄黄连泻心汤（见86页）

　　组成：大黄　黄连

（10）小青龙汤（见20页）

　　组成：麻黄　芍药　细辛　干姜　甘草　桂枝　五味子　半夏

（11）小承气汤（见85页）

　　组成：大黄　厚朴　枳实

（12）小建中汤（见11页）

　　组成：桂枝　芍药　甘草　生姜　大枣　胶饴

（13）小柴胡汤（见30页）

　　组成：柴胡　黄芩　人参　半夏　甘草　生姜　大枣

（14）小陷胸汤（见99页）

　　组成：黄连　半夏　栝楼实


四画：

（15）五苓散（见141页）

　　组成：猪苓　泽泻　白术　茯苓　桂枝

（16）文蛤散（见97页）

　　组成：文蛤

（17）乌梅丸（见202页）

　　组成：乌梅　细辛　干姜　黄连　当归　附子　蜀椒　桂枝　人
参　黄柏

五画：

（18）去桂加白术汤（见175页）

　　组成：附子　白术　生姜　甘草　大枣

（19）甘草干姜汤（见110页）

　　组成：甘草　干姜

（20）甘草汤（见109页）

　　组成：甘草

（21）甘草附子汤（见111页）

　　组成：甘草　附子　白术　桂枝

（22）甘草泻心汤（见111页）

　　组成：甘草　黄芪　干姜　半夏　大枣　黄连

（23）四逆加人参汤（见171页）

　　组成：甘草　附子　干姜　人参

（24）四逆汤（见170页）

　　组成：甘草　干姜　附子

（25）四逆散（见37页）

　　组成：甘草　枳实　柴胡　芍药

（26）生姜泻心汤（见161页）

　　组成：生姜　甘草　人参　干姜　黄芩　半夏　黄连　大枣

（27）白头翁汤（见94页）

　　组成：白头翁　黄柏　黄连　秦皮

（28）白虎汤（见54页）

　　组成：石膏　知母　甘草　粳米

（29）白虎加人参汤（见56页）

　　组成：知母　石膏　甘草　粳米　人参

（30）白通加猪胆汁汤（见43页）

　　组成：葱白　干姜　附子　人尿　猪胆汁

（31）白通汤（见42页）

　　组成：葱白　干姜　附子

（32）白散（见48页）

　　组成：桔梗　巴豆　贝母

（33）瓜蒂散（见102页）

　　组成：瓜蒂　赤小豆

（34）半夏汤（见159页）

　　组成：半夏　桂枝　甘草

（35）半夏泻心汤（见158页）

　　组成：半夏　黄芩　干姜　人参　甘草　黄连　大枣

（36）半夏散（见159页）

　　组成：半夏　桂枝　甘草


六画：

（37）芍药甘草汤（见50页）

　　组成：白芍药　甘草

（38）芍药甘草附子汤（见51页）

　　组成：芍药　甘草　附子

（39）当归四逆加吴茱萸生姜汤（见196页）

　　组成：当归　芍药　甘草　通草　桂枝　细辛　生姜　吴茱萸　大枣

（40）当归四逆汤（见195页）

　　组成：当归　桂枝　芍药　细辛　甘草　通草　大枣

（41）竹叶石膏汤（见96页）

　　组成：竹叶　石膏　半夏　麦门冬　人参　甘草　粳米


七画：

（42）赤石脂禹余粮汤（见187页）

　　组成：赤石脂　太一禹余粮

（43）吴茱萸汤（见178页）

　　组成：吴茱萸　人参　生姜　大枣

（44）附子汤（见174页）

　　组成：附子　茯苓　人参　白术　芍药

（45）附子泻心汤（见170页）

　　组成：大黄　黄连　黄芩　附子

（46）牡蛎泽泻散（见184页）

　　组成：牡蛎　泽泻　蜀漆　葶苈子　商陆根　海藻　栝楼根


八画：

（47）苦酒汤（见204页）

　　组成：半夏　鸡子　苦酒

（48）抵当丸（见191页）

　　组成：水蛭　虻虫　桃仁　大黄

（49）抵当汤（见190页）

　　组成：水蛭　虻虫　桃仁　大黄

（50）炙甘草汤（见112页）

　　组成：甘草　生姜　人参　生地黄　桂枝　阿胶　麦门冬　麻
仁　大枣


九画：

（51）茵陈蒿汤（见92页）

　　组成：茵陈蒿　栀子　大黄

（52）茯苓甘草汤（见141页）

　　组成：茯苓　桂枝　甘草　生姜

（53）茯苓四逆汤（见142页）

　　组成：茯苓　人参　附子　甘草　干姜

（54）茯苓桂枝甘草大枣汤（见140页）

　　组成：茯苓　桂枝　甘草　大枣

（55）茯苓桂枝白术甘草汤（见142页）

　　组成：茯苓　桂枝　白术　甘草

（56）枳实栀子豉汤（见131页）

　　组成：枳实　栀子　豉

（57）栀子干姜汤（见70页）

　　组成：栀子　干姜

（58）栀子生姜豉汤（见69页）

　　组成：栀子　生姜　香豉

（59）栀子甘草豉汤（见69页）

　　组成：栀子　甘草　香豉

（60）栀子柏皮汤（见71页）

　　组成：肥栀子　甘草　黄柏

（61）栀子厚朴汤（见70页）

　　组成：栀子　厚朴　枳实

（62）栀子豉汤（见68页）

　　组成：栀子　香豉

（63）厚朴生姜半夏甘草人参汤（见133页）

　　组成：厚朴　生姜　半夏　甘草　人参

十画：

（64）真武汤（见173页）

　　组成：茯苓　芍药　白术　生姜　附子

（65）桔梗汤（见47页）

　　组成：桔梗　甘草

（66）桂枝二麻黄一汤（见7页）

　　组成：桂枝　芍药　麻黄　生姜　杏仁　甘草　大枣

（67）桂枝二越婢一汤（见7页）

　　组成：桂枝　芍药　麻黄　甘草　大枣　生姜　石膏

（68）桂枝人参汤（见11页）

　　组成：桂枝　甘草　白术　人参　干姜

（69）桂枝去芍药加附子汤（见6页）

组成：桂枝　甘草　生姜　大枣　附子

（70）桂枝去芍药加蜀漆牡蛎龙骨救逆汤（见12页）

组成：桂枝　甘草　生姜　大枣　牡蛎　蜀漆　龙骨

（71）桂枝去芍药汤（见6页）

组成：桂枝　甘草　生姜　大枣

（72）桂枝去桂加茯苓白术汤（见8页）

组成：芍药　甘草　生姜　大枣　白术　茯苓

（73）桂枝甘草龙骨牡蛎汤（见13页）

组成：桂枝　甘草　牡蛎　龙骨

（74）桂枝甘草汤（见14页）

组成：桂枝　甘草

（75）桂枝加大黄汤（见10页）

组成：桂枝　大黄　芍药　生姜　甘草　大枣

（76）桂枝加芍药生姜各一两人参三两新加汤（见9页）

组成：桂枝　芍药　甘草　人参　大枣　生姜

（77）桂枝加芍药汤（见10页）

组成：桂枝　芍药　甘草　生姜　大枣

（78）桂枝加附子汤（见5页）

组成：桂枝　芍药　甘草　生姜　大枣　附子

（79）桂枝加厚朴杏子汤（见9页）

组成：桂枝　芍药　甘草　生姜　厚朴　杏仁　大枣

（80）桂枝加桂汤（见14页）

组成：桂枝　芍药　生姜　甘草　大枣

（81）桂枝加葛根汤（见4页）

组成：葛根　麻黄　芍药　生姜　甘草　大枣　桂枝

（82）桂枝汤（见2页）

组成：桂枝　芍药　甘草　生姜　大枣

（83）桂枝附子汤（见15页）

组成：桂枝　附子　生姜　甘草　大枣

（84）桂枝麻黄各半汤（见6页）

组成：桂枝　芍药　生姜　甘草　麻黄　大枣　杏仁

（85）桃花汤（见187页）

组成：赤石脂　干姜　粳米

（86）桃核承气汤（见193页）

组成：桃仁　大黄　桂枝　甘草　芒硝

（87）柴胡桂枝干姜汤（见35页）

组成：柴胡　桂枝　干姜　栝楼根　黄芩　牡蛎　甘草

（88）柴胡桂枝汤（见34页）

组成：桂枝　黄芩　人参　甘草　半夏　芍药　大枣　生姜　柴胡

（89）柴胡加龙骨牡蛎汤（见36页）

组成：柴胡　龙骨　黄芩　生姜　铅丹　人参　桂枝　茯苓　半
夏　大黄　牡蛎　大枣

（90）柴胡加芒硝汤（见33页）

组成：柴胡　黄芩　人参　甘草　生姜　半夏　大枣　芒硝

（91）通脉四逆加猪胆汤（见173页）

组成：甘草　干姜　附子　猪胆汁

（92）通脉四逆汤（见172页）

组成：甘草　干姜　附子

（93）调胃承气汤（见85页）

组成：甘草　芒硝　大黄

（94）烧裈散（见208页）

组成：妇人中裈近隐处，取烧作灰

十一画：

（95）理中丸（见165页）

组成：人参　干姜　甘草　白术

（96）黄芩加半夏生姜汤（见75页）

组成：黄芩　芍药　甘草　大枣　半夏　生姜

（97）黄芩汤（见74页）

组成：黄芩　芍药　甘草　大枣

（98）黄连汤（见78页）

组成：黄连　甘草　干姜　桂枝　人参　半夏　大枣

（99）黄连阿胶汤（见78页）

组成：黄连　黄芩　芍药　鸡子黄　阿胶

（100）麻子仁丸（见89页）

组成：麻子仁　芍药　枳实　大黄　厚朴　杏仁

（101）麻黄升麻汤（见24页）

组成：麻黄　升麻　当归　知母　黄芩　萎蕤　芍药　天门
冬　桂枝　茯苓　甘草　石膏　白术　干姜

（102）麻黄汤（见18页）

组成：麻黄　桂枝　甘草　杏仁

（103）麻黄杏仁甘草石膏汤（见21页）

组成：麻黄　杏仁　甘草　石膏

（104）麻黄附子甘草汤（见23页）

组成：麻黄　甘草　附子

（105）麻黄附子细辛汤（见22页）

组成：麻黄　细辛　附子

（106）猪苓汤（见145页）

组成：猪苓　茯苓　泽泻　阿胶　滑石

（107）猪肤汤（见106页）

组成：猪肤

（108）旋覆代赭汤（见199页）

组成：旋覆花　人参　生姜　代赭　甘草　半夏　大枣

十二画：

（109）葛根加半夏汤（见28页）

组成：葛根　麻黄　桂枝　生姜　甘草　芍药　大枣　半夏

（110）葛根汤（见27页）

组成：葛根　麻黄　桂枝　生姜　甘草　芍药　大枣

（111）葛根黄芩黄连汤（见28页）

组成：葛根　甘草　黄芩　黄连


十四画：

（112）蜜煎方（见123页）

组成：食蜜

# 跋

　　本书是先父谢公（1910.12—1978.1）的遗著，原名"伤寒药方研究"，为使之通俗易懂，改为现名。

　　先父谢公讳天心，又讳怡华、钟旗和中其，是浙江省临海市白水洋镇店溪村人。先父在南京读完高中后，即回到家乡以教书糊口，并自学中医。1937年起，先后在办于黄岩的当时中央国医馆备案的台州国医专科学校和办于嵊州的国医特训班学习，共5年时间，毕业后在白水洋镇自办诊所。由于先父敬业有为，从医后名声不断扩大，以致台州府城的遂生源国药店要聘先父为坐堂太医。该店的老板一年中三次下乡，每次步行五十多里路（当时无车，出门只能靠步行）上门以聘请先父去该店为其坐堂。先父原是几多犹豫，但因对方盛情难却，最后还是答应了，于是就到该国药店做事了。公私合营时，遂生源国药店并入在府城中首屈一指的方一仁国药店，先父因之而成了公私合营方一仁国药店的坐堂太医。没过多久，浙江省台州医院的前身临海人民医院要成立中医科，先父因其在府城从医的成就和名声而被聘为该院的中医科主任。方一仁国药店敲锣打鼓送先父到任上，成了当时府城中的一件新鲜事。后来因当时的临海县被定为新设立的台州地区行政公署驻地，临海这个千年台州府城就再度成为台州地区的首府，临海人民医院也随之升格为台州医院，先父也就成了浙江省台州医院的中医科主任了，此后又兼任台州卫生学校的教职。其间，南京中医学院曾派人来聘请先父去该院任教，终因台州医院不同意放人而作罢。于是，先父就在台州医院中医科主任的职位上工作，直至"文化大革命"时被作为反动学术权威而被无辜地打倒并被"靠边站"。

不过，几年后就得到了平反。

读书，是先父之最爱。先父白天挤时间读书，晚上又温故而知新，涉猎的范围主要是医学方面的著作，有时也读些国学和其他方面的书。当时乡下没电，夜间都采用梓油灯或菜油灯照明，先父几乎每个晚上都在油灯盏上点燃三根灯芯（一般的照明大多用一根灯芯，用三根灯芯是因为要为看书增加亮度），挑灯夜读直至深夜。作为上海乐天诗社的社员，先父46岁时曾写过一首七律纪年诗发表在该社的《纪年诗集》上，全诗的内容为："转瞬浮生四六春，终朝栗六作忙人。不辞苦学轩岐业，为治呻吟病痛身。灯火三更长独坐，医家百籍素相亲。平生尚有骚歌癖，也向诗坛逐后尘。"此诗道出了先父人生的志向和作为。

先父从医的过程中也颇注重总结经验，先后在全国各类中医杂志上发表的中医学方面的学术论文计有数十篇，还写有三本书稿：《麻疹精华录》《伤寒药方研究》和《四诊辨证与治疗》；可是由于种种原因，这些书稿都难以出版。

写成书稿未能使之出版，是先父生前留下的一件憾事。我们兄弟姐妹六人（谢铭传、谢娟娟、谢良帜、谢宝娟、谢佰良、谢月娟）始终都想着要把先父遗留的这件憾事了却，但一直未能如愿。

近年来，我们看到了出版这些学术专著已有路可走了，所以就在2019年12月，把先父生前想最先出版的遗著《伤寒药方研究》以《〈伤寒论〉药与方的研究》为名试着去做出版的事，并为之签了出版合同，但令人遗憾的是，合同说70个工作日就该完成的事，竟被出版单位一拖再拖，并且还不确定何时能出版，这使我们不得不中止了合同。

我在2021年把《〈伤寒论〉药与方的研究》与《四诊辨证与治疗》一同交到华龄出版社，并被批准于当年的6月出版。《麻疹精华录》则交由郑州大学出版社出版，被批准的出版时间则要晚些。交给华龄出版社的《四诊辨证与治疗》（后改名为《中医四诊辨证与诸病治疗》）已于2021年11月出版了，在其《跋》中，我已说明："先父的三本遗著在出版社的大力支持下都行将出版，真实的出版顺序也已确定，即先父最后写成的本书最先由华龄出版社出版；紧接着出版的，是先父早些时候写成的《〈伤寒论〉药与方的研究》，也定于由华龄出版社完成出版工作；先父最早写成的现定名为《麻疹诊治精华录》的书将在最后由别的出版社出版。"接着，在2021年12月，由郑州大学出版社出版的《麻疹诊治精华录》的《跋》中，我则说："现在，先父遗留下来的三本书稿都已正式出版。"在这两本已出版的书里，我都把《〈伤寒论〉药与方的研究》当作先父三本书中的第二本出版，可事实却并不这样：由于本书从中医古籍中引文不少，华龄出版社的编辑又特别认真负责，对之逐一查找文献核对，遂使原应紧接着《中医四诊辨证与诸病治疗》出版的本书未能在2021年12月完成，直至半年多时间后的现在才得以出版。所以，《麻疹诊治精华录》末尾说的："现在，先父遗留下来的三本书都已正式出版。此时此刻，我们可谨以尽力促使先父所有遗著得以出版而毫无遗憾地告慰先父的在天之灵了。"也得改在这儿说了。

《伤寒论》，当之无愧地被称作"众方之祖"，是方剂学发展的基础。在书中，张氏已把理论与医疗实践结合了起来，使中医治病的理、法、方、药体现得很透彻；同时，张氏还通过外感热病的实际治疗，把中医的辨证论治方法也阐述得淋漓尽致。特别是张氏的遣方用药，更成了后世中医业者的楷模。

先父一贯都极为看重张氏的《伤寒论》这部著作，生前对这部著作作过无数遍阅读，并对之已达到了倒背如流的程度。在认真学习《伤寒论》的过程中，先父还对其中的87味药与112张方作过非常深入的研究。本书即是先父在这样的基础上，再结合自己从医过程中对这些药与方的多年运用经验而写成的。

本书是以先父1957年秋天起为台州医院西医学习中医的医生们讲课时的讲稿为底本写成的，专门为初学中医者打造，所以适合正在学习中医的学生们阅读，也可作为学习、研究《伤寒论》及临床用药之参考书。

谢天心次子谢良帜
写于本书付梓之时